上海市名中医何立群
临床经验撷英

主　编　王云满　王　浩

副主编　池杨峰　熊艳文

主　审　何立群

上海科学技术出版社

内 容 提 要

　　本书为海派中医丁氏内科学术流派传人何立群临床经验的荟萃。何立群，上海市名中医，国家临床重点专科、国家中医药管理局肾病重点学科、上海市重点学科（肾病）、上海市教育委员会肾病创新团队及上海中医药大学附属曙光医院肾脏病学科学术带头人，长期致力于中西医防治肾脏病的临床与科学研究。

　　本书分为上下两篇，上篇介绍了历代医家对肾病的论述及何立群对历代医家相关肾病论述进行发皇古义、融汇新知所形成的治疗肾病的新理论与方药，主要包括湿热、血瘀、风邪、脾肾亏虚、气血亏虚理论。下篇介绍了门人对何立群治疗肾病医案的分析释义，以及相关病证辨证论治及立法方药等学术思想的总结归纳。

　　本书内容重点突出，条理清晰，理论性强，临床实践性更强，可供中医、中西医内科医师及医学院校师生学习、研究何立群防治肾病的学术思想及临床经验参考使用。

图书在版编目（ＣＩＰ）数据

上海市名中医何立群临床经验撷英 ／ 王云满，王浩主编． -- 上海 ： 上海科学技术出版社，2021.9
　ISBN 978-7-5478-5364-1

Ⅰ．①上… Ⅱ．①王… ②王… Ⅲ．①中医临床－经验－中国－现代 Ⅳ．①R249.7

中国版本图书馆CIP数据核字(2021)第147561号

上海市名中医何立群临床经验撷英

主编　王云满　王　浩

上海世纪出版（集团）有限公司
上海 科 学 技 术 出 版 社 出版、发行
（上海钦州南路 71 号　邮政编码 200235　www.sstp.cn）
上海锦佳印刷有限公司印刷
开本 787×1092　1/16　印张 16.75
字数 350 千字
2021 年 9 月第 1 版　2021 年 9 月第 1 次印刷
ISBN 978－7－5478－5364－1/R · 2314
定价：88.00 元

本书如有缺页、错装或坏损等严重质量问题，请向工厂联系调换

编委会

主　编

王云满　王　浩

副主编

池杨峰　熊艳文

主　审

何立群

编　委

（以姓氏笔画为序）

王　浩　王云满　王娴娴　王福菊　池杨峰

吴歆叶　周圆圆　侯阳波　顾　君　梁永平　熊艳文

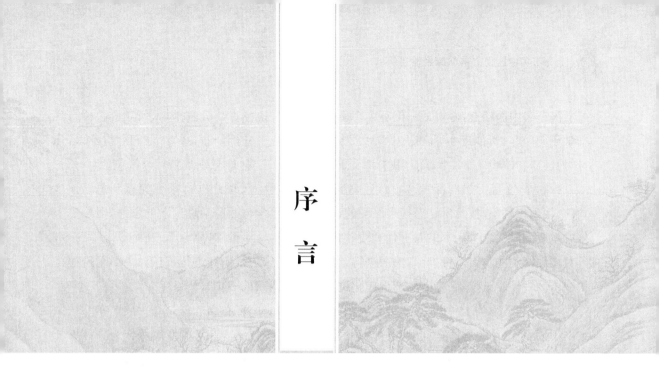

序　言

　　慢性肾病是一类发病率、心血管伴发率、死亡率均高的威胁人类健康的重大疾病,已成为全球性公共卫生问题。

　　我国对于慢性肾病的中医专科治疗,肇始于上海曙光医院。曙光医院是上海市政府响应毛泽东关于中医、中西医结合指示精神,在1954年组建的全国最早的中医医院,名医荟萃,风光无限。就在曙光医院组建后不久,毕业于丁甘仁上海中医专门学校的童少伯先生,根据当时社会的疾病状况,提出开设中医肾病专科门诊的建议,并获批准。从此它成为影响全国的特色专科。60多年来,历经钟宝人、钟念文、郑平东等科室主任,传递到了何立群教授手中。他担任主任的20余年,痴迷于肾病临床,以其睿智和执着的品格、开拓创新的精神,继承了前任各位老师的经验和成就,又进一步持之以恒地开展临床研究,先后承担了国家级和上海市重点研究项目近20项,发表论文400余篇(含SCI30多篇),获专利8项,主编著作9部,获得教育部、上海市、国家级学会等成果奖多项,培养硕士、博士研究生百余名。在他的努力下,中医肾病专科有了新的内涵,包括病种的拓展、理论的总结和升华、治则治法的探究、治疗方药的丰富和创新,首创了从瘀血、热毒、湿热治疗慢性肾衰的抗纤灵冲剂、肾衰冲剂、健脾清化合剂等系列方药,将曙光医院肾病专科带入了一个崭新的、快速的发展阶段,成为站在全国前列的国家级重点专科。

　　何立群教授是上海中医药大学博士研究生导师,国家级临床重点专科和重点学科的带头人,上海市中医药研究院肾病研究所所长,上海海派名医童少伯学术思想研究基地负责人和代表性传承人,肾内科及肾病中心主任,兼任国家及国际方面多个领域的同行评议、评审专家,诸多国家级学会专业委员会的主任、副主任委员,国内近十家核心期刊的常务编委、编委等,具有较厚重的学识及较大的影响力。由于他的出色工作和成就,先后获得全国卫生系统优秀工作者、上海市劳动模范、上海市卫生系统跨世纪优秀学科带头人、上海市名中医桂冠，着实是一位不可多得的璀璨的中医学者。近两年来，何立群教授与其学子们一起，对他近 40 年来中医治疗慢性肾病的经验进行全面总结。他们笔耕不辍，几易其稿，卷帙终成。2 个月前，我有幸先睹书稿，弋获良多，颇感别具新意与特色。

一是，上篇对慢性肾病这一西医命名的疾病，用中医理论进行系统探索和总结。当前，用现代科学、技术研究宏扬中医学的进程中，中医学与西医学理论上的融通，无疑是十分重要的举措之一。本书以古代和现代的湿热、瘀血、风邪、脾肾亏虚、气血亏虚等理论，对慢性肾病的病因病机、治则治法进行了总结，并结合现代研究进行了探讨。尽管这还是初步的一种尝试，但确是中医药现代化进程中不可或缺的一步。

二是，下篇的十一章，对 6 种肾病和 5 种证候进行临床总结。但是与一般医案写作风格不同，不是简单的医案堆砌和分析，而是以治则治法为先导，将典型案例作为佐证展开充分讨论和分析论证。这种组织医案的方法，既能切实地对中医同道起到指导和启迪作用，又给大家在各自临床中留下了探索和拓展空间，非常贴近临床实用，是对中医医案书写格式的一种创新。

三是，突破了局限于就医案写医案的传统模式，将中医对该病的系统认识、医案的病机分析、与医案相对应病种的全国中医学界的研究进展及现代药理介绍，以及何立群教授经验总结和点晴等，糅合成篇，不以个人经验独尊，使我们既看到了个人经验特点，又了解了全国中医学界的不同观点及经验方药，既见独木，又见森林。其意在促进临床学术研究、学术争鸣、学术进步。作者用意深切，用心良苦，令人慨佩。

何立群教授以其锲而不舍的毅力，用毕生的精力，在探索中医药治疗慢性肾病这一疑难而重大的临床课题中取得了优异成果，做出了重要贡献，并展现了属于他的璀璨中医人生，值得钦佩。全面攻克慢性肾病的临床治疗，造福于人类健康，任重而道远。冀望何立群教授及其团队继续努力，再接再厉，不负众望，攻艰克难，做出更令中医学界骄傲的成绩。今年六月下旬，何教授嘱在下为书写序，我诚惶诚恐。无奈手头工作繁多，未能及时以就，甚为内疚。现就阅读书稿后的内心感受，成此文稿，权且为序。笔拙才疏，不当之处在所难免，祈同道仁人裁正是幸。

全国名中医

全国名中医学术经验继承班导师

上海中医药大学终身教授

2021 年 8 月 28 日

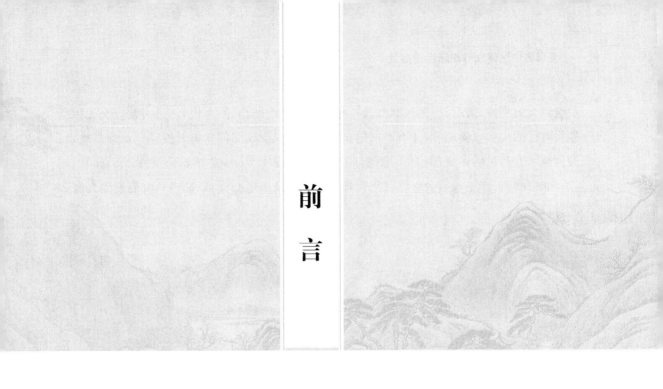

前言

　　肾脏病学在我国是一个相对比较年轻的学科,但因患病人数的不断增加,相关研究日趋丰富,学科发展迅速。肾脏病临床表现单一,多为蛋白尿、血尿、水肿、高血压、糖尿病、伴或不伴有肾功能减退,但因社会生活节奏加快、环境污染、食品安全等问题,慢性肾脏疾病发病率持续增高,以及西医学肾穿刺病理活检术的普及,我们越发觉得肾脏病病因复杂、病理分类繁多,但西医学治疗手段单一,且容易反复发作。中医药治疗肾病虽有良好疗效,但仍需精准治疗,常需临床大量实践及辨证论治方可取效,极其考验中医医生基本功,而很多中医医生在面对肾脏病患者仅有实验室报告异常而无具体中医症状可寻时,常抓耳挠腮,不知所措。因此,如何迅速提高中医年轻医生的临床实践能力及辨证论治水平,是当下急需解决的问题。

　　何立群教授为上海市名中医,年轻时励志岐黄之术,熟读《内经》《伤寒》《金匮》,博览《千金》,精研金元明清各家学说,并师从沪上名医蔡淦、黄吉赓,初窥中医之精妙,东渡扶桑,学习现代医学研究汉方之技巧,兢兢业业,孜孜不倦,始有所成。光阴荏苒,转眼何立群教授悬壶沪上近 40 载,对中医肾病的治疗积累了大量的临床经验及心得。

　　本书内容分为两部分:第一部分为中医肾病理论的建立、传承,以及何立群教授对中医肾病各种病因病机理解分析及其临床经验方的现代研究进展;第二部分为何立群教授根据现代肾脏病疾病分类在临床诊疗中所遇经典医案,介绍了各种治法的临诊经验心得,经临床检验后,皆有成效。希望本书的出版可为年轻的中医医生在肾病学习中提供借鉴启迪,促进中医肾病研究有更大的进展,造福于肾病患者。

　　本书由上海市何立群名中医普陀区传承工作室成员共同参与整理编写,本书的完成与他们的辛勤劳动密不可分,也让参与编写者进一步了解了何立群教授治疗肾病的经验心得;同时,也感谢国家中医药管理局骨干创新人才培训项目及上海市普陀区卫生健康委员会的大力支持；最后，感谢何立群教授在本书出版中的指导、点拨，正是何教授毫无保留地将自己的经验倾囊相授，才有本书的出版。本书只反映了何立群教授部分诊疗思想，何教授临证方药灵活多变，但吾辈愚钝，殚精竭虑才窥得其一，总结难免纰缪，敬请同道赐教，同时我们工作室成员会继续收集整理何教授临证医案心得，以期再版时能做到充实和完善。

编　者

2021 年 5 月

目　录

上篇　古今肾病理论

下篇　医　案

上　篇

古今肾病理论

第一章 湿热理论在慢性肾脏病中的应用

湿热的产生是以水湿为基础的。水湿是一种有害人体的致病物质,而水液是一种有益人体的营养物质,皆为肾所主。水湿可以自外而入,亦可以由内伤而生,乃至水湿蕴蓄不化,日久化热,热与湿合,则成湿热之证。外感风寒或风热之邪,治不及时,或体质虚弱,造成正常的水液代谢功能失常,均可导致水湿的产生。

第一节 古代湿热理论与肾脏疾病

一、古代肾病湿热理论

中医基础理论经典著作《黄帝内经》就已将湿热作为常见的邪气即致病因素。在《素问·生气通天论》中认为,肾病的发生原因为湿邪,其临床表现为湿热之邪侵害人体的皮肉、筋脉、关节后导致痹证的发生。并指出痹证发生的病机为湿热之邪阻滞气机,气血不通,筋脉失养。

湿热产生是以水湿为基础。在《素问·经脉别论》提到了水液代谢的全过程,认为通过脾的升清运化、肾的气化,使水液中的清气上升于肺,在体内被吸收,水液中的浊气下输于膀胱,从尿液排出。肾中阳气温煦、蒸化和推动着水液在体内的运化,故称肾水。三焦是水液流通和排泄的通道,故称"三焦者,决渎之官,水道出焉"。所以在此过程中,肺、脾、肾、三焦等均发挥着重要的作用;由此可见,早在《黄帝内经》中就认识到本病与肺、脾、肾密切相关。

清代医家薛生白《湿热病篇》中指出湿热的形成一定是由于外感和内伤同时存在。外邪入里,里湿为合,方能发病,先有湿邪为患,而后外邪入侵所致的湿热证在肾脏病中较为常见。

二、古代肾病湿热理论的运用

除脾肾亏损外,湿热之邪已成为慢性肾病缠绵难愈反复发作的主要致病因素。因为水湿潴留是肾小球疾病的病理基础,肺、脾、肾气化不利,水湿郁久化热即为湿热之邪;感受热毒之邪,热淫水湿蕴结,则湿从热化;气阴两虚者,气虚易留湿,阴虚易蕴热,故成湿热。故湿热是贯穿始终的病邪。对于湿热之邪,吴鞠通之《温病条辨》至今仍具有指导意义,提出从三焦分治湿热病,创三仁汤、黄芩滑石汤、薏苡竹叶散等方。

"通阳利小便"法源于张仲景,《金匮要略》以淡渗通阳的茯苓泽泻汤利小便,祛除水饮,通阳气、畅气机而治冒眩;五苓散通过化气行水而达到温阳利水、通利膀胱气化的作用,膀胱气化恢复,则小便自利,水肿得消。

《素问·至真要大论》中提到治疗湿邪为病,以苦热为主,佐以酸淡。因为湿为阴邪,而热为阳,同时苦味能燥能泄,有燥湿的功效。酸味能收能敛,可制约湿邪的运行,淡味能渗能利,有渗湿利水的功效。故治疗湿热病,以辛香之药芳香化湿,苦温之药健脾燥湿,淡渗之药渗湿热于下。

元代朱丹溪发展了《黄帝内经》的湿热学说,创立了著名的二妙散、三妙丸、四妙丸等治疗湿热的名方,其中四妙丸用于湿热内蕴型尿酸性肾病已被广泛应用。

第二节　现代湿热理论与肾脏疾病

一、慢性肾功能衰竭

慢性肾功能衰竭以血中毒素潴留、电解质及酸碱平衡紊乱为特征。在肾功能损害的发展过程中,表现为湿热之邪留于三焦,影响脾胃的运化、腐熟功能,逐渐产生以脾胃功能失调为主的临床表现。湿热之邪日久,肾气损伤渐见严重,肾失封藏,精气下泄,进一步导致肾气亏虚,水液升降失司,清浊不分,水湿泛滥,浊阴弥漫。总之,脾肾亏虚、湿邪内蕴是慢性肾衰常见的病理变化。

张佩青认为慢性肾衰的病因病机与肺、脾、肾功能失调,三焦气化失司密切相关,尤其脾肾虚损是慢性肾衰的病机关键。脾虚则水谷精微不得运化,水湿内停,湿郁日久化热,导致湿热内蕴,湿热日久必伤及胃阴。脾肾两虚,湿毒内蕴,血络瘀阻,正虚邪实,虚实夹杂是慢性肾衰病机演变的基本特征。故其在治疗上喜用甘露饮,具有清热养阴、行气利湿的功用。方中生地黄、熟地黄、麦冬、天冬和石斛滋养肺胃之阴,清虚热;茵陈、黄芩苦寒清热祛湿,以清热存阴;枇杷叶降逆气;枳壳行气和胃。上药共奏养阴降气、清上蒸湿热之效。

二、慢性肾小球肾炎

慢性肾小球肾炎目前是我国慢性肾衰的主要病因。本虚标实是其病机特点,脾肾气虚、湿热内蕴是其基本病理环节。

晋中恒等研究发现慢性肾炎患者大多有湿热内蕴、瘀血内阻之征,故自拟健脾益肾清化法治疗慢性肾小球肾炎气虚湿热瘀阻证之蛋白尿、血尿。方中太子参、黄芪、白术、茯苓益气健脾;生地黄、山药、山茱萸、淫羊藿补肾填精;丹参、益母草养血活血;土茯苓、白花蛇舌草清热利湿;芡实、金樱子益肾固精;仙鹤草收敛止血。诸药合用,共奏健脾益肾、清热利湿、化瘀通络、固肾涩精之功。

朱辟疆等研究发现,慢性肾小球疾病湿热证患者的血浆及尿白细胞介素-6(IL-6)显著高于健康人及虚证组,并认为血浆及尿 IL-6 增高可作为慢性肾小球疾病湿热证辨证的客观指标之一。李永伟等对慢性肾小球病的研究中发现,血清 IgG、IL-6 水平呈显著正相关,均以肝肾阴虚、湿热留恋为最高,以肺肾气虚、水湿内蕴、脾肾阳虚为最低,提示此病的中医证型与 IgG、IL-6 存在密切关系。

三、急进性肾小球肾炎

本病病因多为饮食劳倦、七情内伤致正气虚弱,风热毒邪乘虚而入,首先犯肺,直中脾肾,正气不支,肺失通调,脾失转输,肾失开阖,津液不通,水湿泛滥,与热毒相合,致湿热毒邪壅塞三焦,升降逆乱而发病。本病病机关键在于脾肾亏虚,湿热毒盛,病位在肾与三焦,与肺脾关系密切。

罗仁认为本病的病情发展中期湿热毒邪内盛,壅塞三焦,并有脾肾虚损,故自拟选用温肾解毒汤(紫苏、六月雪、绿豆、丹参各 30 g,党参 20 g,白术、半夏各 15 g,熟附子 9 g,生大黄 10 g,黄连 3 g,砂仁 9 g,生姜 6 g)以温肾健脾、解毒泄浊;后期热毒伤阴较重,湿热留恋不去之证常用参芪滋肾汤(黄芪、白茅根各 24 g,太子参、生地黄、女贞子、墨旱莲、益母草各 15 g,当归、赤芍药、苍术、黄柏、大黄各 9 g,川牛膝 18 g)以益气养阴、清热降浊、活血化瘀。

四、紫癜性肾炎

该病为机体先天气阴两虚,营血内有伏热,外又复感风热、湿热之邪,从而两热相搏可见血尿、蛋白尿;日久精血流失过度,气虚血滞脉络痹阻,转为脾肾亏虚,脾虚不能运化水湿,肾虚不能化气行水,导致水湿停聚,泛溢肌肤而发水肿。

时振声认为此病本虚以肺肾阴虚、脾肺气虚为主,标实为湿、热、瘀。初起以麦冬 15 g、生地黄 15 g、茯苓 15 g、泽泻 15 g、益母草 15 g、桑寄生 15 g、五味子 10 g、牡丹皮 10 g、山药 10 g、沙苑子 10 g、枸杞子 10 g、白茅根 30 g、金樱子 30 g。后期以参芪地黄汤重在补脾气、滋肾;以竹叶、石膏之甘寒清肺胃之热而不伤正,合生脉饮、二至丸诸味全力清肺滋肾,益气养阴。麻瑞亭认为热邪下注膀胱与湿互结,清浊不分,而致尿浊。治疗当以疏肝健脾、清热利湿、化瘀消斑。

第三节　何氏经验方——健脾清化方

一、组方原则

1. **立方依据**　健脾清化方的立方依据为根据以上关于慢性肾脏病、肾纤维化脾虚湿热证产生机制的探讨及李东垣"火与元气不两立,一胜则一负,脾胃气虚则下流于肾,阴火得以乘土位"的论述,可以归纳出由于脾胃"中气式微"引起"阴火乘土,正虚与湿热之毒胶着对垒,三焦壅塞"而导致慢性肾脏病、肾纤维化的脾虚湿热机制,同时流行病学显示脾虚湿热在慢性肾脏病、肾纤维化病程中长期普遍存在,故应选用益气健脾及清热化湿的药物,从"脾"论治肾纤维化;其次,慢性肾脏病、肾纤维化病位在脾肾两脏,且肾虚亦是其常见病机之一,但是肾如"薪火"、脾如"鼎釜",先天之本需要后天滋养方能生化无穷,同时,由于肾病患者中焦不利,故益肾气则易壅滞气机,养肾阴则滋腻碍胃,常常虚不受补,而调理脾胃则避开了这一弊端,使脾气健旺得以散精,来实现对肾的濡养支援,故治疗肾病应取道中焦以济下焦,看似不补肾而实为补肾;第三,中焦为气机枢纽,司一身之升降开合,可升清降浊,慢性肾脏病、肾纤维化患者常表现为蛋白精微不摄而水浊潴留,恰与中焦气机乖戾、升清降浊功能失常完全契合,《素问·六微旨大论》有云"出入废则神机化灭,升降息则气立孤危",故正如名医刘渡舟所指出的"要给肾脏松绑,开其郁,利其气,恢复其升降出入的能动作用","松绑"的关键就是恢复中焦气化枢纽的正常运行,故应斡旋中土气机,健脾以升清,清热化湿以降浊,重新建立人体升降秩序,使下焦肾的活动开合有度,逐渐走向正轨。基于以上三点,我们着眼于中焦脾胃,拟定益气健脾、清热化湿的治疗原则来治疗慢性肾脏病、肾纤维化。在选方用药上,由于李东垣的补脾胃泻阴火升阳汤即是为脾虚湿热而设,故何氏在补脾胃泻阴火升阳汤基础上进行加减化裁而创立以益气健脾、清热化湿为主要治疗原则的健脾清化方。何氏通过对古今四位医家遣方择药的分析研究,发现其用药习惯颇为相似,益气健脾药首推黄芪、党参,而清热药多选黄连,燥湿药多选用苍术,恰与健脾清化方选用黄芪、党参、黄连、苍术四味不谋而合,这表明健脾清化方的方药其实体现着多位名医的临床心得。

2. 组方分析　健脾清化方由补脾胃泻阴火升阳汤去升麻、柴胡、石膏、黄芩、甘草、羌活等诸药,人参改为党参,加草果、制大黄而成,方中共有六味中药:生黄芪、党参、制大黄、黄连、苍术和草果。黄芪味甘性微温,具有益气健脾、补肺固表止汗、养阴生津、通脉行滞、行水温阳、托毒排脓、生肌之功,《本草汇言》言其能"补肺健脾,卫实敛汗,驱风运毒",《本经逢原》则称之"能补五脏诸虚,治脉弦自汗,泻阴火,去肺热,无汗则发,有汗则止",正因为黄芪可补益全身之气,治五脏虚损,故清医黄宫绣称赞黄芪为"补气诸药之最"。党参味甘性平,可补气健脾益肺,生津养血,《本草从新》称其能"补中益气,和脾胃除烦渴",《本草正义》则赞其"力能补脾养胃……其尤可贵者,则健脾运而不燥,滋胃阴而不湿,润肺而不犯寒凉,养血而不偏滋腻,鼓舞清阳,振动中气,而无刚燥之弊"。大黄味苦性寒,功具清热通腑、活血化瘀、凉血解毒、利湿退黄、通经,《神农本草经》载其能"主下瘀血、血闭、寒热,破癥瘕积聚,留饮宿食,荡涤肠胃,推陈致新,通利水谷,调中化食,安和五脏"。黄连味苦性寒,具有清热泻火、解毒化湿之功,《药类法象》言其"泻心火,除脾胃中湿热,治烦躁恶心,郁热在中焦,兀兀欲吐。治心下痞满必用药也",《本草发挥》则云"苦入心,寒除热。大黄、黄连之苦,以导泻心下之虚热"。苍术味辛苦性温,能发表散寒,燥湿运脾,祛风明目,《本草从新》称其"燥胃强脾,发汗除湿,能升发胃中阳气,止吐泻,逐痰水"。草果味辛,性温,有温中燥湿、截疟化痰之功,《本经逢原》言其能"除寒,燥湿,开郁,化食,利膈上痰",《本草正义》则称赞草果"善除寒湿而温燥中宫,故为脾胃寒湿主药"。

在健脾清化方中,生黄芪、党参味甘性温以益气培土、扶正治本,脾气健旺则水湿可化,生黄芪、党参还可兼益肺气、固表止汗,防止外邪侵袭人体,且黄芪能行水消肿;黄连、大黄味苦性寒以直折阴火、清热燥湿,草果、苍术味辛性温燥以搜荡湿浊、燥湿运脾,制大黄尚可通腑泻浊、活血化瘀,六药合用,共奏益气健脾、清热化湿之功效。全方补中有泻,泻火燥湿而不伤正,益气扶正而不助邪,能使正气渐旺,湿热消退,适用于慢性肾脏病、肾纤维化脾虚湿热证患者。

临床研究显示健脾清化方能改善患者的蛋白尿、肾功能、血脂水平,降低患者超敏 C 反应蛋白水平和炎症因子白细胞介素 - 17 和干扰素 - γ 水平,具有抗炎、提高细胞免疫功能,从而改善肾功能的作用。在对 Platt 模型大鼠和多柔比星所致 FSGS 模型大鼠的实验研究发现,健脾清化方可明显改善大鼠蛋白尿、血脂异常和肾功能,降低肾小管间质 FN mRNA、Col - IV mRNA、Col - III mRNA 表达水平,从而抑制 ECM 的合成及 TGF - β1 mRNA 及 CTGF mRNA 表达,抑制肾纤维化进程;健脾清化方可升高肾组织超氧化物歧化酶活性,降低肾组织丙二醛、游离脂肪酸含量,降低 AT II 及 NADPH 氧化酶的表达,从而改善慢性肾衰竭大鼠的氧化应激反应,延缓肾纤维化进程。能降低模型鼠脾淋巴细胞 CD4$^+$/CD8$^+$ 值,抑制 T 淋巴细胞的激活,降低肾组织 TNF - α、IL - 6、IL - 10 水平,降低 MCP - 1、ICAM - 1 的表达,从而抑制细胞通路中的 NF - κB 和 MAPK 炎症通路,改善大鼠的炎症损伤,延缓肾纤维化。体外研究显示,健脾清化方中的中药单体可以抑制活化的肾成纤维细胞株和系膜细胞株的增殖以及 TGF - β 的分泌,有效防治肾纤维化。其中黄芪甲苷对活化的两种细胞株抑制效果最好,其次是大黄酚和大黄素,再次是黄芪皂苷 I、党参炔苷。抑制活化的两种细胞株 TGF - β 的分泌效果最好的是黄芪甲苷和黄芪皂苷 I,其次是党参炔苷、盐酸小檗碱、大黄酚和黄芪皂苷 II,再次是大黄酸、四氢小檗碱和大黄素。

湿热、血瘀是贯穿慢性肾衰疾病始终的重要病理产物,而脾肾气虚是 CRF 发生的重要因素。因此在清热利湿、活血化瘀治疗的同时,健脾补气益肾为重要治法,如果单用补养之法,可谓补不敷失,欲塞流,须澄源,运用活血清热之法能达通因通用之功,以达"去菀陈莝",实现虚实并治;如果单用活血清热法,有可能祛邪太过而伤正,所以应该在活血基础上结合补养,以达到健脾补气益肾、活血清热利湿的作用,切中慢性肾衰的关键病机,体现了中医学"辨证论治""审因论治"的精髓。

二、临床研究

慢性肾功能衰竭是指各种原发性或继发性慢性肾脏病(chronic kidney disease, CKD)患者进行性肾功能损害所出现的一系列症状或代谢紊乱的临床综合征,其最终结局终末期肾脏病的全球发病率呈现上升趋势。Liu 等在 Lancet 杂志上发表中国的 CKD 总患病率为 10.8％，出现蛋白尿的比率为 9.4％。Ortiz 等报道，人类慢性肾功能衰竭发生风险在 40 岁时为 2％。慢性肾脏病病势迁延，治疗形势严峻，消耗医疗资源巨大，严重危害人类生命健康，加重社会经济负担，已经成为临床亟待解决的重要课题。中医学根据慢性肾脏病相关临床症状，只有"虚劳""腰痛""水肿""癃闭""关格"等病名，其病理机制涉及"虚、瘀、湿、毒"。其基本过程缠绵难愈、反复发作，除脾肾亏损外，湿热瘀毒已成为突出矛盾，故健脾气、清湿热已成为慢性肾脏病中医治疗的重要手段。西医学就 CKD 疾病过程中出现的症状行对症处理，或配合激素、免疫抑制剂进行治疗，不但无益于脾虚湿热中医临床证候的改善，还有耗气潴湿之弊。CKD3 期患者的治疗及预后影响慢性肾功能不全的疾病转归，其治疗手段在病程中尤为关键，因此寻求疗效显著的中药复方对脾虚湿热型CKD3 期患者行辨证施治为中医药治疗慢性肾脏病的重要方面。健脾清化方为何氏研制的立论于"补脾气""降阴火"，治疗早中期脾虚湿热型慢性肾脏病的有效中药复方。多项动物实验、临床研究已从免疫炎症、信号通路、抗肾纤维化等角度证实了健脾清化方的确切疗效。为进一步测试治疗的有效性，本研究就脾虚湿热型 CKD3 期患者行大样本、多中心、前瞻性、随机对照、双盲、双模拟研究。

（一）研究对象和方法

1. 对象　本研究是多中心临床研究，研究时间为 2012 年 1 月 1 日至 2014 年 9 月 30 日，研究对象来自 6 个研究中心：上海中医药大学附属曙光医院、上海交通大学附属仁济医院、上海市第六人民医院、上海中医药大学附属普陀医院、上海中医药大学附属岳阳医院、上海中医药大学附属上海市中医医院。

2. 诊断标准　根据肾脏病预后质量指南（kidney disease outcome quality initiative，K/DOQI）推荐的肾损害的分级标准 CKD3 级[肾小球滤过率（estimated glomerular filtration rate，eGFR）：30～59 ml/(min・1.73 m²)]。

（1）中医辨证分型标准：参照《中药新药临床研究指导原则（试行）》诊断标准：① 脾虚证。主症：神疲乏力；次症：食少纳呆、口淡不渴、脉细；舌质：边有齿痕。② 湿热证。主症：小便短赤或口苦黏腻；次症：口干、渴不多饮；舌苔：黄腻。

（2）纳入病例标准：符合慢性肾脏病西医诊断标准的 CKD3 级患者，签署知情同意书；中医辨证为脾虚湿热患者；24 h 尿蛋白定量为 0.5～2.0 g；高血压、严重感染、水、电解质及酸碱平衡紊乱等得到有效控制，血 K^+ 在正常范围内；年龄为 18～70 岁。

（3）排除病例标准：继发性慢性肾脏病包括系统性红斑狼疮、糖尿病肾病、高血压肾病和药物性肾损害等；合并有心、脑、肝和造血系统等严重原发性疾病者；肾移植术后、精神病患者；急性肾功能衰竭患者；妊娠或哺乳期妇女；已知对所用药物过敏的患者；正在参加其他药物临床试验者或 3 个月内参加过其他临床试验者或用过西药糖皮质激素、免疫抑制剂、雷公藤制剂；如用过血管紧张素转换酶抑制剂，需洗脱 2 周后才可入选；血压≤90/60 mmHg(1 mmHg＝0.133 kPa)。

3. 病例随机分配方法　采取随机、双盲、双模拟平行对照法。用 SAS 软件产生分层随机数表(1~400),包括 15％的脱落。产生相应随机编号,根据患者临床就诊顺序由每个研究单位到统计人员处领取相应随机编号。

4. 分组 本研究重点是在饮食营养、降压、调脂等基础治疗上的 CKD3 期的优化中医治疗方案,共入组 270 例患者,替米沙坦＋中药模拟剂组 91 例、中药＋替米沙坦模拟剂组 89 例、替米沙坦＋中药组 90 例,随访中脱落 30 例,最终替米沙坦＋中药模拟剂组 79 例、中药＋替米沙坦模拟剂组 80 例、替米沙坦＋中药组 81 例。

5. 治疗方法

(1) 基础治疗:主要包括饮食营养、控制血压、血脂等。饮食营养:参照我国《慢性肾脏病蛋白质营养治疗专家共识》,蛋白质摄入量为每日 0.8～1.0 g/kg,其中高生物价蛋白＞50％。控制血压:对血压增高者,参照美国高血压预防治疗指南 7 和 K/DOQI 推荐标准,根据尿蛋白定量,分别将血压降至 130/80 mmHg 及 125/75 mmHg 以下。控制血脂:对血脂增高者,参照 1997 年我国血脂防治建议和美国 2001 年 5 月公布的"国家胆固醇教育计划第三次报告"标准,使总胆固醇＜5.72 mmol/L(＜220 mg/dl),低密度脂蛋白胆固醇＜3.64 mmol/L(＜140 mg/dl),三酰甘油＜2.26 mmol/L(＜200 mg/dl)。

(2) 中医优化治疗方案。替米沙坦＋中药模拟剂组:替米沙坦 40 mg/d;中药模拟剂每次 1 袋,每日 2 次。中药＋替米沙坦模拟剂组:健脾清化方免煎颗粒,每次 1 袋,每日 2 次;替米沙坦模拟剂 40 mg/d。替米沙坦＋中药组:健脾清化方免煎颗粒,每次 1 袋,每日 2 次;替米沙坦 40 mg/d。药物信息:健脾清化方:由党参 15 g、生黄芪 15 g、草果仁 6 g、苍术 10 g、黄连 3 g、制大黄 9 g 组成,制成免煎颗粒剂,每次 1 袋,每日 2 次。中药模拟剂:与中药颗粒剂外观一致的安慰剂,每次 1 袋,每日 2 次。所有中药及中药安慰剂均委托江苏省江阴天江药业有限公司制成免煎颗粒剂。替米沙坦及其模拟药:替米沙坦(40 mg/d)和替米沙坦模拟药均为宜昌长江药业有限公司产品,如研究中血 K^+＞6.0 mmol/L 或血压≤90/60 mmHg 时均需暂停用药进行针对性治疗,待血 K^+、血压正常后继续使用,如连续停药超过 2 周即退出临床试验。疗程:6 个月为 1 个疗程。每 4 周访视 1 次。

6. 观察指标 疗效性观察。

(1) 中医证候学观察指标:体格检查,症状、舌、脉象,在治疗前及治疗后每 4 周检查 1 次。根据 Stanghellini 标准按症状轻重分为 4 级。0 分:无症状;1 分:偶有症状但不明显,不影响日常工作生活;2 分:症状较为常见,轻度影响日常工作生活;3 分:症状严重,频繁出现,且影响工作及生活。

(2) 肾功能指标观察。① 血肌酐值:因男、女血肌酐值差异及各中心血肌酐参考值差异,故将计量资料根据实际临床意义转化为等级资料,分别为:正常、高于正常。在治疗前及治疗后每 4 周各测定 1 次。② 血清尿素氮:在治疗前及治疗后每 4 周各测定 1 次血清尿素氮。

(3) 安全性观察。一般项目:血、尿、大便常规加隐血检查;在治疗前及治疗结束时分别查 1 次肝功能、心电图;治疗前及治疗后每 4 周检查 1 次血钾。

7. 统计学处理　采用 SPSS 18.0 进行统计分析,一般资料组间均衡性检验及中医证候得分组间均衡性检验根据情况分别采用 Pearson Chi-square 检验、单因素方差分析及 Kruskal-Wallis H 检验。中医证候得分比较采用 Kruskal-Wallis H 检验,两两比较采用 Nemenyi 检验,治疗前后肝功能及血肌酐异常率比较均采用 Pearson Chi-square 检验。各次访视间的中医证候得分比较采用重复测量资料的方差分析。

（二）结果

一般情况共纳入患者 270 例,其中替米沙坦＋中药模拟剂组 91 例、中药＋替米沙坦模拟剂组 89 例、替米沙坦＋中药组 90 例。脱落 30 例,脱落率为 11.1%。其中,上海中医药大学附属曙光医院 103 例,脱落 1 例;上海交通大学附属仁济医院 39 例,脱落 7 例;上海市第六人民医院 4 例;上海中医药大学附属普陀医院 62 例,脱落 10 例;上海中医药大学附属岳阳医院 22 例,脱落 6 例;上海中医药大学附属上海市中医医院 40 例,脱落 6 例。其中施行肾穿刺患者为 87 例,肾穿率为 32.2%。经 Pearson Chi-square 检验得: 3 组性别构成差异无统计学意义($\chi^2 = 0.146, P = 0.930$),3 组性别构成比均衡。经 ANOVA 检验: 3 组年龄比较差异无统计学意义($F = 0.949, P = 0.572$),具有可比性。采用 Pearson Chi-square 检验得: 3 组体重指数差异无统计学意义($\chi^2 = 3.782, P = 0.706$),3 组体重指数分类均衡可比。

1. 脾气虚证总得分　脾气虚证基线总得分:替米沙坦＋中药模拟剂组、中药＋替米沙坦模拟剂组和替米沙坦＋中药组的平均秩次分别为 126.58、123.62 和 111.49,经 Kruskal-Wallis H 检验显示,脾气虚证中医证候基线得分组间比较差异无统计学意义($\chi^2 = 2.160, P = 0.340$),脾气虚证中医证候基线得分具有可比性。

不同访视点脾气虚证总得分:访视 1、访视 2、访视 3、访视 4、访视 5、访视 6 各时间点组间比较差异均有统计学意义(P 均< 0.001)。

治疗前后脾气虚证总得分:随着治疗时间延长,所有患者脾气虚证总得分呈显著性变化,即随着治疗时间的延长,脾气虚证总得分均数呈下降趋势。随着治疗时间延长,中药＋替米沙坦模拟剂组与替米沙坦＋中药组患者脾气虚证总得分下降趋势相近,替米沙坦＋中药模拟剂组在基线期至访视 1 时脾气虚证总得分上升,至访视 2 下降,随后呈平稳趋势。

2. 湿热内蕴证总得分　湿热内蕴证基线总得分:替米沙坦＋中药模拟剂组、中药＋替米沙坦模拟剂组和替米沙坦＋中药组的平均秩次分别为 126.34、118.55 和 116.73,经 Kruskal-Wallis H 检验显示,湿热内蕴证中医证候基线得分组间比较差异无统计学意义($\chi^2 = 0.870, P = 0.650$),湿热内蕴证中医证候基线得分具有可比性。

不同访视点湿热内蕴证总得分:访视 1、访视 2、访视 3、访视 4、访视 5、访视 6 各时间点组间比较差异均有统计学意义($P < 0.001$),经多重比较可得各访视时间点替米沙坦＋中药模拟剂组与中药＋替米沙坦模拟剂组、替米沙坦＋中药组比较差异均有统计学意

义（P 均<0.001）。

治疗前后湿热内蕴证总得分：随着治疗时间的延长，所有患者湿热内蕴证总得分呈显著性变化，即随着治疗时间延长，湿热内蕴证证候得分均数呈下降趋势。随着治疗时间的延长，中药＋替米沙坦模拟剂组与替米沙坦＋中药组湿热内蕴证总得分下降趋势相近，异于替米沙坦＋中药模拟剂组。

3. 血肌酐值 血肌酐基线值：替米沙坦＋中药模拟剂组肌酐值正常 5 例、高于正常 74 例，平均秩为 121.91；中药＋替米沙坦模拟剂组肌酐值正常 9 例、高于正常 71 例，平均秩为 117.50；替米沙坦＋中药组肌酐值正常 6 例、高于正常 75 例，平均秩为 122.09。经 Kruskal-Wallis H 检验显示，血肌酐值组间比较差异无统计学意义（$\chi^2=1.078, P=0.583$），血肌酐值具有可比性。

不同访视点血肌酐值：各访视点 3 组患者血肌酐值差异无统计学意义（$P>0.05$），肌酐值高于正常的人数从基线的 220 例下降至访视 6 的 198 例，经 Pearson Chi-square 显示，治疗前后肌酐异常率差异有统计学意义（$\chi^2=8.960, P=0.003$）。

4. 血清尿素氮 各时间点的总体血清尿素氮水平差异有统计学意义（$F=2.990, P=0.020$），3 种治疗方法对血清尿素氮无影响（$F=0.651, P=0.520$）。3 个治疗组各时间点血清尿素氮的变化趋势无差异（$F=1.260, P=0.270$）。治疗前后，入组患者的总体血清尿素氮值无变化。

5. 治疗前后肾小球滤过率变化 各时间点患者的总体 eGFR 水平差异有统计学意义（$F=4.062, P=0.015$）。治疗时间与组别不存在交互作用（$F=1.664, P=0.151$）。随着治疗时间延长，3 组患者的 eGFR 值均出现了先上升后相对稳定的变化趋势，其中替米沙坦＋中药模拟剂组与替米沙坦＋中药组的变化趋势相近。

6. 安全性评价 经 Pearson Chi-square 检验，治疗前和治疗后 6 个月，3 个治疗组血常规、尿常规、粪常规、肝功能、心电图未见明显异常，3 组比较差异无统计学意义（$P>0.05$）。

7. 肝功能评价 治疗前，有 1 例患者肝功能异常（谷丙转氨酶 59 IU/L），治疗后出现 2 例肝功能异常，分别为中药＋替米沙坦模拟剂组（谷丙转氨酶 111 IU/L）、替米沙坦＋中药模拟剂组（谷丙转氨酶 179 IU/L），经 Pearson Chi-square 检验，$\chi^2=0.340, P=0.560$，其异常率差异无统计学意义。此外，谷草转氨酶和血清总胆红素在 240 例患者的治疗前后均正常。

8. 血钾监测 随访期间，患者每 4 周测定 1 次血钾，未发现患者血钾>6.0 mmol/L，第 6 次访视结束后，有 3 例患者血钾异常，均为中药＋替米沙坦模拟剂组。替米沙坦＋中药组在治疗前后血钾下降趋势较大，而替米沙坦＋中药模拟剂组和中药＋替米沙坦模拟剂组的血钾变化趋势相对平稳。

（三）讨论

本研究针对脾虚湿热型 CKD3 期患者进行健脾清化方治疗的多中心、随机对照临床观察,结果显示各访视点替米沙坦＋中药模拟剂组与中药＋替米沙坦模拟剂组、替米沙坦＋中药组比较差异均有统计学意义,其脾气虚证、湿热内蕴证总分均大于其他两组。随着治疗时间延长,中药＋替米沙坦模拟剂组与替米沙坦＋中药组的脾胃气虚证和湿热内蕴证总得分下降趋势相近,异于替米沙坦＋中药模拟剂组。治疗后患者总体肌酐异常率降低,可以认为综合优化治疗能够降低血肌酐值,保护肾功能,延缓 CKD 疾病进展。同时,3 组患者的 eGFR 值均出现了先上升后相对稳定的变化趋势,明确了药物的肾功能保护作用。肝功能、血钾的监测结果反映了健脾清化方、替米沙坦的药物安全性。

综上所述,慢性肾脏病患者大多存在恶心、纳差、呕吐、口苦、口中黏腻等湿热表现,或有程度差异,与患者生存质量、疾病状态及预后密切相关,西医学往往针对 CKD 出现的临床表现进行降压、调脂,纠正贫血、电解质紊乱等对症处理,或常应用激素、免疫抑制剂,不但无益于改善上述湿热证候,往往还会加重其临床表现程度,使得湿热成为新的致病因素,反复胶着。因此,寻找既能改善 CKD 常见的脾虚湿热证候表现又能保护肾功能、延缓病情进展或提高生存率的中药复方亟待展望。本研究通过大样本、多中心的研究力证健脾清化方所具有的显著临床疗效。结果表明,单用或联合替米沙坦应用健脾清化方均能有效减轻慢性肾脏病 3 期患者脾气虚证和/或湿热内蕴证的中医临床证候表现,疗效优于单用替米沙坦。并且在接受健脾清化方治疗的 6 个月内,随着时间推移,患者脾胃气虚证和湿热内蕴证的中医临床证候表现逐渐改善。因此,在临床准确辨证的基础上,针对慢性肾脏病 3 期患者,健脾清化方或可成为中西医结合综合治疗慢性肾脏病的又一良方,本研究结果或可为慢性肾脏病的中医药治疗提供新的循证医学证据。

三、实验研究

（一）对局灶节段性肾小球硬化模型大鼠的影响

健脾清化方临床疗效研究,结果显示该方能有效改善慢性肾病患者临床症状及肾功能水平,并能明显降低其肾纤维化指标,故本研究将健脾清化方应用于动物模型,在实验动物体内进一步研究和验证该方的改善肾功能的作用。

健脾清化方由益气健脾药物和清热化湿药物组成,为了了解两类药物在健脾清化方中改善肾功能、血脂、炎症指标、纤维化指标方面的权重,从而指导不同类型药物在组方时的剂量比例调整,获取更好的临床疗效,本研究将健脾清化方拆方为益气健脾方(党参、黄芪)和清热化湿方(黄连、大黄、草果、苍术),分别观察其疗效。

尿毒清是临床上市的治疗慢性肾衰的药物,治则为健脾利湿、通腑降浊、活血化瘀,由大黄、黄芪、桑白皮、苦参、白术、茯苓、制何首乌、白芍、丹参、车前草诸药组成,大量临床及动物实验证明该方可有效降低肌酐、尿素氮,稳定肾功能,延缓透析时间,疗效已获得国内同行公认。故本研究将之设定为对照组,对于判定健脾清化方的各项疗效非常有说服力。用于研究肾纤维化的动物模型主要包括单侧输尿管梗阻肾纤维化模型、肾大部切除所致的慢性肾衰模型、肾切除联合多柔比星诱导局灶节段性肾小球硬化模型、缺血-再灌注模型和腺嘌呤肾病模型。其中肾切除联合多柔比星诱导局灶节段性肾小球硬化模型的病变特点与人类的局灶节段性肾小球硬化(FSGS)最为相似,且模型的制备稳定而均衡,故在肾病研究领域得到广泛应用,成为目前研究慢性肾纤维化公认的动物模型。多柔比星属蒽醌类广谱抗生素,目前广泛应用于癌症化疗中,但其副作用严重,制作 FSGS 大鼠模型即是利用其肾脏毒性,其具体造模机制为:多柔比星可引起肾小球脏层上皮细胞损伤,导致肾小球结构功能异常,滤过率改变,由此产生的大量尿蛋白刺激肾脏细胞释放多种炎症因子及细胞因子,导致肾小球系膜细胞和肌成纤维细胞增殖,大量分泌细胞外基质(ECM)成分堆积于系膜、肾间质,分别产生肾小球硬化和肾间质纤维化。考虑到 FSGS 大鼠模型在 5 种常见模型中病理表现最接近人类肾纤维化,且在模型制备上亦具有优势,故采用肾切除联合多柔比星诱导局灶节段性肾小球硬化模型进行研究。

(1) 实验材料

1) 实验动物:健康雄性 SD 大鼠 84 只,2 月龄,清洁级,体重(200±20)g,购自上海西普尔-必凯实验有限公司,动物合格证号:SCXK(沪)2008—0016,在上海中医药大学实验动物中心 SPF 级喂养,在室温 25℃、相对湿度 45%、人工 12 h 昼/夜循环照明环境中分笼饲养,设备使用证号:SCXK(沪)2009—2069,自由进食标准饲料和饮水。

2) 实验药物:健脾清化方及其拆方的制备。

健脾清化方由党参 15 g、生黄芪 15 g、草果仁 6 g、苍术 10 g、黄连 3 g、制大黄 9 g 组成;益气健脾拆方由党参 15 g、生黄芪 15 g 组成;清热化湿拆方由草果 6 g、苍术 10 g、黄连 3 g、制大黄 9 g 组成。以上药材由上海中医药大学附属曙光医院东院中药房统一进货。根据健脾清化方授权专利规定进行煎制:以陶制砂锅,煎前冷水浸泡 30 min,水量略高出药物 3.3 cm,二汁则用水相应减少,用文火久煎,头汁煎 25 min,二汁煎 20 min,头、二汁混合,每次 100～150 ml,药中大黄头煎完成前 10 min 放入,然后加入 7 倍量 9% 乙醇热回流 1 h,得提取液,药渣加入 7 倍量 50% 乙醇热回流 1 h,再得提取液,两次提取液合并浓缩至每毫升含生药 2 g。

尿毒清颗粒,购自广州康臣药业有限公司(国药准字 Z10971222)。

(2) 实验方法

1) 肾切除联合多柔比星诱导局灶节段性肾小球硬化模型的制作:将 84 只 SD 大鼠适应性喂养 1 周,若生长情况良好则进行造模。采用抽签法将所有大鼠随机分为 3 组,12 只大鼠为正常组;60 只为造模组,均建立左侧肾切除联合多柔比星诱导局灶节段性肾小球硬化模型:2% 戊巴比妥钠 30 mg/kg 腹腔注射麻醉,备皮及常规消毒,左侧背部纵向切口,暴露左肾,剥离肾脏周围脂肪及肾上腺,结扎左肾门血管后切除左肾,缝合切口;12 只为假手术组,不结扎血管且不切除左肾,余操作同模型组。造模组大鼠于手术 1 周后尾静脉注射多柔比星溶液 3 mg/kg,手术 5 周后再次尾静脉注射多柔比星溶液 3 mg/kg;假手术组注射同等体积的生理盐水。以血肌酐显著高于正常组(P<0.05)为造模成功的标准。

2) 实验分组:模型制作成功时已有 5 只造模组大鼠死亡,成模后根据血肌酐值将造模组大鼠分为 5 组(模型组、健脾清化方组、益气健脾组、清热化湿组、尿毒清组,$N=11$),使 5 组间血肌酐差异无统计学意义($P>0.05$)。

3) 给药方法及标本采集:健脾清化方组、益气健脾组、清热化湿组、尿毒清组分别以对应治疗药液按 60 kg 正常人 20 倍剂量(分别为 1.9 g/100 g、1.0 g/100 g、0.95 g/100 g、1.35 g/100 g)灌胃,每日 1 次,正常组、假手术组和模型组以同体积生理盐水灌胃,连续灌胃 8 周后处死。处死前 1 日代谢笼留取 24 h 尿液,无菌取血及残余肾组织,血液在取样后迅速以每分钟 300 r 离心 10 min,采集上层血清分装并置于 $-80℃$ 冰箱中保存以检测相关指标,肾组织分为两份,一份放入 10% 甲醛固定,用于制作病理切片,另一份放入液氮保存以检测相关指标。

(3) 检测指标。一般情况:观察大鼠一般状态,有无精神萎靡、少动、厌食、毛发、光泽、腹泻、体重下降等表现,观察大鼠存活情况。

血肌酐测定(除蛋白法),血尿素氮测定(脲酶法),血尿酸测定,24 h 尿蛋白测定(CBB 法)。

总胆固醇测定(酶法),三酰甘油测定(酶法),低密度脂蛋白(LDL)测定(选择性沉淀法),极低密度脂蛋白(VLDL)测定(ELISA 法)。

血清补体 C3 测定(免疫浊度法),血清补体 C4 测定(免疫浊度法),血清 IgG 测定(ELSA 法),血清 IgA 测定(ELSA 法),血清 IgM 测定(ELSA 法)。

肾组织染色及观察:制作肾组织病理切片,肾组织 HE 染色,PAS 染色,PAS 染色的半定量分析,Masson 染色与观察,Masson 染色的半定量分析,免疫组织化学法检测肾组织 Col-Ⅳ、LN、FN、α-SMA 的表达,Western blot 法检测肾组织 TGF-β1 的表达,透射电镜检测肾组织超微结构:透射电镜 2% 戊二醛固定肾组织 2 h,缓冲液清洗 10 min×3 次,1% 锇酸固定 2 h,缓冲液清洗 10 min×3 次,脱水,10% 丙酮浸透,包埋,切片,染色,透射电镜摄片。

血清白细胞介素-6(IL-6)测定(ELSA 法),肾组织 IL-6 水平测定(Western blot 法);肾组织 IL-10、IL-18、肿瘤坏死因子(TNF-α)水平测定(ELISA 法);肾组织 IL-6mRNA、IL-10mRNA、IL-18mRNA、TNF-mRNA 水平测定(Real-time PCR 法)。肾组织 NF-κBp65、TRAF6mRNA 水平测定(Real-time PCR 法)。

定量 RT-PCR 检测肾小管间质 α-SMAmRNA、Col-Ⅲ mRNA,肾小球及肾小管间质 FNmRNA、Col-Ⅳ mRNA 水平。

Western blot 法检测各组大鼠肾组织 P-NF-κBp65、肾小管间质 TNF-α、TRAF6 的表达。

蛋白质印迹检测肾小管间质 IL-6、MCP-1、ICAM-1 水平,免疫荧光检测肾小管间质 MCP-1、ICAM-1 荧光强度表达。

定量 RT-PCR 检测肾组织中 IL-17AmRNA 的表达,流式细胞术检测大鼠脾脏淋巴细胞 CD4$^+$、CD8$^+$、Th17。

1. 对局灶节段性肾小球硬化模型大鼠肾功能、蛋白尿的影响

（1）研究结果

1）各组大鼠一般情况观察：正常组和假手术组大鼠一般情况较好，精神状态正常，反应灵敏，活动自如，未发现饮食减少、腹泻，体重随时间推移逐渐增加，毛色有光泽。造模期间共有5只造模大鼠死亡，模型制作成功后的药物治疗期间，模型组、益气健脾组分别有5只大鼠死亡，两组各剩余6只，健脾清化方组清热化湿组尿毒清组分别有4只大鼠死亡，3组各剩余7只。模型组和各治疗组大鼠均有不同程度的精神萎靡、反应迟钝、运动减少、厌食、体重减轻和腹泻、毛发杂乱无光泽等表现，其中模型组及益气健脾组以上症状较重，而其余各治疗组上述症状则较轻。

死亡原因分析：造模期间，造模组大鼠共有5只死亡；模型制作成功后至处死所有大鼠期间，模型组、益气健脾组分别有5只死亡，死亡率为45.5%，健脾清化方组清热化湿组、尿毒清组分别有4只死亡，死亡率为36.4%。死亡大鼠体型羸瘦，体重均低于150 g，死亡前一般情况较差，进食量少，精神萎靡，死亡均发生在夜间，无呼吸道、消化道出血痕迹，剖腹检查亦未发现饮食过量引起的胃肠胀气，肾脏病理可见肾脏结构系肾小球硬化超过70%，肾小管内存在大量管型，肾间质炎症浸润程度较为严重，综合考虑认为多柔比星毒性引起的肾组织严重损伤可能是其死亡的原因。

2）各组大鼠肾功能水平比较：与正常组相比，假手术组大鼠血清 Scr、BUN 及 UA 水平无明显升高，模型组血清、BUN 及 UA 水平较之正常组均明显升高（$P<0.01$）；与模型组相比，健脾清化方组血清 Scr、BUN 水平显著下降（$P<0.01$），清热化湿组血清 Scr 亦显著下降（$P<0.01$），同时 BUN 降低（$P<0.05$），尿毒清组大鼠血清 Scr 水平降低（$P<0.05$），且 BUN 明显下降（$P<0.01$），益气健脾组血清 Scr、BUN 水平均无明显下降（$P>0.05$）；各治疗组血清 UA 水平较模型组均无明显下降（$P>0.05$）；与健脾清化方组相比，益气健脾组血清 Scr 水平明显较高（$P<0.01$），清热化湿组和尿毒清组血清 Scr 水平亦高于健脾清化方组，但无统计学意义（$P>0.05$），同时，益气健脾组、清热化湿组血清 BUN 水平高于健脾清化方组，但无统计学意义（$P>0.05$），尿毒清组血清 BUN 水平则与健脾清化方组接近；与益气健脾组相比，清热化湿组血清 Scr 水平明显较低（$P<0.05$），其血清 BUN 水平亦低于益气健脾组，但无统计学意义（$P>0.05$）。

3）各组大鼠 24 h 尿蛋白定量（24 hUpr）水平比较：与正常组相比，假手术组大鼠 24 hUpr 水平无明显升高；模型组 24 hUpr 水平与正常组相比明显升高（$P<0.01$）；与模型组相比，健脾清化方组 24 hUpr 水平明显下降（$P<0.01$），尿毒清组 24 hUpr 水平亦降低（$P<0.05$），清热化湿组和益气健脾组 24 hUpr 水平无明显降低（$P>0.05$）；与健脾清化方组相比，益气健脾组 24 hUpr 水平明显较高（$P<0.05$），清热化湿组 24 hUpr水平亦高于健脾清化方组，但无统计学意义（$P>0.05$），尿毒清组 24 hUpr 水平与健脾清化方组接近；与益气健脾组相比，清热化湿组 24 hUpr 水平较低，但无统计学意义（$P>0.05$）。

（2）讨论与分析

1）健脾清化方的疗效探讨：由于慢性肾脏病、肾纤维化具有正气虚衰与邪实相互交错的病理特点，目前治疗此类疾病的中药复方多同时使用扶正和祛邪药物。部分学者通过文献回顾发现，清热解毒化湿药物和扶正药物对于改善肾功能衰竭、逆转肾组织损伤均有不同程度的作用，针对慢性肾脏病脾虚湿热证，采用益气健脾与清热化湿相结合的方法进行组方。一方面，益气健脾药物除了可以补益中气之外，还能通过扶助正气、健运脾胃使脾主运化水湿的功能恢复正常，湿邪得以运化则湿热减轻，从而达到清热祛湿的目的；另一方面，脾喜燥恶湿，且火邪最易伤脾胃元气，运用清热利湿药可使热之邪速去，邪去则正气自复，脾气因而健旺，因此也能间接实现益气健脾；故益气健脾药物和清热化湿药物均可不同程度改善脾虚湿热证，两者作用相辅相成，理论上两者配伍使用的效果应优于单独使用。研究结果显示，模型组大鼠血肌酐、尿素氮、尿酸及 24 h 尿蛋白定量水平较正常组明显升高，提示单侧肾切除联合多柔比星诱导局灶节段性肾小球硬化模型制作成功；进行药物干预后，健脾清化方组血肌酐、尿素氮及 24 h 尿蛋白定量水平较模型组明显下降（$P<0.01$），说明健脾清化方能够有效改善模型大鼠的肾功能，延缓慢性肾脏病的进展；同时，健脾清化方在降低血肌酐、尿素氮及 24 h 尿蛋白定量水平方面均不同程度地优于益气健脾组和清热化湿组（$P<0.05$），说明益气健脾法与清热化湿法联合使用确实优于两种方法单独使用；以上结果从动物实验方面验证了健脾清化方组方的合理性和科学性。

对照组使用药物尿毒清为获得国内公认的治疗慢性肾衰的中成药，由大黄、黄芪、桑白皮、苦参、白术、茯苓、制何首乌、白芍、丹参、车前草等药物组成，方中黄芪、白术益气健脾，桑白皮、大黄清热降浊，苦参、茯苓、车前草燥湿利湿，丹参、白芍活血养血，何首乌补肾填精，故除了益气健脾、清热利湿作用外，尚具有活血化瘀、补肾的作用。尿毒清的治则较之健脾清化方看似更为全面，然而本研究结果显示，尿毒清组与健脾清化方组血清 Scr 由于数据离散度较大的原因，两组间尚无统计学差异，但尿毒清组血清 Scr 均值明显高于健脾清化方，提示健脾清化方在降低血肌酐方面优于尿毒清颗粒。究其原因，可能是因为中药使用讲究配伍精当、效专力宏，经典的配伍往往疗效肯定，能够胜过面面俱到的时方、大方，如经方的使用就是很好的例子。研究中尿毒清颗粒由十味药组成，选药较多，兼顾活血化瘀、补肾填精，故药力分散，而健脾清化方配伍结构精简，针对脾虚湿热证药力专一，故在改善血肌酐方面获得了更好的疗效。

2）健脾清化方的主要起效药物：在慢性肾脏病、肾纤维化的治疗上，不同医家配伍使用祛邪和扶正药物的剂量比例差异很大，目前并没有相关实验研究对两类药物的效果差异进行比对。部分中医学者认为若能祛除浊邪则正气容易恢复，浊邪久积则疾病必然难以医治，从理论角度提出治疗该类疾病应采取"清除秽浊为主，扶正为辅"的手段，在组方时应确立祛邪药物的主体地位。因此本研究从对比扶正、祛邪两类药物的治疗权重入手，设立健脾清化方的拆方，将益气健脾与清热化湿药物完全分开，从而比较两者改善肾功能的疗效差异。结果显示益气健脾方组血肌酐、尿素氮、24 h 尿蛋白定量虽然相对模型组比较也有不同程度的下降，但并无明显统计学差异，组内大鼠的一般情况也与模型组基本相似，反观清热化湿方组，虽然其 24 h 尿蛋白定量与模型组相比亦无明显改变（$P > 0.05$），但血肌酐、尿素氮水平与模型组相比明显下降（$P < 0.01$ 或 $P < 0.05$），且组内大鼠一般情况较好。研究结果提示，清热化湿类药物对于纠正该模型大鼠的氮质血症、改善肾功能恶化作用更加显著，而益气健脾类药物则在该方中扮演从属角色，这恰可印证本段前述之中医观点。究其原因，中医理论认为，痰湿壅滞中焦时不宜单独使用党参、黄芪等补益药物，使用不当的话不仅不能益气健脾，还会助邪，并加重中焦气滞，导致湿热难去，研究中益气健脾药物疗效不佳的原因可能是因为模型大鼠体内湿热状态较为严重，并不适合单独及大量使用益气健脾药，所以应用益气健脾药后对脾虚湿热的改善作用较差，相反，单独使用清热化湿药物却能够快速祛除湿热，湿热祛则正气自复，故对于改善脾虚湿热及肾功能作用明显。根据此实验结果，在将来进一步的研究中，可以对方内清热化湿药物的剂量和数量进行增加，以期更好地延缓或逆转功能衰竭，使肾病患者最大程度地获益。因此健脾清化方能明显改善 FSGS 模型大鼠的血肌酐、尿素氮及 24 h 尿蛋白定量水平，保护肾脏功能，延缓慢性肾功能衰竭的进展。在 FSGS 模型中，清热化湿药物在纠正氮质血症、改善肾功能恶化方面优于益气健脾药物。清热化湿法、益气健脾法的联合使用在改善肾功能方面优于两种治法单独使用。

2. 对局灶节段性肾小球硬化模型大鼠血脂及体液免疫的影响　健脾清化方能够有效改善 FSGS 大鼠的肾功能，这与前期临床研究中健脾清化方改善慢性肾衰患者的肾功能的结果是一致的。那么，除肾功能之外，健脾清化方是否能够对其他血液指标也产生影响，从而影响慢性肾脏病进程呢？大量研究表明，脂质代谢紊乱和体液免疫损伤是慢性肾脏病发生和发展的重要因素，且脂质代谢紊乱与湿热密切相关，同时体内免疫与脾虚密切相关。因此，采用酶法、选择性沉淀法及 ELSA 法观察模型大鼠血清总胆固醇、三酰甘油、低密度脂蛋白、极低密度脂蛋白的变化，采用免疫浊度法观察血清补体 C3、C4 的变化，采用 ELISA 法观察血清免疫球蛋白的变化，并研究健脾清化方干预后各指标的变化，从而明确健脾清化方是否可以通过调节模型大鼠的脂质代谢及体液免疫反应对慢性肾脏病起到积极的干预作用。

（1）研究结果：与正常组相比，假手术组血清 TC、TG、LDL 及 VLDL 水平无明显差异，模型组血清 TC、TG、LDL 及 VLDL 水平均明显升高（$P < 0.01$）；与模型组相比，健脾清化方组、清热化湿组及尿毒清组血清 TC、TG、LDL 及 VLDL 水平明显下降（$P < 0.01$），益气健脾组血清 TC、TG 及 VLDL 水平明显下降（$P < 0.01$），但 LDL 水平无明显下降（$P > 0.05$）；与益气健脾组相比，清热化湿组血清 TC、TG、LDL、VLDL 水平有不同程度的下降（$P < 0.01$）；健脾清化方组血清 TC、TG、LDL 及 VLDL 水平明显低于益气健脾组、清热化湿组（$P < 0.01$ 或 $P < 0.05$），其 TC、TG、VLDL 均值水平亦低于尿毒清组，但无统计学差异，其 LDL 水平则与尿毒清组近似。

血清补体 C3、C4 水平比较：假手术组大鼠血清 C3、C4 水平较正常组无明显差异；模型组血清 C3 水平较正常组明显下降（$P<0.01$），C4 水平较正常组明显升高（$P<0.01$）；与模型组相比，健脾清化方组、尿毒清组血清 C3 水平均明显升高（$P<0.01$），C4 水平均明显下降（$P<0.01$），清热化湿组血清 C3 水平升高（$P<0.05$），C4 水平下降（$P<0.01$），益气健脾组血清 C4 水平亦明显下降（$P<0.01$），而 C3 水平则无明显升高（$P>0.05$）；健脾清化方组与尿毒清组血清 C3、C4 水平组间比较无明显差异（$P>0.05$），健脾清化方组血清 C3 水平高于益气健脾组、清热化湿组，C4 水平低于益气健脾组、清热化湿组，但无统计学差异；与益气健脾组相比，清热化湿组血清 C3 水平较高，但无统计学差异，C4 水平则与益气健脾组近似。

血清免疫球蛋白 IgG、IgM、IgA 水平比较：假手术组血清 IgG、IgM、IgA 水平与正常组相比无明显差异；模型组血清 IgG 水平较正常组明显下降（$P<0.01$），IgM、IgA 水平较正常组明显升高（$P<0.01$）；与模型组相比，健脾清化方组、尿毒清组血清 IgG 水平均明显升高（$P<0.01$），IgM、IgA 水平均明显下降（$P<0.01$），清热化湿组、益气健脾组血清 IgG 水平有不同程度的升高（$P<0.05$），IgM、IgA 水平亦有不同程度的下降（$P<0.01$ 或 $P<0.05$）；与益气健脾组相比，清热化湿组 IgM 水平下降更为明显（$P<0.05$），IgA 水平亦有下降，但无统计学意义，IgG 水平则与益气健脾组近似；健脾清化方组血清 IgG 水平明显高于益气健脾组、清热化湿组（$P<0.01$ 或 $P<0.05$），IgM、IgA 水平低于益气健脾组、清热化湿组（$P<0.01$）；与健脾清化方组比较，尿毒清组升高程度更大，IgM 降低程度更大，IgA 降低程度则不如健脾清化方组，但均无统计学意义。

（2）讨论与分析

1）健脾清化方对 FSGS 大鼠脂质代谢紊乱的干预作用：随着"脂质肾毒性"于 1982 年被 Moorhead 等人首次揭示，脂代谢紊乱作为肾小球硬化独立的危险因素开始走入研究者的视野，它既是慢性肾脏病的常见表现，又参与慢性肾脏损害的过程，大量的科学研究证实脂质可以参与 MAFK 信号通路的调节、促进肾脏固有细胞损伤和系膜细胞增殖、刺激促纤维化细胞因子的分泌、介导炎症反应影响细胞外基质（ECM）合成与降解的平衡，因此可与其他因素共同推进慢性肾脏病及肾纤维化的进展。有研究发现，在原发性肾小球疾病中，湿热证患者的血清总胆固醇和三酰甘油水平明显高于非湿热证患者，该结果提示脂质代谢紊乱与中医湿热证密切相关；而现代临床及药理研究发现，诸多中药可改善脂质代谢紊乱，如黄芪中所含黄芪多糖、大黄中所含大黄多糖可以降低血清 TC、TG 及 LDL，黄连中所含小檗碱可以明显降低血清 TC、TG 及 VLDL，且降脂药物多为清热化湿类中药，这亦从侧面证明了脂质代谢紊乱与湿热的关系。

研究结果显示，模型组各项血脂指标与正常组比较均明显上升，提示 FSCS 模型大鼠体内发生了明显的脂质代谢紊乱。经药物治疗后，健脾清化方组大鼠的各项血脂水平均较模型组明显降低（$P<0.01$），结合其肾功能改变，提示该方能够通过干预脂质代谢改善肾脏功能，从而影响肾脏病发展的进程。其拆方清热化湿方、健脾益气方也能有效降低模

型大鼠的 TC、TG、VLDL 水平（$P < 0.01$），但益气健脾组 LDL 水平较模型组无明显降低（$P > 0.05$），而清热化湿方则能有效降低模型大鼠的 LDL 水平（$P < 0.01$）；同时，与益气健脾组相比，清热化湿组 TC、TG、VLDL 水平均有不同程度的降低（$P < 0.01$），以上结果提示健脾清化方中清热化湿药物和益气健脾药物均能不同程度干预脂质代谢紊乱，但清热化湿药物对于降低血脂水平起主要作用，此结果符合前段关于脂质代谢紊乱与湿热关系的认识。另外，健脾清化方组各项血脂指标均明显低于益气健脾组和清热化湿组（$P < 0.01$），提示在干预脂质代谢紊乱方面，益气健脾法、清热化湿法的联合运用比采用单一治法具有更好的疗效。临床常用药物尿毒清因含有益气健脾、清热化湿药物，故亦可有效降低模型大鼠的血脂水平（$P < 0.01$），但健脾清火方组 TC、TG、VLDL 的均值较尿毒清组更低，由于数据离散度的原因，两组间尚无统计学差异，此结果提示在脂质代谢紊乱方面健脾清化方优于尿毒清颗粒。

2）健脾清化方对 FSGS 大鼠体液免疫的干预作用：免疫学说是慢性肾脏病和肾纤维化成因的重要学说之一，众多研究已揭示体液免疫反应参与了慢性肾脏病的发生和发展，中医学认为，体液免疫与中医脾虚证密切相关，如《灵枢·师传》有云"脾者，主为卫"，《金匮要略》则指出"四季脾旺不受邪"，皆表明中医脾与人体抵御外邪的功能息息相关，脾气健旺则免疫系统功能正常，人体不易患病，若脾气亏虚则人体免疫反应亦出现异常，导致各种疾病的发生。近年来临床研究发现，脾虚患者体内存在血清免疫球蛋白 IgG、IgM、IgA 水平及补体 C3、C4 表达的异常，而动物实验则表明，益气健脾药物黄芪能提高血清 IgG 水平和补体 C3 的含量，土人参根能够升高脾虚大鼠 IgM、IgG、C3、C4 水平，而具有益气健脾作用的复方如补中益气汤、四君子汤则能提升脾虚证小鼠 B 淋巴细胞增殖的能力，以上结果均从实验角度证明了中医脾虚证与体液免疫之间具有密切的关系。实验结果显示，模型大鼠血清 IgA、IgM 及 C4 水平较正常组明显增高，表明单侧肾切除联合多柔比星诱导的 FSCS 模型大鼠体内存在体液免疫功能的亢进，同时模型组血清 C3 明显降低，说明体液免疫反应导致 C3 在补体系统激活时被大量消耗。本实验还发现模型大鼠血清 IgG 明显下降，这与其他研究中对血清免疫球蛋白测定的结果一致，分析其原因可能为以下两点：一是免疫复合物形成中消耗了部分的 IgG；二是 IgG 分子量相对较小，FSGS 大鼠模型中有大量蛋白从损伤的肾小球漏出，因此，IgG 从尿液中大量丢失。经健脾清化方干预后，FSGS 模型大鼠血清 IgA、IgM 及 C4 水平明显下降（$P < 0.01$），IgG、C3 水平明显升高（$P < 0.01$），表明健脾清化方具有调节体液免疫的作用。IgG 的升高则可能跟肾脏损伤减轻后尿中丢失减少有关。实验结果还显示，益气健脾方和清热化湿方亦可不同程度的降低模型大鼠血清 IgA、IgM 及 C4 水平（$P < 0.01$ 或 $P < 0.05$），升高血清 IgG、C3 水平（$P < 0.05$），提示健脾清化方中益气健脾药物与清热化湿药物均能有效干预体液免疫。同时清热化湿组 IgM、IgA 的降低较益气健脾组更为明显（$P < 0.05$），提示在 FSGS 模型中，清热化湿药物在调节体液免疫方面比益气健脾药物具有更多的贡献，该结果与改善肾功能方面的作用比较结果相一致，究其原因，可能是该模型中大鼠的湿热状态较为严重，

在不能祛除湿热的情况下，单独使用益气健脾药物无法有效发挥其功能，而清热化湿药物能够有效祛除湿热，使邪去而正复，间接起到了益气健脾的作用，因而获得了良好的调节体液免疫的作用。健脾清化方在改善免疫球蛋白水平方面，疗效明显优于其拆方益气健脾方和清热化湿方（$P<0.01$ 或 $P<0.05$），提示益气健脾法、清热化湿法相结合在调节体液免疫反应上优于两种方法单独使用。另外，对照组药物尿毒清亦可有效提高模型大鼠血清 IgG、C3 水平（$P<0.01$），降低其 IgA、IgM 及 C4 水平（$P<0.01$），提示尿毒清同样具有调节体液免疫的作用，与健脾清化方比较，尿毒清对 IgM、IgG、C3 均值的影响稍优于健脾清化方，在对 IgA 均值的影响上则不如健脾清化方，由于数据离散度较大，以上各数据两组间均无明显统计学差异，该结果提示两者在调节体液免疫功能方面疗效类似。因此，健脾清化方能明显降低 FSGS 模型大鼠血清 TC、TG、LDL、VLDL 水平有效干预脂质代谢紊乱而延缓慢性肾脏病进展。健脾清化方能明显降低 FSCS 模型大鼠血清 IgA、IgM 及 C4 水平，升高 IgG、C3 水平，有效调节体液免疫功能。健脾清化方中的清热化湿药物对于调节脂质代谢紊乱、体液免疫反应起主要作用，其疗效优于益气健脾药物。清热化湿法、益气健脾法的联合使用在调节脂质代谢紊乱、体液免疫反应方面优于两种治法单独使用。

3. 对局灶节段性肾小球硬化模型大鼠肾组织病理及纤维化指标的影响　健脾清化方能够改善单侧肾切除联合多柔比星诱导局灶节段性肾小球硬化模型大鼠的肾功能、脂质代谢紊乱及体液免疫水平。通过前期临床研究还发现健脾清化方能够降低慢性肾衰患者的肾纤维化指标尿 TGF-β，那么，健脾清化方除了影响 FSGS 模型大鼠的肾功能、血脂等血液指标的水平，是否也可以改善 FSGS 模型大鼠的肾纤维化指标对抗肾纤维化进程呢？因此，采用 HE 染色、PAS 染色、Masson 染色的方法观察模型大鼠的肾组织病理变化，采用免疫组化观察肾纤维化指标四型胶原（Col-Ⅳ）、层粘连蛋白（LN）、纤维连接蛋白（FN）、α 平滑肌肌动蛋白（α-SMA）及采用 Western blot 的方法观察 TGF-β1 的变化，并研究健脾清化方的干预作用，从而明确健脾清化方是否可以在 FSGS 模型大鼠中发挥抗肾纤维化的作用。

（1）研究结果：各组大鼠肾组织病理改变。

1）HE 染色：正常组、假手术组肾脏组织结构基本正常，未见肾小球局灶节段性硬化，肾小球毛细血管襻开放良好、面积正常，系膜区无增宽，系膜细胞无增生，基底膜无明显增厚、断裂，肾小管结构完整，上皮细胞排列整齐，间质无明显炎性浸润，偶见成纤维细胞；模型组肾脏组织结构紊乱，可见肾小球局灶节段性硬化，肾小球代偿性肥大、部分萎缩，毛细血管襻开放不良、面积减少甚至完全闭塞，系膜区增宽，系膜细胞增生，基底膜增厚、断裂，肾小管扩张、肿浊、部分灶状萎缩甚至闭塞，上皮细胞颗粒变性、空泡变性、坏死，肾小管内可见大量管型及红细胞，肾间质炎性浸润、纤维组织增生；健脾清化方组、尿毒清组病变明显轻于模型组，肾小球、肾小管结构较为完整，肾小球硬化明显减轻，系膜轻度增生，肾小管间质病变轻浅，小管内管型明显减少，纤维组织轻度增生；清热化湿组病变相对模型组亦有一定程度的改善,但不如健脾清化方组、尿毒清组明显;益气健脾组病变程度较模型组轻微改善,肾小球呈明显局灶节段性硬化,间质纤维化及炎性浸润程度较为严重。

2）PAS染色及半定量分析:正常组、假手术组肾小球系膜区、基底膜及肾小管基底膜的基质被染成紫红色,肾小球结构正常,系膜、基底膜基质无明显增生;模型组肾小球出现节段性硬化,系膜基质重度增生,基底膜及肾小管、间质内亦有不同程度的基质增生;健脾清化方组、尿毒清组病变较模型组明显减轻,系膜基质轻度增生,基底膜及肾小管、间质内基质增生也有一定程度的改善;清热化湿组系膜基质轻中度增生;健脾组系膜基质中、重度增生,相对模型组轻微改善。

半定量分析:与正常组相比,假手术组肾组织基质表达无明显差异;模型组肾组织基质表达水平与正常组相比显著升高($P>0.01$);各治疗组肾组织基质表达水平与模型组相比均显著降低($P>0.01$),且健脾清化方组基质水平明显低于益气健脾组、清热化湿组($P>0.01$);与益气健脾组相比,清热化湿组肾组织基质表达水平下降得更为明显($P>0.01$);尿毒清组肾组织基质与健脾清化方组相比无明显差异($P>0.01$)。

3）Masson染色及半定量分析:正常组、假手术组肾小球系膜区、基底膜及肾小管基底膜的胶原成分被染成蓝色,胶原纤维无明显增多,其余肾组织未出现阳性染色;模型组肾小球系膜区胶原纤维大量沉积,肾小管和肾小管基底膜明显增厚,间质中亦可见胶原纤维增多;健脾清化方组、尿毒清组系膜区、小球基底膜和小管基底膜胶原轻度增多,胶原沉积程度较之模型组有明显改善,间质胶原亦少于模型组;清热化湿组肾小球、肾小管及间质中胶原纤维沉积与模型组比较有一定改善,但程度不如健脾清化方组、尿毒清组;益气健脾组改善则更轻微,肾小球系膜区、间质内均有大量胶原纤维沉积。

半定量分析:与正常组相比,假手术组肾组织胶原纤维表达无明显差异;模型组肾组织胶原纤维表达水平与正常组相比显著升高($P<0.01$);各治疗组肾组织胶原纤维表达水平与模型组相比均显著降低($P<0.01$);健脾清化方组肾组织胶原纤维水平明显低于益气健脾组、清热化湿组($P<0.01$);清热化湿组肾组织胶原纤维表达水平与益气健脾组比较下降得更为明显($P<0.01$);尿毒清组肾组织胶原纤维的表达水平与健脾清化方组相比无明显差异($P<0.01$)。

4）各组大鼠肾组织Col-Ⅳ、LN、FN、α-SMA的表达:与正常组相比,假手术组肾组织Col-Ⅳ、LN、FN、α-SMA表达无明显差异;模型组肾组织Col-Ⅳ、LN、FN、α-SMA水平与正常组相比明显升高($P<0.01$);各治疗组肾组织Col-Ⅳ、IN、FN、α-SMA表达水平与模型组相比均明显降低($P<0.01$或$P<0.05$);健脾清化方组Col-Ⅳ、LN、FN水平明显低于益气健脾组、清热化湿组($P<0.01$或$P<0.05$),其α-SMA水平低于益气健脾组($P<0.01$);与益气健脾组相比,清热化湿组肾组织Col-Ⅳ、LN、FN及α-SMA水平下降得更为明显($P<0.01$或$P<0.05$);尿毒清组肾组织Col-Ⅳ、LN、FN、α-SMA表达水平与健脾清化方组相比无明显差异($P<0.01$)。

5) 各组大鼠肾组织 TGF-β1 的表达：与正常组相比，假手术组肾组织 TGF-β1 表达无明显差异；模型组肾组织 TGF-β1 水平与正常组相比明显升高（$P<0.01$）；与模型组相比，健脾清化方组肾组织 TGF-β1 水平显著下降（$P<0.01$），清热化湿组、尿毒清组肾组织 TCF-β1 水平亦降低（$P<0.05$），益气健脾组 TGF-β1 水平稍有下降，但无统计学意义（$P>0.05$）；与益气健脾组比较，清热化湿组肾组织 TGF-β1 表达水平明显下降（$P<0.05$）；健脾清化方组 TGF-β1 表达水平明显低于益气健脾组，其均值亦低于清热化湿组，但无统计学意义（$P>0.05$），尿毒清组与健脾清化方组在 TGF-β1 表达水平上近似，组间比较无统计学差异（$P>0.05$）。

6) 扫描电镜观察各组大鼠肾脏病理：正常组、假手术组足突排列整齐，基底膜连续无增厚，上皮细胞连续排列整齐，线粒体无肿胀；模型组基底膜明显增厚，足突广泛融合，微绒毛排列紊乱，正常肾小球结构消失，大量间质细胞浸润；健脾清化方组基底膜稍有增厚，毛细血管壁轻度塌陷，肾小球结构紊乱；健脾方组系膜基质增生，毛细血管壁塌陷，线粒体肿胀，足突融合；清化方组毛细血管塌陷，基底膜增厚，内皮脱落，空泡形成，足细胞排列紊乱；尿毒清组基底膜增厚，足突融合，毛细血管塌陷，除正常组、假手术组，各组病理改变较健脾清化方组明显。

（2）讨论与分析

1）健脾清化方对模型大鼠肾脏病理的疗效：HE 染色显示，模型组大鼠肾组织出现肾小球和肾小管的病理损伤，间质发生炎症反应，有明显的系膜和基底膜改变，PAS、Masson 染色和 Masson 的半定量分析结果则显示模型组大鼠肾组织存在明显细胞外基质（ECM）积聚、胶原纤维沉积，且细胞外基质积聚的轻重程度与肾脏病理损伤的严重程度基本平行，提示模型造模成功，出现肾小球硬化及肾间质纤维化。与模型组相比，健脾清化方、尿毒清能够明显改善模型大鼠肾小球、小管及间质的结构，减轻炎症状态，减少 ECM 的积聚、胶原纤维的沉积和管型，故两者皆可有效改善肾脏病理损伤并对抗肾纤维化，在对病理改变的疗效方面健脾清化方、尿毒清效果接近。健脾清化方的拆方清热化湿方对于改善肾脏病理、抗肾纤维化的效果明显优于益气健脾方，与清热化湿方与益气健脾方对肾功能和蛋白尿的疗效基本相似，提示方中清热化湿药物对于改善肾脏病理损伤、纠正肾纤维化起主要作用。健脾清化方组改善肾脏病理、抗肾纤维化的效果优于益气健脾方和清热化湿方，提示清热化湿法、益气健脾法的联合使用在改善肾脏病理方面优于两种治法单独使用。

2）Col-Ⅳ、LN、FN 与肾纤维化的关系及健脾清化方的干预作用：研究结果显示，模型组大鼠肾组织 Col-Ⅳ、LN、FN 的表达较正常组明显升高，提示模型大鼠肾组织存在明显的 ECM 增生，出现肾纤维化；经健脾清化方干预后，肾组织 Col-Ⅳ、LN、FN 水平明显降低（$P<0.01$），表明健脾清化方能够改善模型大鼠肾脏 Col-Ⅳ、LN、FN 等纤维化指标，具有抗肾脏纤维化的作用；其拆方清热化湿方组、益气健脾组与模型组相比也有明显差异（$P<0.01$ 或 $P<0.05$），但清热化湿组疗效优于益气健脾组（$P<0.01$ 或 $P<0.05$），提

示清热化湿法、益气健脾法均可改善模型大鼠的 ECM 积聚,但清热化湿药物的贡献更为突出;清热化湿方组、益气健脾组在改善 Col-Ⅳ、LN、FN 表达上均不如健脾清化方组($P<0.01$ 或 $P<0.05$),提示清热化湿法、益气健脾法的结合使用在对抗肾纤维化方面起到相辅相成的作用,优于两种治法单独使用。另外,尿毒清组肾组织 Col-Ⅳ、LN、FN 水平相对模型组亦明显降低($P<0.01$),且与健脾清化方组相比无明显差异($P<0.01$),提示尿毒清亦具有抗肾脏纤维化的作用。

3)α-SMA 与肾纤维化的关系及健脾清化方的干预作用:研究结果显示,与正常组比较,模型组大鼠肾组织 α-SMA 的表达明显升高,提示模型组大鼠肾组织存在明显的肌成纤维细胞的活化和增殖,在健脾清化方给药后,模型大鼠肾组织 α-SMA 表达明显降低($P<0.01$),提示健脾清化方可以通过下调 α-SMA 的表达抑制肌成纤维细胞的活化、增殖,从而达到抗肾纤维化的最终效果。其拆方清热化湿方、健脾益气方均可降低模型大鼠肾组织 α-SMA 的表达($P<0.01$),但清热化湿组疗效优于益气健脾组($P<0.05$),提示方中益气健脾药物、清热化湿药物均可抑制肌成纤维细胞活化和增殖,但清热化湿药物对于抑制肌成纤维细胞活化、增殖作用更为显。尿毒清组肾组织 α-SMA 水平相对模型组亦明显降低($P<0.01$),且与健脾清化方组相比无明显差异($P<0.01$),提示尿毒清也可以通过下调 α-SMA 的表达来抑制肌成纤维细胞的活化、增殖,达到抗肾纤维化的目的。

4)TGF-β1 与肾纤维化的关系及健脾清化方的干预作用:研究结果显示,模型大鼠肾组织 TGF-β1 较之正常组显著升高($P<0.01$),提示模型组大鼠存在明显的肾纤维化;经健脾清化方干预后,模型大鼠肾组织 TCF-β1 水平明显降低 $P<0.01$),提示健脾清化方可以有效影响 TGF-β1 的表达水平,改善肾脏纤维化;其拆方清热化湿方、益气健脾方可不同程度降低模型大鼠肾组织 TGF-β1 的表达水平($P<0.01$),但清热化湿组的 TGF-β1 水平明显低于益气健脾组($P<0.05$),提示方中益气健脾药物、清热化湿药物均可通过抑制 TGF-β1 的表达改善肾纤维化,但清热化湿药物在对抗肾纤维化的作用上更具优势。尿毒清组肾组织 TGF　β1 水平相对模型组亦明显降低($P<0.05$),且与健脾清化方组相比无明显差异($P<0.01$),提示尿毒清也可以通过抑制 TGF-β1 的表达对抗肾纤维化的进程。因此健脾清化方能明显改善 FSGS 模型大鼠肾脏组织病理损伤,并能改善肾组织基质成分和胶原纤维增生等肾纤维化相关的病理特征,健脾清化方能明显降低 FSGS 模型大鼠肾组织 Col-Ⅳ、LN、FN、α-SMA 及 TGF-β1 等纤维化指标的表达,对抗肾纤维化的进程,健脾清化方中的清热化湿药物对于抗肾纤维化起主要作用,其疗效优于益气健脾药物,清热化湿法、益气健脾法的联合使用在对抗肾纤维化方面优于两种治法单独使用。

5)足细胞与肾纤维化的关系及健脾清化方的干预作用:透射电镜观察发现模型组和健脾方组均出现不同程度的足突融合,甚至模型组肾小球结构消失,健脾方组线粒体肿胀,清化方组和尿毒清组也出现上述不同病理表现,而健脾清化方组大鼠病理改变则明显减轻,仅见基底膜稍有增厚、毛细血管壁轻度塌陷、肾小球结构紊乱。说明健脾清化方在保护足细胞,保持肾小球内皮细胞功能的完整性,维持足突与基膜之间相互作用的平衡,保护细胞骨架,抑制 MC 增生的作用优于尿毒清及健脾方。

因此,足细胞损伤在肾小球疾病发生中起关键作用。MC 有吞噬清除免疫复合物异常蛋白质等异物的能力。健脾清化方改善模型大鼠 FSGS 可能与该方保护足细胞,维持足细胞正常功能,抑制 MC 增生的作用有关。

4. 对局灶节段性肾小球硬化模型大鼠炎症因子的作用 健脾清化方不仅能够改善 FSGS 大鼠的肾功能状况,还可以改善肾脏组织病理损伤,影响多项肾脏纤维化指标的表达,具有良好的对抗肾纤维化的作用。那么,健脾清化法为何能够治疗肾纤维化,其中的具体机制如何,是否与改善模型大鼠炎症状态有关,其途径是单一的还是多元的?因此进一步采用 ELISA、Western blot 及 Real-time PCR 的方法,从蛋白及基因水平对血清及肾组织的部分炎症因子、核因子及其调控因子等进行观察研究,挖掘健脾清化方对抗 FSGS 模型大鼠肾纤维化的可能机制。

(1) 研究结果

1) 血清 IL-6 水平比较:与正常组相比,假手术组血清 IL-6 水平无明显升高,模型组血清 IL-6 水平明显升高($P<0.01$);与模型组相比,各治疗组血清 IL-6 水平均显著下降($P<0.01$);健脾清化方组血清 IL-6 水平明显低于益气健脾组($P<0.01$),且其血清 IL-6 均值低于清热化湿组和尿毒清组,但尚无统计学意义($P>0.05$);与益气健脾组比较,清热化湿组血清 IL-6 水平明显降低($P<0.01$)。

2) 肾组织 IL-6 蛋白、IL-6mRNA 水平比较:与正常组相比,假手术组肾组织 IL-6 蛋白、IL-6mRNA 水平无明显升高,模型组肾组织 IL-6 蛋白、IL-6mRNA 水平明显升高($P<0.01$);与模型组相比,健脾清化方组、清热化湿组、尿毒清组肾组织 IL-6 蛋白、IL-6mRNA 水平明显下降($P<0.01$),益气健脾组肾组织 IL-6 蛋白水平亦有一定程度的下降,但无统计学意义($P>0.05$),IL-6mRNA 水平明显下降($P<0.01$);与益气健脾组相比,清热化湿组肾组织 IL-6mRNA 水平明显下降($P<0.01$),肾组织 IL-6 蛋白水平亦下降,但无统计学意义;健脾清化方组肾组织 IL-6 蛋白水平明显低于益气健脾组($P<0.05$),亦低于清热化湿组,但无统计学意义,IL-6mRNA 水平明显低于益气健脾组、清热化湿组($P<0.01$ 或 $P<0.05$);与健脾清化方组相比,尿毒清组 IL-6 蛋白水平较低,IL-6mRNA 水平偏高,但无统计学意义。

3) 肾组织 IL-10 蛋白、IL-10mRNA 水平比较:与正常组相比,假手术组肾组织 IL-10 蛋白、IL-10mRNA 水平无明显升高,模型组肾组织 IL-10 蛋白、IL-10mRNA 水平明显升高($P<0.01$);与模型组相比,各治疗组肾组织 IL-10 蛋白、IL-10mRNA 水平明显下降($P<0.01$);与益气健脾组相比,清热化湿组肾组织 IL-10 蛋白水平明显下降($P<0.01$),IL-10mRNA 水平无明显差异;健脾清化方组肾组织 IL-10 蛋白、IL-10mRNA 水平明显低于其余各治疗组($P<0.01$ 或 $P<0.05$)。

4）肾组织 IL-18 蛋白、IL-18mRNA 水平比较：与正常组相比，假手术组肾组织 IL-18 蛋白、IL-18mRNA 水平无明显升高，模型组肾组织 IL-18 蛋白、IL-18mRNA 水平明显升高（$P < 0.01$）；与模型组相比，健脾清化方组、清热化湿组、尿毒清组肾组织 IL-18 蛋白、IL-18mRNA 水平明显下降（$P < 0.01$），益气健脾组肾组织 IL-18 蛋白水平亦有下降（$P < 0.05$），IL-18mRNA 水平明显下降（$P < 0.01$）；与益气健脾组相比，清热化湿组肾组织 IL-18 蛋白、IL-18mRNA 水平明显下降（$P < 0.01$）；健脾清化方组肾组织 IL-18 蛋白、IL-18mRNA 水平明显低于益气健脾组、清热化湿组（$P < 0.01$）；与健脾清化方组比，尿毒清组 IL-18 蛋白、IL-18mRNA 的均值水平稍高，但无统计学意义。

5）肾组织 TNF-α 蛋白、TNF-αmRNA 水平比较：与正常组相比，假手术组肾组织 TNF-α 蛋白、TNF-αmRNA 水平无明显升高，模型组肾组织 TNF-α 蛋白、TNF-αmRNA 水平明显升高（$P < 0.01$）；与模型组相比，健脾清化方组、清热化湿组、尿毒清组肾组织 TNF-α 蛋白、TNF-αmRNA 水平明显下降（$P < 0.01$），益气健脾组 TNF-α 蛋白、TNF-αmRNA 水平有一定程度下降，但无统计学意义（$P > 0.05$）；与益气健脾组相比，清热化湿组肾组织 TNF-α 蛋白、TNF-αmRNA 水平明显下降（$P < 0.01$ 或 $P < 0.05$）；健脾清化方组肾组织 TNF-α 蛋白、TNF-αmRNA 水平明显低于益气健脾组、清热化湿组（$P < 0.01$）；与健脾清化方组相比，尿毒清组 TNF-αmRNA 均值稍高，但无统计学意义。

6）肾组织 P-NF-κBp65 蛋白、NF-κBp65mRNA 水平比较：与正常组相比，假手术组肾组织 P-NF-κBp65 蛋白、NF-κBp65mRNA 水平无明显升高，模型组肾组织 P-NF-κBp65 蛋白、NF-κBp65mRNA 水平明显升高（$P < 0.01$）；与模型组相比，健脾清化方组、尿毒清组肾组织 P-NF-κBp65 蛋白、NF-κBp65mRNA 水平明显下降（$P < 0.01$ 或 $P < 0.05$），清热化湿组 NF-κBp65mRNA 水平明显下降，P-NF-κBp65 蛋白水平亦有一定程度下降，但无统计学意义，益气健脾组肾组织 P-NF-κBp65 蛋白无降低，其 NF-κBp65mRNA 水平稍有下降，但无统计学意义（$P > 0.05$）；与益气健脾组相比，清热化湿组肾组织 NF-κBp65mRNA 水平明显下降（$P < 0.01$），P-NF-κBp65 蛋白水平亦有一定程度下降，但无统计学意义；健脾清化方组肾组织 P-NF-κBp65 蛋白水平明显低于益气健脾组（$P < 0.01$），其均值亦低于清热化湿组，但无统计学意义，其 NF-κBp65mRNA 水平明显低于益气健脾组、清热化湿组（$P < 0.01$）；尿毒清组肾组织 P-NF-κBp65 蛋白、NF-κBp65mRNA 水平稍高于健脾清化方组，但无统计学意义。

7）肾组织 TRAF6 蛋白、TRAF6mRNA 水平比较：与正常组相比，假手术组肾组织 TRAF6 蛋白、TRAF6mRNA 水平无明显升高，模型组 TRAF6 蛋白、TRAF6mRNA 水平明显升高（$P < 0.01$）；与模型组相比，健脾清化方组、尿毒清组 TRAF6 蛋白、TRAF6mRNA 水平明显下降（$P < 0.01$ 或 $P < 0.05$），益气健脾组、清热化湿组 TRAF6 蛋白水平有不同程度的下降，但无统计学意义（$P > 0.05$），TRAF6mRNA 水平均明显下降（$P < 0.01$）；与益气健脾组相比，清热化湿组 TRAF6 蛋白、TRAF6mRNA 水平稍低，但

无统计学意义；健脾清化方组 TRAF6mRNA 水平明显低于益气健脾组、清热化湿组（$P<0.01$ 或 $P<0.05$），TRAF6 蛋白水平亦稍低于益气健脾组、清热化湿组，但无统计学意义；与健脾清化方组相比，尿毒清组 TRAF6 蛋白、TRAF6mRNA 水平稍高，但无统计学意义。

（2）讨论与分析

1）致炎因子能够启动和促进肾脏的炎症损伤，抗炎因子能够促进炎症消散和组织修复，无论是致炎因子、抗炎因子或是具有双向调节功能的炎症因子在炎症反应的发生发展中均发挥着关键的作用。本研究选用目前研究较多的 TNF－α、IL－6 及研究较少的 IL－10、IL－18 进行观察，结果发现，模型组大鼠血清 IL－16 水平和肾组织中 IL－6 蛋白、IL－10 蛋白、IL－18 蛋白、TNF－α 蛋白及 IL－6mRNA、IL－10mRNA、IL－18mRNA、TNF－αmRNA 的水平与正常组相比明显升高，提示单侧肾切除联合多柔比星诱导局灶节段性肾小球硬化模型大鼠外周血及肾组织存在明显的炎症反应，肾组织中 IL－10 蛋白、IL－10mRNA 水平的升高还表明在炎症反应过程中，致炎因子和抑炎因子表达水平均有上调，两者在相对平衡中共同参与肾脏疾病过程；经药物干预后，健脾清化方组各炎症指标均明显下降，提示健脾清化方能通过降低 IL－6、IL－18、TNF－α 等炎症介质的表达来改善模型大鼠的全身及肾组织的炎症损伤。由于炎症损伤的改善，抗炎因子 IL－10 亦相应分泌减少。其拆方清热化湿方、益气健脾方对于改善以上炎症因子亦有不同的疗效（$P<0.01$ 或 $P<0.05$），与益气健脾方相比，清热化湿方在降低大多数炎症指标上有更明显的效果（$P<0.01$ 或 $P<0.05$），此结果提示清热化湿药物在通过降低炎症介质来改善肾脏炎症状态方面具有比益气健脾类药物更好的疗效。另外，健脾清化方组炎症介质的表达明显低于益气健脾组和清热化湿组（$P<0.01$ 或 $P<0.05$），提示益气健脾法、清热化湿法联合运用对于改善肾脏炎症优于采用单一治法。尿毒清组各炎症指标亦明显下降，但大部分炎症指标均高于健脾清化方组，由于数据离散度较大，两组间并无明显统计学差异，该结果提示尿毒清亦可以通过降低炎症介质来改善肾脏炎症状态，但其作用不如健脾清化方。

2）脂质代谢紊乱与炎症的关系及健脾清化方的干预作用：健脾清化方及其拆方清热化湿方、健脾益气方、尿毒清能够有效降低 FSGS 模型大鼠各项血脂指标，结合炎症因子的改变情况，提示健脾清化方及其拆方、尿毒清能够通过干预脂质代谢紊乱达到缓解肾组织炎症的目的。在该作用中，清热化湿药物的疗效优于益气健脾药物，而益气健脾法、清热化湿法的联合运用则比采用单一治法具有更好的疗效。

3）血清补体、免疫球蛋白与炎症的关系及健脾清化方的干预作用：健脾清化方及其拆方清热化湿方、健脾益气方、尿毒清能够有效干预 FSGS 模型大鼠的血清补体及免疫球蛋白水平，具有调节体液免疫的作用，结合本部分炎症介质水平的改善，提示健脾清化方及其拆方、尿毒清能够通过调节体液免疫减轻肾组织的炎症损伤。在该作用中，清热化湿药物具有更多的贡献，而益气健脾法、清热化湿法相结合运用优于两种方法单独使用。

4）TRAF6 对 NF－κBp65 的活化作用与炎症的关系及健脾清化方的干预作用：实验结果显示，模型大鼠模型组大鼠肾组织中 P－NF－κBp65 蛋白、NF－κBp65mRNA、TRAF6 蛋白、TRAF6mRNA 的水平与正常组相比明显升高，提示模型大鼠中存在 TRAF6 表达上调引起的 NF－κB 的激活；经药物治疗后，健脾清化方组肾组织 P－NF－κBp65 蛋白、NF－κBpe5mRNA、TRAF6 蛋白、TRAF6mRNA 水平均明显下降（$P<0.01$ 或 $P<0.05$），结合炎症介质的变化，提示健脾清化方能通过降低 TRAF6 水平实现对其活化 NF－κB 作用的抑制，减轻模型大鼠的炎症反应。其拆方清热化湿方、益气健脾方亦能不同程度地降低肾组织 P－NF－κBp65 蛋白、NF－κBp65mRNA、TRAF6 蛋白、TRAF6mRNA 水平（$P<0.01$ 或 $P<0.05$），但部分指标的降低程度与健脾清化方组相比有明显差异（$P<0.01$ 或 $P<0.05$），提示益气健脾法、清热化湿法同用对于抑制 TRAF6 对 NF－κB 的激活优于采用单一治法。清热化湿组 P－NF－κBp65 蛋白 NF－κBp65mRNA、TRAF6 蛋白、TRAF6mRNA 水平相比益气健脾组较低（$P<0.01$），提示健脾清化方中清热化湿药物在抑制 NF－κB 激活方面优于益气健脾药物。尿毒清组肾组织 P－NF－κBp65 蛋白、NF－κBp65mRNA、TRAF6 蛋白、TRAF6mRNA 水平亦明显下降（$P<0.01$ 或 $P<0.05$），但其水平稍高于健脾清化方组，由于数据离散度的原因，两组间尚无统计学差异，提示健脾清化方通过降低 TRAF6 抑制 NF－κB 活化的作用优于尿毒清。

5）健脾清化方抗肾纤维化的机制：健脾清化方能够通过改善炎症介质、干预脂质代谢紊乱调节体液免疫及抑制 TRAF6 对 NF－κB 的激活而改善肾脏炎症，基于炎症与纤维化的关系，提示健脾清化方是通过以上多种途径改善肾脏炎症状态，最终实现其抗肾纤维化的作用。

健脾清化方能够有效降低 FSGS 模型大鼠血肌酐、尿素氮水平，改善其肾功能；健脾清化方能够有效干预模型大鼠脂质代谢紊乱、调节体液免疫、改善肾脏炎症及纤维化，基于脂质代谢紊乱、体液免疫损伤、肾脏炎症反应均可导致肾脏损害、引起肾功能减退，本研究提示健脾清化方改善肾功能的机制可能与其干预脂质代谢紊乱、调节体液免疫、减轻肾脏炎症反应有关。因此健脾清化方能通过有效降低多种炎症介质、抑制 TRAF6 对 NF－κB 的活化改善 FSGS 模型大鼠肾脏炎症反应。健脾清化方抗肾纤维化的机制可能与其降低炎症介质、干预脂质代谢紊乱、调节体液免疫、抑制 NF－κB 的活化，从而多途径改善炎症状态有关。健脾清化方中的清热化湿药物对于改善肾脏炎症反应起主要作用，其疗效优于益气健脾药物。清热化湿法、益气健脾法的联合使用在改善肾脏炎症反应方面优于两种治法单独使用。

5. 抑制局灶节段性硬化大鼠成纤维细胞增生研究　细胞外基质（extracellular matrix，ECM），是由细胞合成并分泌到胞外，分布在细胞表面或细胞之间的大分子多糖和蛋白。当 ECM 合成与降解之间动态失衡，大量 ECM 积聚，沉积于肾小球、肾间质，致使肾脏血管堵塞，导致肾小球硬化。定量逆转录－聚酶链反应（quantitative reverse

transcription-polymerase chain reaction，qRT-PCR)是对组织和细胞进行目的基因表达的检测方法，是目前常用的分子水平检测手段，与其他检测方法相比有灵敏、快速、准确的优点。某些因素的刺激可活化成纤维细胞并使其发生表型和功能的转化，转变为表达肾小管间质骨架蛋白α平滑肌肌动蛋白(α-smooth muscle actin，α-SMA)的肌成纤维细胞(myofibroblast，MyoF)，肌成纤维细胞分泌的纤维连接蛋白(fibronectin，FN)为其他胶原纤维的形成和基质成分的沉积提供支架。为进一步观察该方影响成纤维细胞活化并抑制其向肌成纤维细胞转化作用，应用左侧肾切除加尾静脉注射多柔比星建立大鼠肾脏局灶节段性硬化(focal segmental glomerulosclerosis，FSGS)模型，从分子水平探讨健脾清化方对多柔比星致肾脏FSGS模型大鼠肾纤维化的影响，进一步探讨健脾清化方改善肾纤维化的机制。

(1) 研究结果：定量RT-PCR检测各组大鼠肾小管间质α-SMAmRNA、Col-ⅢmRNA、FNmRNA、Col-ⅣmRNA的影响：治疗56日后，与正常组相比，模型组大鼠肾小管间质α-SMAmRNA、Col-ⅢmRNA、FNmRNA、Col-ⅣmRNA相对荧光值明显升高($P<0.01$)；健脾清化方组、健脾方组、清化方组、尿毒清组与模型组相比α-SMAmRNA相对荧光值明显降低($P<0.01$)，健脾清化方组明显低于尿毒清组($P<0.01$)；健脾清化方组、清化方组、尿毒清组与模型组相比，Col-ⅢmRNA相对荧光值明显降低($P<0.01$)，健脾清化方组明显低于尿毒清组($P<0.01$)；健脾清化方组、清化方组与模型组相比，FNmRNA相对荧光值明显降低($P<0.01$)，健脾清化方组明显低于尿毒清组($P<0.01$)；健脾清化方组、清化方组、尿毒清组与模型组相比Col-ⅣmNA相对荧光值明显降低($P<0.01$)，健脾清化方组明显低于尿毒清组($P<0.01$)；与健脾方比较，健脾清化方组、清化方组α-SMAmRNA、Col-ⅢmRNA、FNmRNA、Col-ⅣmRNA明显降低($P<0.01$)；组间无统计学差异($P>0.05$)。

(2) 讨论与分析：以健脾清化湿热为治疗原则的健脾清化方是我们的临床经验方，在临床用于治疗慢性肾衰患者。该方由党参、生黄芪、草果、苍术、黄连、制大黄组成，具健脾益气、清热化湿之功。关于该方的临床疗效、抗氧化、抗炎、改善肾功能、改善肾脏病理、抑制免疫炎症等相关研究在文献中有相关报道。实验结果提示，与模型组相比，健脾清化方组可明显降低α-SMAmRNA，明显抑制成纤维细胞向MyoF的转变，减少MyoF的分泌；健脾清化方明显降低FNmRNA，对FN这一始动因素的抑制，可减少Col-Ⅳ的形成，而实验结果中该方可明显较少Col-ⅣmRNA的含量，与其抑制了始动因素的结果一致，并可减少ECM的沉积；同时健脾清化方可抑制Col-ⅢmRNA的升高，减少ECM的聚集。健脾清化方干预后，肾功能明显改善，α-SMA、FN、Col-Ⅲ及Col-Ⅳ明显下降，在肾功能改善的同时，成纤维细胞的激活也受到抑制，说明肾小管损伤、间质纤维化程度与肾功能的改善水平有关。健脾清化方对以上各指标的抑制效果优于尿毒清和健脾方。

成纤维细胞被某些因子激活转化为高表达α-SMAmRNA的MyoF，加之Col-Ⅲ的高表达，两者的共同结果加重ECM的沉积；MyoF首先分泌的FN不仅可刺激ECM合成增多,还可诱导 Col-Ⅳ 的生成,加重肾小球的硬化。对动物模型的研究表明,健脾清化方不仅可以改善模型大鼠肾功能,还可抑制其肾间质纤维化及肾小球硬化的进程,该结果可能与健脾清化方抑制成纤维细胞的激活,减少 α-SMA、Col-Ⅲ 高表达及由于成纤维细胞的激活转化产生的 MyoF 数量,进而降低分泌 ECM 的能力、减少肾小球硬化及肾间质纤维化的始动因素 FN,减少 Col-Ⅳ 的形成降低 ECM 的合成有关。而且健脾清化法优于健脾法。

6. 抑制局灶节段性硬化大鼠 NF-κB 及下游因子过度活化的研究　核因子 NF-κB(nuclear factor kappa B, NF-κB)的活化可促进其主要下游因子肿瘤坏死因子-α(tumor necrosis factor α, TNF-α)的表达,TNF-α 是早期炎症反应的重要介质。TNF 的下游因子 TRAF6 是肿瘤坏死因子受体相关因子(tumor necrosis factor recep-tor-associated factors, TRAF)家族中唯一可以直接与 NF-κB 受体激活因子(receptor activator of nuclear factor-κB, RANK)相结合的信号分子,在 Tol 样受体(Toll-like receptors, TLR)介导的信号转导途径激活 NF-κB,TRAF6 是激活 NF-κB 通路和丝裂原活化蛋白激酶(mitogen-activated protein kinase, MAPK)信号通路的交叉点。以上 3 种互为上下游关系的因子相互作用,扩大了对肾纤维化的作用。对 Platt 模型大鼠使用健脾清化方后发现,该方不仅对模型大鼠的肾功能和蛋白尿有明显改善,而且对 p38MAPK 免疫炎症通路也有明显抑制作用。为进一步观察该方对 NF-κB 通路的影响,研究从抑制 NF-κB 激活角度,探讨健脾清化方对多柔比星致局灶节段硬化肾病模型大鼠 FSGS 的影响,进一步探讨健脾清化方改善肾纤维化的机制。

(1)研究结果

1)Western blot 法检测各组大鼠肾组织 P-NF-κBp65 的表达:P-NF-κBp6 在肾组织均有表达,在肾间质表达更明显。与正常组相比,模型组大鼠肾小管间质 P-NF-κB65 表达明显升高($P<0.01$);与模型组相比,健脾清化方组、清化方组明显下降($P<0.01$),尿毒清组较模型组下降($P<0.05$);健脾清化方组、清化方组较尿毒清组下降($P<0.05$);与健脾方组相比,健脾清化方组、清化方组 P-NF-κB65 表达明显下降($P<0.01$);组间差异无统计学意义($P>0.05$)。

2)Western blot 法检测各组大鼠肾小管间质 TNF-α 的表达:与正常组相比,模型组大鼠肾小管间质 TNF-α 表达明显升高($P<0.01$);与模型组相比,健脾清化方组、健脾方、清化方组明显下降($P<0.01$);与尿毒清组相比,健脾清化方组明显下降($P<0.01$),健脾方组、清化方组较尿毒清组下降($P<0.05$);与健脾方相比,健脾清化方表达降低($P<0.05$);组间差异无统计学意义($P>0.05$)。

3)Western blot 法检测各组大鼠肾小管间质 TRAF6 的表达:与正常组相比,模型组大鼠肾小管间质 TRAF6 表达明显升高($P<0.01$);与模型组相比,健脾清化方组、健脾方组、清化方组下降($P<0.05$);健脾清化方组较尿毒清组下降($P<0.05$);组间差异无统计学意义($P>0.05$)。

（2）讨论与分析：具健脾益气、清热化湿之功的健脾清化方在改善临床慢性肾衰患者肾功能及蛋白尿方面取得明显疗效，此结果与抑制 NF－κB 活性可降低肾病大鼠的尿蛋白的研究结果一致。健脾清化方组、清化方组 P－NF－κBp65 明显低于模型组，效果优于尿毒清组和健脾方组，提示健脾清化方可以抑制 NF－κBp 炎症通路的激活。狼疮性肾炎、UUO 动物模型中发现，NF－κB 的活化与肾小管间质损伤呈正相关；给予 NF－κB 抑制剂后，5/6 肾切除模型大鼠上调的 NF－κBp 下降，肾间质慢性炎症的病理改变和炎症细胞浸润明显减轻。健脾清化方对 NF－κBp 炎症通路的抑制可能是其改善模型大鼠肾纤维化的途径之一，而且健脾清化效果最佳。

健脾清化方中药单体如大黄酚、大黄素、大黄酸、黄芪甲苷、黄芪皂苷Ⅰ、黄芪皂苷Ⅱ、党参炔苷可抑制活化的肾成纤维细胞株和系膜细胞株的增殖，有效防治肾纤维化。健脾清化方改善肾纤维化的作用可能是通过抑制 NF－κB 通路激活，减少下游因子 TNF－α 的基因转录，降低 TRAF6 的表达，阻止 TNF－α 对 NF－κB 的再次激活有关。

7. 抑制局灶节段性硬化大鼠 IL－6、MCP－1、ICAM－1 的研究　IL－6 主要通过 JAK/STAT 途径、Ras/ErK 途径等信号转导通路发挥生物学功能。有研究表明血清 IL－6 水平与 BUN、Scr 明显相关，IL－6 可诱导单核巨噬细胞产生 MCP－1，参与调节 ICAM－1 的表达和其他促炎细胞因子产生。由于免疫失调可引起炎症改变，为进一步从炎症角度探讨健脾清化方的作用，我们从阻断炎症细胞生物功能角度，探讨健脾清化方对多柔比星致大鼠 FSGS 的影响，进一步探讨健脾清化方改善肾纤维化的机制。

（1）研究结果

1）Western blot 法检测各组大鼠肾小管间质 IL－6 的表达

与正常组相比，模型组大鼠肾小管间质 IL－6 表达明显升高 $P<0.01$）；与模型组相比，健脾清化方组、健脾方组、清化方组、尿毒清组明显下降（$P<0.01$）；与健脾方组相比，健脾清化方组、清化方组 IL－6 水平降低（$P<0.05$）；健脾清化方组与尿毒清组比较无统计学意义（$P>0.05$）；组间差异无统计学意义（$P>0.05$）。

2）Western blot 法和免疫荧光法检测各组大鼠肾小管间质 MCP－1 表达

Western blot 法：与正常组相比，模型组大鼠肾小管间质 MCP－1 表达明显升高（$P<0.01$）；与模型组相比，健脾清化方组、健脾方组、清化方组、尿毒清组明显下降（$P<0.01$）；健脾清化方组较尿毒清组下降（$P<0.05$）；与健脾方组相比，健脾清化方组、清化方组 MCP－1 表达下降（$P<0.01$，$P<0.05$）；组间差异无统计学意义（$P>0.05$）。

免疫荧光法：除正常组及假手术组，其余各组 MCP－1 在肾小管、肾小球系膜区均有不同程度表达，呈现红色荧光。与正常组相比，模型组大鼠肾小管间质 MCP－1 荧光强度明显增强，其表达明显升高（$P<0.01$）；与模型组相比，健脾清化方组、健脾方组、清化方组、尿毒清组荧光强度明显减弱，其表达明显降低（$P<0.01$）；与尿毒清组比较，健脾清化方组、清化方组荧光强度明显减弱，其表达明显降低（$P<0.01$）；与健脾方组相比，健脾清化方组、清化方组荧光强度明显减弱，其表达明显降低（$P<0.01$）；组间差异无统计学意

义（$P>0.05$）。

3）Western blot 法和免疫荧光法检测各组大鼠肾小管间质 ICAM - 1 表达

Western blot 法：与正常组相比，模型组大鼠肾小管间质 ICAM - 1 表达明显升高（$P<0.01$）；与模型组相比，健脾清化方组、清化方组、尿毒清组明显下降（$P<0.01$），健脾方组较模型组下降（$P<0.05$）；健脾清化方组较尿毒清组下降（$P<0.05$）；与健脾方组相比，健脾清化方组 ICAM - 1 表达明显下降（$P<0.01$），清化方组 ICAM - 1 表达下降（$P<0.05$）；组间差异无统计学意义（$P>0.05$）。

免疫荧光法：除正常组及假手术组，其余各组 ICAM - 1 在肾小管、肾间质、肾小球系膜区均有不同程度表达，呈现绿色荧光。与正常组相比，模型组大鼠肾小管间质 ICAM - 1 荧光强度明显增强，其表达明显升高（$P<0.01$）；与模型组相比，健脾清化方组、健脾方组、清化方组、尿毒清组荧光强度明显减弱，其表达明显降低（$P<0.01$）；与尿毒清组比较，健脾清化方组、清化方组荧光强度明显减弱，其表达明显降低（$P<0.01$）；与健脾方组相比，健脾清化方组、清化方组荧光强度明显减弱，其表达明显降低（$P<0.01$）；组间差异无统计学意义（$P>0.05$）。

（2）讨论与分析：在临床对慢性肾衰患者的治疗中发现，健脾清化方可明显改善患者肾功能、蛋白尿，且有抗炎、抗氧化和改善肾脏病理的作用，临床疗效显著。在对 Plat 模型大鼠和多柔比星所致 FSGS 模型大鼠的研究中发现，健脾清化方可明显改善模型大鼠肾功能和蛋白尿，通过清化湿热法抑制 3 条重要细胞通路中的 NF - κB 和 MAPK 炎症通路，改善 FSGS 大鼠的炎症损伤，延缓肾纤维化的进程。实验提示健脾清化方可明显降低 Platt 模型大鼠肌酐和尿素氮水平。实验中我们发现健脾清化方组、健脾方组、清化方组、尿毒清组 IL - 6 表达明显低于模型组，且健脾清化方组的效果优于健脾方组。实验表明，健脾清化方组、健脾方组、清化方组、尿毒清组 MCP - 1 表达较模型组明显下降，且健脾清化方组优于尿毒清组和健脾方组。实验结果提示健脾清化方组、清化方组、尿毒清组 ICAM - 1 的表达与模型组相比明显下降，健脾方组低于模型组，且健脾清化方组效果优于尿毒清组和健脾方组。通过激光共聚焦显微镜观察提示，健脾清化方组、健脾方组、清化方组、尿毒清组 MCP - 1、ICAM - 1 荧光强度表达与模型组相比明显减弱，健脾清化方组、清化方组荧光强度表达明显低于尿毒清组；与健脾方组相比，健脾清化方组、清化方组荧光强度明显减弱，其表达明显降低。

实验中对 MCP - 1、ICAM - 1 分别采用了 Western blot 和免疫荧光两种方法进行了检测，其中 Western blot 法是在蛋白水平对其进行检测，而免疫荧光是显示组织内抗原的方法。我们在两个不同层面对 MCP - 1、ICAM - 1 检测的结果一致，提示在蛋白和分子水平上，上述两个指标的表达是一致的，提示其参与组织炎症反应在分子和蛋白水平都有表达。

IL - 6 诱导单核巨噬细胞产生 MCP - 1，诱导 B 细胞产生抗体促进细胞毒性细胞形成，进一步加重血管的炎性反应。MCP - 1 的增加会引起巨噬细胞的聚集和活化，释放炎症介质和细胞因子,同时促进系膜细胞分泌纤维连接蛋白,介导肾小球硬化、间质纤维化。受 MCP-1 调控的 ICAM-1 是诱导炎性细胞向肾间质组织浸润的主要黏附分子。健脾清化方的效果优于尿毒清和健脾方,说明健脾清化法优于通腑降浊法和健脾法。该方明显降低 IL-6、MCP-1 和受 MCP-1 调控的 ICAM-1 的表达,改善肾纤维化的进程,可能与其终止 IL-6 信号通路、阻断 IL-6 发挥生物学效应、减轻由 MCP-1、ICAM-1 的增加引起的肾纤维化的同时又具健脾清化的作用有关。

8. 调节局灶节段性硬化大鼠 Th17 细胞免疫的研究 细胞免疫参与并介导局灶节段性硬化(focal segmental glomerulosclerosis, FSGS),其介导的肾脏损伤是肾小球疾病的始发因素,并导致肾小球炎症及纤维化,是肾纤维化重要的发病机制之一。免疫功能低下是中医脾虚证的病理变化之一,此免疫功能异常主要为细胞免疫功能低下。T 淋巴细胞是细胞免疫的主要细胞,$CD4^+$ 和 $CD8^+$ 显著降低时 T 淋巴细胞总数降低。免疫介导的肾小球疾病与 T 淋巴细胞功能紊乱相关,其中 $CD4^+$ T 细胞平衡紊乱、Th17 细胞功能改变与该疾病关系更为密切,T 细胞功能紊乱可能是肾小球病的发病机制之一。研究从细胞免疫介导的炎症损伤角度,观察了健脾清化方对模型大鼠 FSGS 的影响,以进一步探讨健脾清化方改善肾纤维化的机制。

(1) 研究结果

1) 定量 RT-PCR 检测各组大鼠肾小管间质 IL-17 AmRNA 相对荧光值:治疗 56 日后,与正常组相比,模型组、健脾方组、尿毒清组大鼠肾小管间质 IL-17 AmRNA 相对荧光值明显升高($P<0.01$);健脾清化方组、清化方组与模型组相比,IL-17 AmRNA 相对荧光值明显降低($P<0.01$),尿毒清组与模型组相比,IL-17 AmRNA 相对荧光值降低($P<0.05$),健脾清化方组、清化方组明显低于尿毒清组($P<0.01$);与健脾方组比较,健脾清化方组、清化方组 IL-17 AmRNA 相对荧光值明显降低($P<0.01$);组间无统计学差异($P>0.05$)。

2) 流式细胞术检测各组大鼠脾淋巴细胞 $CD4^+/CD8^+$ 值:模型组与正常组和假手术组相比,$CD4^+/CD8^+$ 值升高($P<0.01$);健脾清化方组 $CD4^+/CD8^+$ 值低于模型组($P<0.05$);与健脾方组相比,健脾清化方组 $CD4^+/CD8^+$ 值降低($P<0.05$);健脾清化方组与尿毒清组相比,无统计学意义($P>0.05$);余组间差异无统计学意义($P>0.05$)。

3) 流式细胞术检测各组大鼠 Th17 百分比:与正常组相比,模型组 $CD4^+$、IL-17 A、Th17 百分比明显升高($P<0.01$);与模型组相比,健脾清化方组、健脾方组、清化方组、尿毒清组 $CD4^+$ 百分比明显降低($P<0.01$);与模型组相比,健脾清化方组、健脾方组、清化方组、尿毒清组 IL-17 A 百分比明显降低($P<0.01$);与尿毒清组相比,健脾清化方组 IL-17 A 百分比降低($P<0.05$);与模型组相比,健脾清化方组、清化方组、尿毒清组 Th17 百分比明显降低($P<0.01$),健脾方组 Th17 百分比降低($P<0.05$);与尿毒清组相比,健脾清化方组 Th17 百分比明显降低($P<0.01$),清化方组 Th17 百分比降低($P<0.05$);与健脾方组比较,健脾清化方组、清化方组 IL-17 A、Th17 百分比明显降

低($P<0.01$);组间无统计学差异($P>0.05$)。

(2)讨论与分析:实验结果显示,健脾清化方组与模型组相比 CD4$^+$/CD8$^+$值明显降低,可明显抑制 CD4$^+$、CD8$^+$的激活。CD4$^+$/CD8$^+$值增高见于自身免疫性疾病、恶性肿瘤病毒性感染、变态反应等。FSGS 肾组织(肾实质)中 T 淋巴细胞增多,以 CD8$^+$为主,间质中 T 淋巴细胞和单核/巨噬细胞浸润,以 CD4$^+$为主,且处于激活状态。机体有赖于各 T 细胞亚群维持一定的比例来维持正常的免疫功能状态,淋巴细胞亚群 CD4$^+$/CD8$^+$值是反映机体免疫紊乱的敏感指标。健脾清化方对 CD4$^+$/CD8$^+$值的影响提示该方对细胞免疫有一定的调节作用。

在 Th17 的观察中提示,与模型组相比,健脾清化方组、健脾方组、清化方组、尿毒清组 Th17 百分比明显降低;与尿毒清组相比,健脾清化方组 Th17 百分比明显降低,清化方组 Th17 百分比降低。Th17 可分泌炎症因子 IL-17A,健脾清化方对 Th17 的抑制,可能减少 IL-17A 的分泌。同时健脾清化方组、清化方组与模型组相比,IL-17 AmRNA 相对荧光值、IL-17A 百分比明显降低,尿毒清组与模型组相比,IL-17 AmRNA 相对荧光值降低,IL-17A 百分比明显降低;与尿毒清组相比,健脾清化方组 IL-17 AmRNA 相对荧光值、IL-17A 百分比明显降低。健脾清化方对 IL-6、IL-17 AmRNA 相对荧光值和 IL-17A 百分比的抑制,可能与健脾清化方对与细胞介导的自身免疫性、炎性疾病相关的 Th17 的抑制有关。Th17 淋巴细胞的成熟是在转化生长因子-β(TGF-β)和 IL-6 共存时,TGF-β诱导 Th17 细胞的大量形成,在 TGF-β和 IL-6 共同诱导下分化成的 Th17 分泌 IL-17 和 IL-6,参与炎症反应和自身免疫性疾病。因此,健脾清化方改善多柔比星肾病模型大鼠 FSGS 的结果可能与健脾清化方抑制 Th17,减少炎症因子 IL-17A 的分泌有关。IL-17 是 T 细胞诱导的炎症反应的早期启动因子,可以通过促进释放前炎性细胞因子来放大炎症反应,它的主要生物学效应是促进炎症反应,IL-17A 的抑制说明健脾清化方可抑制炎症反应的早期启动因子,阻止炎症反应的放大。

中医认为"脾旺不受邪""脾胃所伤,百病由生",说明脾与免疫关系密切,脾虚证的病理变化之一为免疫功能的低下,主要表现为 T 细胞免疫低下和 T 细胞网络紊乱。现代研究提示脾虚时淋巴细胞增殖降低,免疫功能下降。实验中我们将健脾清化方拆方后,组成清化方和健脾方,清化方以清热化湿为主,健脾方以健脾益气见长,而健脾清化方则兼顾两方之治法,研究中发现与健脾方组比较,健脾清化方组、清化方组 IL-17 AmRNA 相对荧光值和 IL-17A、Th17 百分比明显降低,健脾清化方组 CD4$^+$/CD8$^+$值下降。健脾清化方和清化方在抑制 T 淋巴细胞和成纤维细胞激活、改善肾脏纤维化方面的效果好于健脾方。健脾方只有健脾益气之功而无清化湿热之力,健脾方对模型大鼠的效果逊于具有清热化湿功效的健脾清化方和清化方,且具有清热化湿、健脾益气功效的健脾清化方效果最好。因此,在 FSGS 大鼠模型的治疗中,仅用健脾益气之法不能奏效,必须兼有清热化湿之力。健脾清化法在调节细胞免疫、抑制炎症反应、改善肾纤维化方面的作用明显。

T 细胞介导的免疫发病机制中其效应细胞主要为单核/巨噬细胞,当 FSGS 时,肾组织和肾间质中的 T 淋巴细胞和单核/巨噬细胞增多,CD4$^+$、CD8$^+$处在激活状态。在分化与调节上,Th17 细胞与具有显著免疫抑制效应的调节性 T 细胞(regulatory T cells,Treg)反向调节关系密切。在功能上,Th17 细胞及其细胞因子介导炎症反应,在感染炎症、自身免疫性疾病及移植物抗宿主病中发挥着重要作用。健脾清化方不仅可改善临床慢性肾脏病患者的肾功能及蛋白尿,而且同时可以通过抑制细胞免疫介导的炎症反应,健脾清化方对 CD4$^+$/CD8$^+$值的抑制效果,说明其对模型大鼠 FSGS 的作用,可能是通过抑制 T 淋巴细胞的激活,抑制细胞免疫介导的炎症损伤的途径,并且通过清热化湿法调节细胞免疫,改善肾脏纤维化。Th17 是 T 淋巴细胞两大亚群中 CD4$^+$亚群的效应淋巴细胞,同时参与炎症因子 IL - 17 的调节,为细胞免疫介导的炎症损伤的重要环节。该方改善大鼠肾功能、肾间质纤维化及肾小球硬化可能是健脾清化方通过对与细胞介导的自身免疫性、炎性疾病相关的 Th17 的抑制,使 CD4$^+$、CD8$^+$得到调节,抑制炎症早期启动因子 IL - 17A 的分泌有关。健脾清化方通过调节细胞免疫进而抑制炎症反应早期启动因子,使肾脏的早期炎症得到改善,阻止炎症反应放大的途径。健脾清化法在上述作用中表现了明显的优势。因此健脾清化方不仅可以改善模型大鼠肾功能和蛋白尿,还可抑制其肾间质纤维化及肾小球硬化的进程。作用机制可能通过下面 4 条途径:与健脾清化方抑制成纤维细胞的激活,降低分泌 ECM 的能力,抑制肾小球硬化及肾间质纤维化的始动因素(FN),减少 ColⅣ的形成和 ECM 的合成有关。可能是通过抑制 NF - κB 通路激活,降低下游因子 TNF - α、TRAF6 的表达,阻止 TNF - α 对 NF - κB 的再次激活。通过抑制 IL - 6 信号通路及 IL - 6 生物学效应,减少由 IL - 6 刺激产生的炎症因子(MCP - 1、ICAM - 1)的生成。与调节细胞免疫,抑制 Th17 及调节 CD4$^+$、CD8$^+$的平衡,抑制炎症早期启动因子 IL - 17A 的分泌,使肾脏的早期炎症得到改善,阻止炎症反应放大,改善模型大鼠肾脏的细胞免疫介导的炎症损伤有关。

(二) 对 5/6 肾切除大鼠的干预作用

(1) 实验材料

1) 实验动物:健康雄性 SPF 级 SD 大鼠,体重(180±20)g,上海西普尔-必凯实验动物有限公司提供,实验动物安全合格证号:SYXK(沪)2008—0016。由上海中医药大学实验动物中心饲养,12 h 光照,45%左右相对湿度,自由饮水饮食。

2) 实验药物:健脾清化方由党参 15 g、生黄芪 15 g、草果 6 g、苍术 10 g、黄连 3 g、制大黄 9 g 组成,共 58 g,按照人体 6 倍剂量换算,大鼠每日用量为 58×6/70=4.97 g/kg,水煎浓缩,使用时稀释,灌胃体积控制在 2 ml,由上海中医药大学中药研究所制备提供。

(2) 实验方法。实验动物分组:假手术组 10 只,模型组 10 只,健脾清化组 10 只,氯沙坦组 10 只。造模方法:5/6 肾切除(Platt)法,具体同上。

(3) 检测指标:肾组织超氧化物歧化酶(SOD)活力的检测、肾组织丙二醛(MDA)的检测、Western Blot 法检测肾组织 AT Ⅱ 受体的蛋白表达、RT - PCR 法检测肾组织 NADPH 氧化酶亚基 p47 phoxmRNA 的表达。免疫组化法检测肾组织 NF - κBp65 的表达,免疫组化法检测肾组织 TNF - α 的表达,ELISA 法检测肾组织白细胞介素 10 的表达,Western Blot 法检测肾组织磷酸化 p38MAPK 的蛋白表达。

1. 对 5/6 肾切除大鼠 ATⅡ/NADPH 氧化应激通路的干预作用 肾脏纤维化是慢性肾脏病的共同病理过程,是所有 CKD 发展至终末期肾病(ESRD)的最后共同通路,肾脏纤维化是一个多因素参与的复杂过程,包括转化生长因子细胞因子、氧化应激炎症刺激等影响途径。越来越多的研究证明,氧化应激在肾脏疾病进展及其并发症发病中的作用十分重要,氧化应激存在于各种肾脏疾病的始末,在肾功能正常的 CKD1 期即已出现,并随着肾功能减退而不断加重,是影响 CKD 患者预后的重要危险因素,所以深入研究氧化应激在慢性肾衰进程中的作用机制,并寻求有效的遏制手段,对于延缓肾衰纤维化进程,具有重要意义。

NAD(P)H 氧化酶作为产生活性氧的主要来源,参与氧化应激损伤并进而影响多种疾病的发生发展,是目前公认的肾脏疾病中细胞增殖和基质积聚的关键因子,已有研究证实,AngⅡ 是 NADH/NADPH 氧化酶重要的刺激因子,两者共同作用诱发氧化应激反应,在慢性肾脏病的进展中起到重要的作用。

健脾清化方作为我们治疗慢性肾衰的基本方,其中黄芪、大黄、草果、黄连等已有实验证实其抗氧化的作用,本研究的第一部分亦初步说明了健脾清化方对慢性肾衰大鼠肾脏功能的保护作用,本部分实验旨在进一步研究健脾清化方对慢性肾衰大鼠 ATⅡ/NADPH 氧化应激的影响,以探讨其临床疗效的可能作用机制。

(1)研究结果

1)各组肾组织超氧化物歧化酶(SOD)和丙二醛(MDA)表达:与假手术组比较,各组大鼠 MDA 含量明显增加($P<0.05$),SOD 含量明显降低($P<0.05$);与模型组比较,健脾清化方组和氯沙坦组 MDA 含量明显降低($P<0.05$),SOD 含量明显升高($P<0.05$),健脾清化方组 SOD 和氯沙坦组组间比较具有统计学意义。说明健脾清化方和氯沙坦对慢性肾衰大鼠肾脏 MDA 含量和 SOD 活性具有显著的改善作用。

2)各组大鼠肾组织 ATⅡ 蛋白表达:与模型组相比较,各组 ATⅡ 表达明显降低,具有显著性差异($P<0.01$)。

3)各组大鼠肾组织 NADPH 氧化酶亚基 p47 phoxmRNA 表达:与假手术组比较,各组大鼠肾组织 p47 phoxmRNA 表达均显著升高($P<0.05$);与模型组比较,健脾清化方组与氯沙坦组大鼠肾组织 p47 phoxmRNA 表达均明显降低($P<0.05$),氯沙坦组与健脾清化方组 p47 phoxmRNA 表达差异无显著性($P>0.05$)。说明健脾清化方和氯沙坦均能明显减少 NADPH 氧化酶 p47 phoxmRNA 的产生,具有显著的改善氧化应激的作用。

(2)讨论与分析:健脾清化方全方集清燥、淡渗、和中为一体,具有益气和中、清热化湿之功效,在前期的临床研究工作中,发现能较好地降低肌酐和尿素氮,从动物实验的角度证实了其改善肾功能的作用。研究发现,与假手术组比较,模型组大鼠 MDA 含量明显上升,SOD 含量显著下降,存在统计学意义,说明 5/6 肾切除大鼠模型中存在明显的氧化激活状。健脾清化方给药后,大鼠血肌酐、尿素氮较模型组降低显著,肾组织 MDA 含量亦明显降低,SOD 含量显著上升,具有显著差异($P<0.05$),提示健脾清化方改善肾功能可能与有效地清除氧自由基及减少氧自由基的合成相关。实验中同时发现,模型组大鼠肾组织中 A 蛋白及 p47 phoxmRNA 表达较假手术组显著上升($P<0.05$);健脾清化方给药后,肾组织中 AT1 受体及 p47 phoxmRNA 表达较模型组大鼠显著降低。实验结果显示 MDA/SOD 与 AT1/NADPH 的表达存在显著的相关性,表明健脾清化方能显著增加组织抗氧化能力和减少过氧化物的产生,对 ATⅡ/NADPH 氧化应激通路的抑制很可能是其作用机制之一。说明健脾清化方可以通过改善 ATⅡ/NADPH 介导的氧化应激通路,从而延缓肾脏纤维化进程,为健脾清化方在慢性肾衰中的治疗提供新的作用途径。

2. 对 5/6 肾切除大鼠磷酸化 p38 丝裂原活化蛋白激酶介导的炎症因子的调控作用

丝裂原活化蛋白激酶(mitogen-activated protein kinases,MAPKS)级联反应是细胞内重要的信号传导系统之一,参与了多种生理病理过程的调节。作为其中重要的分支 p38MAPK 信号传导通路通过转录因子磷酸化而改变基因的表达水平,参与多种细胞内信息传递过程,介导细胞生长、发育、分化及凋亡全过程,且在调控细胞因子产生、转录调节及缺血再灌注、氧化应激方面起到重要作用,近年研究发现,p38MAPK 在慢性肾脏疾病的发病过程中占有举足轻重的地位,参与多种发病机制的形成和病理过程的演化。

研究发现,ROS 是诱导 MAPKS 磷酸化而活化的重要因素,实验研究已证实健脾清化方能显著抑制血管紧张素Ⅱ/NADPH 氧化应激通路的活化,从而减少 ROS 的生成,那么是否健脾清化方能因为活性氧的减少对 p38MAPK 信号转导通路的磷酸化起到一定的抑制作用呢? 从而减少 p38 信号通路下游炎症因子的表达呢? 鉴于此,实验旨在通过检测磷酸化 p38MAPK 在慢性肾衰大鼠体内的活化情况以及下游炎症因子的表达,并用健脾清化方进行干预,以此来探讨此方在细胞信号转导通路以及抑制炎症方面可能的作用机制,为临床疗效提供进一步药理研究基础。

(1)研究结果

1)各组大鼠肾组织 NF-κB65 表达:各组大鼠与假手术比较,NF-κB65 表达明显上调($P<0.01$),药物干预后 NF-κBp65 表达较模型组显著下降($P<0.01$)。健脾清化方与氯沙坦组组间比较不存在统计学差异($P>0.05$)。

2)各组大鼠肾组织 TNF-α 表达:与假手术组比较,各组大鼠 TNF-α 阳性面积显著增加($P<0.05$);与模型组比较,健脾清化方组和氯沙坦组 TNF-α 阳性面积显著降低($P<0.05$),其有统计学意义。

3)各组大鼠肾组织白细胞介素-10(IL-10)表达:与假手术组比较,各组大鼠IL-10 表达均明显升高($P<0.05$);与模型组比较,健脾清化方组大鼠 IL-10 表达明显下降($P<0.05$),具有统计学意义。

4)各组大鼠肾组织磷酸化 p38MAPK 蛋白表达:与假手术组比较,各组大鼠肾组织 p-p38MAPK 蛋白表达均显著升高($P<0.05$);与模型组比较,氯沙坦组与健脾清化方组

p-p38MAPK 表达均显著下降($P<0.05$),氯沙坦组与健脾清化方组比较无统计学意义($P>0.05$)。

(2)讨论与分析:实验表明,模型组大鼠磷酸化 p38MAPK 水平较假手术组明显升高,健脾清化方给药后,p-p38MAPK 表达出现显著下调($P<0.05$),提示 5/6 肾切除后,p38MAPK 信号传导通路被激活,而健脾清化方能明显降低 p38MAPK 信号通路的活化。模型组大鼠 NF-κB 表达较假手术组显著增多,提示在慢性肾衰模型中 NF-κB65 作为炎症因子产生的核心环节参与其中发挥重要的作用,而健脾清化方和氯沙坦干预后能显著下调 NF-κB 的活化,与 p38 的蛋白表达相平行。

模型组大鼠 TNF-α 的阳性面积显著高于假手术组,健脾清化方组阳性面积显著低于模型组,差异显著($P<0.05$),提示 5/6 肾切除后炎症反应明显被激活,而健脾清化方能显著降低炎症反应的高表达。与假手术组比较,各组大鼠 IL-10 表达均明显升高($P<0.05$);与模型组比较,健脾清化方组大鼠 IL-10 表达明显下调($P<0.05$),正如健康人外周血单核细胞中无细胞因子的基因表达,不产生炎症因子,但肾功能衰竭时机体内毒性物质堆积,肾脏清除细胞因子能力降低,使细胞因子水平升高,假手术组大鼠体内无明显炎症状态,故保护因子 IL-10 处于较低的表达状态,而肾大部切除模拟的肾衰状态触发了众多炎症因子的高表达,继而激活了 IL-10 的抗炎反应,所以出现了模型组 IL-10 的高表达。健脾清化方给药 60 日后,大鼠体内的炎性因子诸如 TNF-α 等明显下降,炎症状态得以改善,故而作为保护因子的 IL-10 同样出现明显下降。各组之间 TNF-α 与 IL-10 表达的高度相关性正反映了致炎因子与促炎因子间的动态平衡。

模型组大鼠 AT1 的高表达,p17phox 激发了 ROS 的显著增多,与 p38 的显著活化趋势完全一致,可以推测由 AngⅡ 诱导的氧化应激反应经过 NADPH 氧化酶的介导,继而引起了 p38 信号转导通路的活化,NF-κB 参与其中启动了下游多种炎症因子的瀑布式产生,从而加重 ECM 的沉积,促进了肾脏纤维化的发展。与已有的报道相符。结合药物干预组的实验结果,推测健脾清化方可能通过有效抑制 NADPH 氧化应激反应,减少 ROS 的生成,从而一定程度下调了 p38MAPK 的活化,后者又进一步降低了与 NF κB 密切相关的炎症因子的表达,动态调控致炎因子 TNF-α 与抑炎因子 IL-10 的产生,而有效改善慢性肾衰炎症状态,延缓肾衰进程。

(三)对 UUO 大鼠模型肾间质纤维化的作用研究

目前对肾间质纤维化的研究主要集中于以下两个方面:细胞生长因子的作用,主要包括促纤维化的转化生长因子(transforming growth factor-β,TGF-β)、成纤维细胞生长因子(FGF)、血管紧张素Ⅱ(AngⅡ)和起保护作用的肝细胞生长因子(HGF);肾小管上皮细胞-肌成纤维细胞转分化(epithelial mesenchymal transdifferentiation,EMT)过程的作用,包括表达 α 平滑肌肌动蛋白(α-SMA)的肌成纤维细胞细胞外基质(ECM)成分如胶原(Ⅰ、Ⅲ、Ⅳ)、纤维连接蛋白(FN)等。因此从中选择几个较为常用的指标(TGF-β、Ⅰ型胶原、Ⅲ型胶原、α-SMA)来作为研究指标。

（1）实验材料

1）实验动物：健康雄性 SPF 级 SD 大鼠 100 只,体重(180±20)g,由上海西普尔-必凯实验动物有限公司提供,实验动物安全合格证号：SYXK(沪)2008—0016。由上海中医药大学实验动物中心饲养,2 h 光照,45％左右相对湿度,自由饮水饮食。适应性喂养 1 周。

2）实验药物：健脾清化方由党参 15 g、生黄芪 15 g、草果 6 g、苍术 10 g、黄连 3 g、制大黄 9 g 组成,共 58 g,按照人体 6 倍剂量换算,大鼠每日用量为 58×6/70＝4.97％kg,水煎浓缩,使用时稀释,灌胃体积控制在 2 ml,由上海中医药大学中药研究所制备提供。

（2）实验方法

1）实验动物分组：100 只雄性大鼠按体重随机分为 10 组,即：假手术组 10 只,模型组 10 只,健脾清化组 10 只,氯沙坦钾片组 10 只。

2）造模方法：模型组和治疗组大鼠以 2％戊巴比妥钠(40 mg/kg)腹腔注射麻醉,将大鼠右侧卧位固定于手术台上,备皮,用碘酒、75％乙醇消毒手术区后铺巾,选择左侧腹纵向切口,依次切开皮肤至腹腔,游离输尿管,将左侧输尿管用组织钳托起中段,1 号丝线分别结扎输尿管,两结扎线相距 5 mm,不剪断输尿管,手术时注意不碰伤肾包膜并保护好周围组织,手术后把肾脏、输尿管复位,然后连续缝合腹膜间断缝合皮肤,术中遵守无菌操作,假手术组大鼠不结扎输尿管,其余步骤同上。

3）给药方法：大鼠按体重随机分组并行 UUO 造模后第 2 日起,治疗组和对照组用各组药物每日灌胃,假手术组和模型组同体积生理盐水灌胃,灌胃容积控制在 2 ml,共 14 日。

（3）检测指标：生化指标及尿蛋白检测。血样经离心后留取血清,血尿素氮肌酐及尿蛋白的测定,用 BECMAN－5 大型生化仪常规检测方法检测。

（4）研究结果

1）肾脏肉眼外观改变：假手术组大鼠两侧肾脏外观正常。模型组大鼠左肾(术侧)肿大,有囊性改变,内含混浊的褐色尿液,肾实质变薄,肾盂扩张,肾盏乳头受压,和周围组织无明显粘连,残肾易分离；右肾稍有肿大,颜色浅,组织结构清楚。

2）肾组织 HE 染色：HE 染色显示假手术组大鼠肾小球、肾小管结构基本正常,细胞排列整齐,小管周围肾间质无增宽,肾间质无明显炎性细胞浸润。模型组大鼠上皮细胞胞质疏松,间质水肿并伴有淋巴细胞、单核细胞浸润,纤维组织增生,部分肾小管萎缩、管腔闭塞或空泡样、坏死,部分管腔内有红细胞管型,小管间质区增宽,皮质极薄,小管结构遭到严重破坏,健脾清化方组和氯沙坦组与模型组相比有所减轻。

3）马松染色结果：蓝染纤维在假手术组仅在肾间质有少量表达,在模型组表达增多,健脾清化方组和氯沙坦组相比模型组均有不同程度的下降,表达部位主要在肾间质。

蓝染纤维阳性面积比例上,与假手术组相比,模型组蓝染纤维面积比例明显增高,差异有统计学意义($P < 0.01$)；与模型组相比,健脾清化方组和氯沙坦组的蓝染纤维面积比

例均减少,有统计学意义($P<0.01$);与氯沙坦组相比,健脾清化方组表达减少,差异无统计学意义($P>0.05$)。

4)免疫组织化学染色结果:免疫组化染色Ⅰ、Ⅲ型胶原、α-SMA、TGF-β的阳性物质呈棕黄色。在假手术组仅在肾间质有少量表达。在模型组表达增多,表达部位主要在肾间质,健脾清化方组与氯沙坦组的表达较模型组减轻。

阳性面积比例上,与假手术组相比,模型组阳性面积比例明显增高,差异有统计学意义($P<0.01$);与模型组相比,健脾清化方组和氯沙坦组的Ⅰ、Ⅲ型胶原、α-SMA、TGF-β表达面积均降低,差异有统计学意义($P<0.01$);与氯沙坦组相比,健脾清化方Ⅰ、Ⅲ型胶原阳性表达面积均减少,差异有统计学意义($P<0.01$),健脾清化方的α-SMA阳性表达面积减少,但无统计学意义($P>0.05$),健脾清化方的TGF-β阳性表达面积减少差异有统计学意义($P<0.05$)。

（5）讨论与分析:本研究发现,UUO模型中,与假手术组相比,模型组肾组织中的Ⅰ、Ⅲ型胶原、α-SMA和TGF-β表达均明显增加($P<0.01$),说明肾间质纤维化形成,纤维化的模型造模成功。与模型组相比,用药组肾组织中Ⅰ、Ⅲ型胶原、α-SMA和TGF-β表达有明显降低($P<0.01$),说明健脾清化方能有效降低梗阻肾脏中Ⅰ、Ⅲ型胶原、α-SMA和TGF-β的表达。本研究证实健脾清化方能抑制TGF-β的表达,延缓CRF进展,与以往的研究一致。健脾清化方组α-SMA的表达要明显低于模型组,表明健脾清化方能延缓FN的进展,这可能是健脾清化方延缓肾间质纤维化的部分机制。

健脾清化方可以改善UUO模型梗阻肾脏的病理表现,降低肾脏组织中Ⅰ、Ⅲ型胶原、α-SMA和TGF-β的表达,具有抗肾间质纤维化的作用,其作用机制可能是健脾清化方通过降低TGF-β的产生,从而抑制EMT的发生,减少Ⅰ、Ⅲ型胶原等EMC的产生和积聚,使α-SMA的表达减少,从而减轻肾间质纤维化。

（四）对AngⅡ刺激下大鼠系膜细胞NADPH/p38MARK氧化应激通路的影响

慢性肾衰通常表现为肾小球硬化,肾小球周围和间质的纤维化,以及间质中不同程度的单核细胞、巨噬细胞、淋巴细胞的浸润和慢性炎症、肾小管萎缩。无论是细胞外基质（ECM）还是广泛的肾小球硬化,系膜细胞（ECM）在其中均起到非常重要的作用,由于ECM增多首先表现在系膜区,滤过的大分子蛋白更易在系膜区沉积继而诱发一系列炎症反应从而刺激细胞外基质合成,最终ECM的合成与分解平衡紊乱导致了肾小球的硬化发生。

众多的研究表明,氧化应激和细胞因子在系膜细胞增生中发挥了重要作用,前两个部分的实验已经证明健脾清化方能明显减少NADPH亚基p47phox的表达,从而使活性氧产生减少,MDA及SOD均较模型组有显著改善,进一步减少p38信号转导通路的活化。本部分研究采用体外培养大鼠MCs,观察其在AngⅡ的刺激下NADPH/p38MAPK信号转导通路的活化和活性氧表达标志物MDA、SOD的表达情况,以及健脾清化方的干预作用,旨在进一步从细胞水平,排除其他影响因素验证健脾清化方在改善慢性肾衰大鼠氧化应激可能的作用途径。

（1）实验材料

1）细胞来源：正常大鼠肾脏系膜细胞株（HBZY-1）购自上海复盟基因生物科技有限公司。

2）实验动物：健康成年雄性 SD 大鼠（SPF 级），8 周龄，体重（200±20）g，由上海西普尔-必凯实验有限公司提供，共 12 只。分笼饲养于上海中医药大学实验动物中心，25℃、12 h 光照、45％相对湿度的环境中，自由饮水，进食标准普通饲料。

3）实验药物。健脾清化方水煎剂制备：党参 15 g、生黄芪 15 g、草果 6 g、黄连 3 g、制大黄 9 g，共计 58 g。由上海中医药大学中药研究所提供，水煎浓缩为生药含量0.58 g/ml。

对照药：氯沙坦钾片，100 mg/片（杭州默沙东制药有限公司生产，药物批号 100395），将药研成细粉，用生理盐水配成 1 mg/ml 的混悬液。

（2）实验方法

1）含药血清的制备：选择 SD 大鼠 12 只分为正常组、健脾清化方组、氯沙坦组，健脾清化方治疗组按每日 5.8 g/kg 灌胃；氯沙坦治疗组按每日 10 mg/kg 灌胃，用药剂量按人体用药量 6 倍进行换算，灌胃每日 1 次，共 3 日。正常组同体积生理盐水灌胃。末次给药后 2 h 腹主动脉取血，冷冻离心机 3 000 Pm 离心 10 min，0.22 μm 过滤除菌，分装，放入-80℃低温冰箱冻存。

2）大鼠肾小球系膜细胞的培养与血清处理：大鼠肾小球系膜细胞株常规培养于含 10％胎牛血清的 MEM 培养基中，培养条件为 37℃，饱和湿度 5％ CO_2。每 2～3 日用含 0.05％EDTA 的胰酶消化传代，传代后第 3～5 代的细胞用于实验，按不同检测指标同时加入 Ang II 和不同浓度的血清处理细胞，每组 3 个复孔，检测各组细胞的表达情况。

（3）检测指标与方法

1）系膜细胞内 NADPH 氧化酶亚基 p47phox 的检测。RT-PCR 法检测 Ang II 刺激下不同时间点 p47 phoxmRNA 的表达：将系膜细胞传到培养板中，加入 100 nM Ang II，分别处理不同时间（30 min、4 h、8 h、12 h、24 h）后收取细胞提取 RNA，反转录成 cDNA，采用 Real-time PCR 法检测系膜细胞在 Ang II 刺激下不同时间点 p47 phoxmRNA 的表达。并在保证实验效果和稳定性的前提下，以表达量最高峰时对应的时间点，作为后续各项指标的检测时间点。

RT-PC 法检测 Ang II 刺激下不同浓度含药血清 p47 phoxmRNA 的表达，分组如下。

A 组：10％大鼠正常血清。

B 组：5％健脾清化方+5％大鼠正常血清。

C 组：10％健脾清化方。

D 组：5％氯沙坦+5％大鼠正常血清。

E 组：10％氯沙坦。

F 组：10％胎牛血清＋AngⅡ。

G 组：10％大鼠正常血清＋AngⅡ。

H 组：5％健脾清化方＋5％大鼠正常血清＋AngⅡ。

I 组：10％健脾清化方＋AngⅡ。

J 组：5％氯沙坦＋5％大鼠正常血清＋AngⅡ。

K 组：10％氯沙坦＋AngⅡ。

2）系膜细胞内超氧化物歧化酶（SOD）和丙二醛（MDA）的检测，分组如下。

A 组：10％大鼠正常血清。

B 组：10％健脾清化方。

C 组：10％氯沙坦。

D 组：10％大鼠正常血清＋AngⅡ。

E 组：10％健脾清化方＋AngⅡ。

F 组：10％氯沙坦＋AngⅡ。

3）Western blot 法检测磷酸化 p38MAPK 蛋白的表达，分组如下。

A 组：10％大鼠正常血清。

B 组：10％健脾清化方。

C 组：10％氯沙坦。

D 组：10％大鼠正常血清＋AngⅡ。

E 组：10％健脾清化方＋AngⅡ。

F 组：10％健脾清化方＋AngⅡ。

（4）研究结果

1）AngⅡ刺激下系膜细胞内不同时间点 p47 phoxmRNA 表达：实验分别取 0 min、30 min、4 h、8 h、12 h、24 h 时间点进行检测，结果发现 p47 phoxmRNA 表达峰值出现在 24 h 时，各时间点的表达量呈时间依赖性升高。

2）AngⅡ刺激下不同浓度含药血清 p47 phoxmRNA 的表达：A 组与 B、C、D、E 组比较，均不存在组间差异，无统计学意义（$P>0.05$）；F 组与 G 组比较，不存在组间差异，无统计学意义（$P>0.05$），F 组与 H、I、J、K 组比较有显著组间差异（$P<0.01$）；H 组与 I 组、J 组与 K 组两两比较具有统计学意义（$P<0.01$）；H 组与 J 组、I 组与 K 组两两比较具有显著差异（$P<0.01$），与 I 组比较两者间无统计学意义（$P>0.05$）；A 组与 G 组、B 组与 H 组、C 组与 I 组、D 组与 J 组均有显著统计学意义（$P<0.01$）；E 组与 K 组间无明显统计学意义（$P>0.05$）。

3）AngⅡ刺激下超氧化物歧化酶（SOD）和丙二醛（MDA）的表达：A、B、C 组两两比较不存在组间差异，无统计学意义（$P>0.05$）；加入 AngⅡ后，D、E、F 组与 A 组比较差异显著，具有明显的统计学差异（$P<0.05$）；E 组和 D 组、F 组和 D 组两两比较均具有显著差异（$P<0.05$）。说明药物干预后能明显降低 MDA 的表达，上调 SOD 的活力。

4）AngⅡ刺激下磷酸化 p38MAPK 的蛋白表达：健脾清化方干预组可明显抑制 AngⅡ培养条件下肾小球系膜细胞内磷酸化 p38MAPK 的蛋白表达，与氯沙坦干预组比较无显著差异（$P>0.05$）。

（5）讨论与分析：本部分研究采用体外实验的方法，以 AngⅡ刺激系膜细胞观察由 AngⅡ诱导的 NADHP 氧化应激以及 p38MAPK 信号转导通路的表达情况，并健脾清化方干预后通路变化的情况，以进一步验证前期的体内实验，为慢性肾衰的发病机制和健脾清化方的作用途径提供更翔实的实验依据。

对于系膜细胞内 p47phox 的表达，本次研究显示，AngⅡ刺激后肾小球系膜细胞内 NADPH 氧化酶亚 p47 phoxmRNA 的表达量与刺激时间呈正相关，至 24 h 达峰值，且表达稳定，故在随后的指标观察中均选择 24 h 这个时间点进行观察。与 A 组比较，B、C、D、E 组系膜细胞加入不同含药种类和不同浓度的血清后其 p47 phoxmRNA 的表达无组间差异（$P>0.05$），排除了药物本身引起 p47 异常表达的可能；F 组 10% 胎牛血清和 G 组 10% 大鼠血清经过 AngⅡ的刺激后无组间差异，证明来源于不同种属的动物血清本身不会引起 p47 分泌的差异性；与 10% 胎牛血清＋AngⅡ即空白对照组比较，H、I、J、K 各组的 p47 phoxmRNA 表达量明显减少，统计学差异明显（$P<0.01$），证明健脾清化方或氯沙坦药物干预后能明显下调 NADH 的表达，从而减少氧化应激的发生，且不同含药血清浓度均能获效；H 组与 I 组、J 组与 K 组两两比较，发现较高浓度的含药血清较低浓度的含药血清降低 p47 的表达更为明显具有统计学差异，呈明显的量效关系。H 组与 J 组、I 组与 K 组的比较中发现，对于相同血清浓度的两种药物，氯沙坦显示出更好的疗效，但是较低浓度的氯沙坦（5%）＋AngⅡ组（J 组）与较高浓度的健脾清化方（10%）＋AngⅡ组（I 组）比较，统计学差异消失，为提高健脾清化方血药浓度以更好地改善氧化应激提供佐证。与加入 AngⅡ刺激之前比较，A 组与 G 组、B 组与 H 组、C 组与 I 组、D 组与 J 组均存在显著的组间差异，未经 AngⅡ刺激的各组 p47 表达量低，加入 AngⅡ刺激后 p7 表达显著升高，提示 NADPH 介导的氧化应激途径由 AngⅡ诱发而迅速活化，而 E 组与 K 组组间比较无统计学意义（$P>0.05$），说明加入 AngⅡ受体拮抗剂氯沙坦后能明显阻断由 AngⅡ诱导的氧化应激过程，更有力地说明了 AngⅡ除了作为血管活性物质以外氧化应激诱导剂这个重要的生物学功能，与众多的国内外研究结果一致。健脾清化方能有效抑制肾小球 MCs 的氧化应激反应，且随着含药血清浓度的增高呈现更强的抑制氧化应激的作用。

ROS 是氧化应激反应的核心环节，因其寿命极其短暂，很难被直接检测到，所有我们通过检测 SOD 和 MDA 这两种氧化应激标志物来反映 ROS 的表达情况，D 组大鼠正常血清加入 AngⅡ培养后系膜细胞内氧化与抗氧化平衡被打破，SOD 的显著下降显示存在抗氧化防御能力的代偿不足，最终导致了氧化应激的发生，生物膜的脂质过氧化增加，使 MDA 大量生成，两者与 A 组正常血清组差异明显（$P<0.01$）呈氧化应激状态。加入药物干预后，无论是健脾清化方还是氯沙坦组与 D 组比较，都能明显降低 MDA 的含量，提高 SOD 的表达量。与前期的体内实验结果完全一致。E 组和 F 组组间比较，SOD 表达量无

组间差异($P>0.05$),MDA 表达量氯沙坦组更低,表明氯沙坦抑制细胞膜脂质过氧化减少 ROS 生成的作用更强。已有研究发现,在血管紧张素Ⅱ的刺激下,由 NADPH 氧化酶介导的氧化应激产生过量 ROS,后者又是诱导 MAPKS 磷酸化而活化 MAPK 信号通路的重要因素。在此次研究中,同时发现正常大鼠血清加入 AngⅡ后 p-p38MAPK 表达量显著升高,据此结果可推测,氧化应激确实与炎症因子密切相关,与 p38 的信号通路激活密不可分,与研究报道一致。加入健脾清化方和氯沙坦干预后,与 D 组比较,可见磷酸化 p38 表达量明显下降($P<0.01$),说明两者均能明显抑制系膜细胞 p38MAPK 信号转导通路的磷酸化,且氯沙坦与健脾清化方组组间比较无统计学差异($P>0.05$),均具有很好的效果。

研究证实 AngⅡ可以上调肾小球系膜细胞 NADPH 氧化酶亚 p47phox 基因和刺激细胞内 ROS 的生成,活化 p38MAPK 信号转导通路,健脾清化方和 ATR 拮抗剂氯沙坦干预后能够明显抑制上述氧化反应,并抑制继而发生的 p38 信号转导通路的磷酸化。这一实验结果与前两部分的整体动物实验研究相似,此部分实验进一步从细胞水平验证了氧化应激在慢性肾衰发病中的作用机制以及健脾清化方临床取效的作用途径,提示AngⅡ可能部分通过诱导细胞内 NADPH 介导的 ROS 产生,进而激活 p38 信号转导通路,促进肾小球系膜细胞表达下游炎症因子,从而引起肾小球系膜基质增生和系膜区增宽,最终导致肾小球纤维化、肾功能衰竭而健脾清化方治疗对于氧化应激的改善作用可能有助于延缓慢性肾衰的发生发展进程。鉴于中药的多层次多靶点的治疗特色,今后可考虑从其他氧化应激通路和炎症信号转导通路,以及各信号通路之间的相互关系进行更为深入的研究。

四、有效成分研究

慢性肾脏病不仅包括肾病等原发性肾小球肾炎、肾小管间质性疾病及遗传性肾炎等传统意义上的慢性肾脏疾病,而且还包括狼疮性肾炎、紫癜性肾炎、乙型肝炎相关性肾炎和糖尿病、高血压、肾动脉狭窄等引起的肾损害及伴随年龄增长引起的肾功能的下降。

肾小管间质的病变程度是反映肾功能下降严重程度和判断预后的最重要指标,过去有大量的研究显示,各种肾脏疾病肾功能的损害程度与肾小管间质纤维化的程度密切相关。肾间质纤维化是各种慢性肾脏病发展至慢性肾衰竭的共同通路,其主要病理特点为肾间质成纤维细胞的增生和细胞外基质的过度积聚。因此,进一步研究肾间质纤维化的发病机制,探索有效的防治措施,从而延缓慢性肾功能衰竭,降低 ESRD 的发病率已成为医学界肾脏病学的首要问题。

目前,中医药在抗肾间质纤维方面已成为临床和实验研究的热点,且取得了很大的进展,根据患者不同的病因病机和临床症状,予不同的中药复方,单体及其有效成分进行治疗,均有不同程度的改善,从病理学上来说主要是通过抑制肾间质纤维化,从而延缓慢性肾功能衰竭的进展。中医认为肾间质纤维化的病机主要是本虚标实,以脾肾两虚为本,以湿热瘀毒为标。临床实践证明，补益类和清热泻浊类药物对于延缓肾间质纤维化取得了显著的疗效。健脾清化方是由何氏所创立，前期研究已证实健脾清化方的抗肾纤维化的作用。所以，本研究主要以健脾清化方中的两味主要药物（黄芪和大黄）的有效单体（黄芪甲苷和大黄酚）进行研究，试图寻求黄芪甲苷和大黄酚延缓肾间质纤维化的可能作用机制，为中医药延缓肾衰进程提供了新策略，同时也为中药有效成分进步的开发与应用提供了实验资料和参考。

（1）实验材料

1）实验动物：健康成年 SD 雄性大鼠 36 只，体重（180±20）g，由上海西普尔-必凯实验动物有限公司提供，动物许可证号：SCXK（沪 200016），大鼠分笼饲养于上海中医药大学实验动物中心，予 12 h 光照，室温 20～25℃，45％湿度的环境中，自由饮水，进食标准普通饲料。

2）实验药物：大黄酚（Chrysophanol1），分子式：$C_{15}H_{10}O_4$，分子量：254.24，纯度为 99％，批号：110627，购自上海融禾医药科技有限公司。

黄芪甲苷（Astragalus Saponin I），分子式：$C_{41}H_{68}O_{14}$，分子量：784，纯度为 98％，批号：10702，购自上海融禾医药科技有限公司。

（2）实验方法

1）模型制作：先用 3％戊巴比妥钠（40 mg/kg）对大鼠行腹腔注射，待大鼠麻醉后，备皮、用 75％乙醇消毒后铺巾，再将大鼠右侧卧位固定于手术台上，行左侧腹纵向切口，依次切开皮肤至腹腔，夹住脂肪组织，取出肾脏，用生理盐水纱布覆盖于切口两侧，找到输尿管，用 1 号丝线将左侧输尿管结扎。术后将肾脏、输尿管放回原处，然后依次缝合肌肉层、皮肤层。假手术组除不结扎输尿管外，其余操作步骤同上。

2）实验分组及给药。根据大鼠体重随机分为 4 组：假手术组、模型组、大黄酚组、黄芪甲苷组，每组各 9 只。自术后第 1 日起予每日灌胃，大黄酚组按每日 5 mg/kg 的剂量（相当于人的 6.25 倍剂量）灌胃，黄芪甲苷组按每日 1.5 mg/kg 的剂量（相当于人的 6.25 倍剂量）灌胃，灌胃容积控制在 2 ml 以下，持续灌胃 14 日。假手术组和模型组均予等量蒸馏水灌胃。整个实验过程中并无老鼠死亡。

3）标本采集：中药治疗 2 周后处死大鼠，采取心脏采血，用于检测血肌酐、尿素氮。

（3）检测指标

1）一般情况观察：观察各组大鼠进食量、饮水量体重、活动及精神状态的变化。

2）血肌酐、尿素氮检测：将采集的血液经离心后提取血清，用于检测血肌酐及尿素氮，将血清送至上海中医药大学附属曙光医院检验科用生化仪常规检测方法进行检测。

3）尿 NAG、尿 β2 - MG、尿 α1 - MG、尿 TRF、24 h 尿蛋白定量。

4）肾组织病理观察 HE 染色、Masson 染色。

5）免疫组化指标：肾组织 LN 的表达Ⅲ型胶原。

6）肾组织 CTGF、TGF - β 表达。

1. 大黄酚、黄芪甲苷对 UUO 模型大鼠血肌酐、尿素氮的影响

(1) 一般情况观察:假手术组大鼠进水进食量正常,活动灵活,精神状态良好,体重增长均匀,体毛光泽;模型组大鼠进水进食量减少,身体消瘦,活动迟钝,精神萎靡,体毛无光泽;黄芪甲苷组与大黄酚组大鼠进水进食量增多,活动逐渐灵活,整体状况均较模型组明显改善。

(2) 肾功能水平的比较。① 血肌酐的比较:模型组与假手术组比较有明显增高,呈显著性差异($P<0.05$);经治疗后,黄芪甲苷组和大黄酚组的血肌酐较模型组相比均有所下降,有统计学意义($P<0.05$)。而与假手术组相比,黄芪甲苷组和大黄酚组的血肌酐仍有所升高,有统计学意义($P<0.05$)。② 尿素氮的比较:模型组与假手术组比较有明显增高,呈显著性差异($P<0.05$);经治疗后,黄芪甲苷组和大黄酚组的尿素氮较模型组相比均有所下降,有统计学意义($P<0.05$)。而与假手术组相比,黄芪甲苷组和大黄酚组的尿素氮仍有所升高,有统计学意义($P<0.05$)。

2. 大黄酚、黄芪甲苷对 UUO 模型大鼠尿蛋白的影响

(1) 研究结果

1) 尿 NAG 比较:模型组与假手术组比较有明显增高,呈显著性差异($P<0.05$);经治疗后,黄芪甲苷组的尿 NAG 较模型组相比均有所下降,有统计学意义($P<0.05$)。而大黄酚组的尿 NAG 与模型组比较差异无统计学意义($P>0.05$)。而与假手术组相比黄芪甲苷组的尿 NAG 无统计学意义($P>0.05$)。

2) 尿 β2 - MG 比较:模型组与假手术组比较有明显增高,呈显著性差异($P<0.05$);经治疗后,黄芪甲苷组和大黄酚组的尿 β2 - MG 较模型组相比均有所下降,有统计学意义($P<0.05$)。而与假手术组相比,黄芪甲苷组和大黄酚组的尿 β2 - MG 均无统计学意义($P>0.05$)。

3) 尿 α1 - MG 比较:模型组与假手术组比较有明显增高,呈显著性差异($P<0.05$);经治疗后,黄芪甲苷组的尿 α1 - MG 较模型组相比均有所下降,有统计学意义($P<0.05$)。而大黄酚组的尿 α1 - MG 与模型组比较差异无统计学意义($P>0.05$)。而与假手术组相比,黄芪甲苷组的尿 α1 - MG 仍有所升高,有统计学意义($P<0.05$)。

4) 尿 TRF 比较:模型组与假手术组比较有明显增高,呈显著性差异($P<0.05$);经治疗后,黄芪甲苷组和大黄酚组的尿 TRF 较模型组比较差异均无统计学意义($P>0.05$)。

5) 24 h 尿蛋白定量比较:模型组与假手术组比较有明显增高,呈显著性差异($P<0.05$);经治疗后,黄芪甲苷组的 24 h 尿蛋白定量较模型组相比均有所下降,有统计学意义($P<0.05$)。而大黄酚组的尿 24 h 尿蛋白定量与模型组比较差异无统计学意义($P>0.05$)。而与假手术组相比,黄芪甲苷组的 24 h 尿蛋白定量仍有所升高,有统计学意义($P<0.05$)。

(2) 讨论与分析:本实验研究重点筛选出具有同类功效的有效中药:具有健脾益气功效的黄芪和具有清热泻浊功效的大黄,来探讨它们的有效单体对抑制肾间质纤维化,延

缓慢性肾衰的可能作用机制。

1) 黄芪对肾间质纤维化的影响：黄芪是膜荚黄芪或者内蒙黄芪（两者均为豆科多年生草本植物）的干燥根，性微温而味甘，入肺、脾经。黄芪具有补气固表、利尿托毒排脓、敛疮生肌等功效，还可益气养阴、通调血脉、流行经络，虽性温补却"无碍于壅滞"（《本经逢原》）。然黄芪的诸多功效，皆源于其补气之功，故有"补气诸药之最"的美称。

现代临床抗肾间质纤维化的补益类药物中，单药以黄芪应用最为普遍。药理研究表明，黄芪在调节免疫，对细胞缺血、缺氧等损伤的保护，对胶原合成和代谢的影响，抗肿瘤等方面中具有重要作用。近年来有研究证实黄芪在治疗慢性肾脏病中发挥重要作用。其主要作用机制可概括为：① 抗氧化作用，减少氧自由基的生成；② 调节内皮素与氧化氮的平衡，改善血液流变学的异常；③ 改善肾小球滤过屏障；④ 改善血小板功能；⑤ 抗蛋白非酶糖化作用及抗细胞因子的作用，抑制炎症因子，减少纤维生成的作用；⑥ 改善水钠代谢，利尿消肿；⑦ 改善蛋白质及脂代谢；⑧ 调节免疫系统。

2) 大黄对肾间质纤维化的影响：大黄始载于《神农本草经》，其性苦、寒，归脾、胃、大肠、肝、心经。具有泻下攻积，清热泻火，利湿退黄，止血、解毒、活血化瘀等功效，能攻能守，有毒能解，有阻能通，出血能止，瘀浊能排，倍受古今医家的推崇。《神农本草经》云："大黄主下瘀血、血闭、寒热、破癥瘕积聚、留饮宿食、荡涤肠胃、推陈致新、通利水谷、调中化食、安和五脏。"

现代药理研究表明，大黄具有泻下、抗菌、抗炎、抗肿瘤、调血脂、保肝利胆等作用，且大黄是改善肾功能、缓解肾间质纤维化、治疗慢性肾衰竭的有效药物。其作用机制主要包括：① 对细胞因子（转化生长因子、肿瘤坏死因子、白细胞介素-6 等）的调节作用；② 对糖、脂质代谢的影响；③ 抑制成纤维细胞的增殖；④ 改善微循环，调节肾组织血流动力学；⑤ 清除氧自由基的作用，减轻肾脂质过氧化损伤。

大黄能抑制肾单位高代谢，防止细胞外基质的堆积并促进其降解，延缓肾小球硬化；通过荡涤肠腑，能使一部分氮质从肠道排出，抑制系膜细胞及肾小管上皮细胞增生，减轻代偿性肥大，同时还能改善肾衰患者的高凝、高黏状态，改善肾血流量，从而保护残余肾功能，减少蛋白尿，延缓慢性肾衰的进展。大黄味苦，寒，归脾、胃、大肠、肝、心经，具有清湿热泻火、活血祛瘀、解毒功效，是临床上治疗慢性肾衰的主要药物之一。现代药理研究表明：大黄具有保护肾、肝、胃等重要器官的功能，具有促进新陈代谢、抑制胃肠毒素、抑制炎症、改善微循环的作用。大黄主含大黄蒽醌类成分，以游离蒽醌、结合蒽醌和总蒽醌等多型体存在，游离蒽醌代表性成分是大黄酚大黄素、芦荟大黄素、大黄酸、大黄素甲醚等。大黄酚又名大黄根酸，属单蒽核类蒽醌衍生物，具有抗菌、缩短血液凝固时间、兴奋神经、麻痹肌肉、止咳、利尿、抗癌的作用。实验表明大黄酚具有改善学习记忆及延缓衰老、促智作用。大黄素、大黄酸在慢性肾衰中已有较多研究，但对大黄酚的研究较少。近期体外研究发现大黄酚可抑制活化的成纤维细胞和系膜细胞的增殖和 TGF-β 的表达。

3. 大黄酚、黄芪甲苷对 UUO 模型大鼠肾组织病理学的影响

(1)研究结果

1)光镜观察：通过 HE、Masson 染色可观察到假手术组肾小球和肾小管结构清晰，小管上皮细胞排列整齐，未见肾小球及肾小管扩张、变形，血管壁正常，间质中未见明显的炎症细胞浸润和胶原纤维增生；模型组可见部分肾小管和集合管呈囊性扩张，伴有蛋白管型、上皮细胞变性、坏死、脱落，少量小管萎缩消失，间质宽度增加，且可见大量炎症细胞浸润和大量的胶原纤维沉积。黄芪甲苷组和大黄酚组肾小管间质病变均有不同程度改善。

2)Masson 染色结果显示：细胞核被染成蓝紫色，红细胞、肾间质细胞胞质和肾小管上皮细胞被染成红色，肌成纤维细胞被染成蓝色。根据本实验结果分析，模型组与假手术组相比，蓝染纤维阳性面积率显著增加，具有统计学意义($P<0.05$)；经治疗后，黄芪甲苷组和大黄酚组的蓝染纤维阳性面积率较模型组相比表达明显减少，具有统计学意义($P<0.05$)。而与假手术组相比，黄芪甲苷组和大黄酚组的蓝染纤维阳性面积率仍有所升高，有统计学意义($P<0.05$)。

(2)讨论与分析：各代医家对肾间质纤维化的中医认识也持有不同的看法。黄氏等认为本病以肾虚为本，日久则蕴浊成毒。水湿、浊毒、瘀血等邪相互交结，阻滞肾络，致使肾失所养，进一步加重肾脏的虚损程度，如此反复形成恶性循环，缠绵难愈，甚则日久产生变证。有专家认为肾虚为本病发生发展的基础，湿瘀既是病理产物，又是致病因素，湿瘀互结是本病进展的中心环节。何小萍等则认为该病多因实致虚，湿热和血瘀病邪贯穿疾病发展的始终，病邪羁留体内，久而伤肾，导致肾失开阖，不能分清泌浊。郑平东认为脾肾虚损是本病的本因，标因乃肾病日久，损及分清泌浊的功能，使湿浊贮留体内，弥漫三焦，波及其他脏腑，而引发本病。程丑夫认为慢性肾衰其病机重点当在气机升降失调，指出关格虽症见于上下，而病变实与三焦气机不利密切相关，故其论治以擅调气机升降出入为主，用药遣方多以升降散加减常有奇效。

4. 大黄酚、黄芪甲苷对 UUO 模型大鼠纤维化指标的影响

(1)研究结果

1)肾组织 LN 的表达：假手术组肾小管间质中 LN 表达少，而模型组肾间质中 LN 表达明显增强。模型组与假手术组相比，肾组织 LN 的阳性表达面积明显升高，呈显著性差异($P<0.05$)；经治疗后，与模型组相比，黄芪甲苷组和大黄酚组均能显著降低 LN 的阳性表达面积，有统计学意义($P<0.05$)。而与假手术组相比，黄芪甲苷组和大黄酚组的大鼠肾组织 LN 的阳性表达面积仍有所升高，有统计学意义($P<0.05$)。

2)肾组织Ⅲ型胶原的表达：正常情况下，在肾小球系膜区Ⅲ型胶原呈微弱的阳性，除稍大的动脉周围结缔组织呈阳性表达，余肾间质Ⅲ型胶原无表达。在病理条件下，Ⅲ型胶原可表达于肾间质，围绕在萎缩的肾小管周围，或散在于肾间质中。本实验结果中，模型组与假手术组相比，大鼠肾组织Ⅲ型胶原的阳性表达面积明显升高，呈显著性差异($P<0.05$)；经治疗后，与模型组相比，黄芪甲苷组和大黄酚组均能显著降低Ⅲ型胶原的阳

性表达面积,有统计学意义($P<0.05$)。而与假手术组相比,黄芪甲苷组和大黄酚组的大鼠肾组织Ⅲ型胶原的阳性表达面积仍有所升高,有统计学意义($P<0.05$)。

(2) 讨论与分析:在前期研究中,已证实黄芪甲苷和大黄酚在抗肾纤维化,延缓慢性肾衰进程中发挥的作用,为本研究提供了实验依据。王东等通过体外实验,观察了健脾清化方有效单体对活化的肾成纤维细胞株和系膜细胞株的影响。研究结果中,发现活化的两种细胞株抑制效果最好的是黄芪甲苷,其次是大黄酚。抑制活化的两种细胞株 TGF-β 的分泌效果最好的是黄芪甲苷,其次是大黄酚。表明 TGF-β 刺激因子可促进成纤维细胞和系膜细胞的活化,黄芪甲苷和大黄酚可抑制活化的成纤维细胞和系膜细胞的增殖和 TGF-β 的表达。

在本次实验中,模型组大鼠血肌酐、尿素氮、尿蛋白、纤维化指标等均高于假手术组,提示 UUO 造模成功,成功模拟了肾小管受损,肾间质纤维化的状态。也恰恰证明了肾间质纤维化程度与肾功能减退密切相关。经黄芪甲苷治疗后,我们发现:

肾功能指标:黄芪甲苷组的血肌酐和尿素氮水平较模型组相比均显著下降,具有统计学意义($P<0.05$)。但与假手术组相比,黄芪甲苷组的血肌酐和尿素氮水平仍有升高,具有统计学意义($P<0.05$)。说明黄芪甲苷能够下降血肌酐和尿素氮的水平,改善肾功能,起到延缓肾功能衰竭的进程,但并不能逆转。

尿蛋白指标:黄芪甲苷组的尿 NAG、尿 β2-MG、尿 α1-MG、24 h 尿蛋白定量的水平较模型组相比较显著降低,具有统计学意义($P<0.05$)。黄芪甲苷组的尿 TF 水平较模型组相比无差异,无统计学意义($P>0.05$)。但与假手术组相比,黄芪甲苷组的尿 α1-MG 和 24 h 尿蛋白定量的水平仍有升高,具有统计学意义($P<0.05$);黄芪甲苷组的尿 NAG 和尿 β2-MG 无差异,无统计学意义($P>0.05$)。说明黄芪甲苷能明显下降小分子量尿蛋白如尿 β2-MG 和尿 α1-MG 以及尿 NAG 的水平,可以有效改善肾小管变性坏死引起的肾小管功能下降,也可下降 24 h 尿蛋白定量,改善肾功能。但对于中分子量的尿 TRF,黄芪甲苷则无明显作用。其原因可能是 TRF 在正常情况下不能通过肾小球滤过膜,当肾小管滤过膜电荷选择屏障受损时,尿 TRF 才会升高。说明本实验中,黄芪甲苷的治疗作用主要表现在肾小管上,对肾小球的作用则较弱。过去的研究表明尿中 β2-MG、α1-MG 增高提示肾小管重吸收功能下降,可早期反映肾小管功能障碍。尿 NAG 活性升高可作为肾小管损伤的标志酶。24 h 尿蛋白定量测定作为诊断肾脏疾病和判断其预后的方法,一直被誉为是"金指标"。

肾组织病理情况:经 HE 和 Masson 染色观察,模型组可见部分肾小管和集合管呈囊性扩张,伴有蛋白管型,上皮细胞变性、坏死、脱落,少量小管萎缩消失,间质宽度增加,且可见大量炎症细胞浸润和大量的胶原纤维沉积。黄芪甲苷组的肾小管间质病变与模型组比较,其病变程度较轻,肾小管结构损伤较轻,间质中炎症细胞浸润较少;黄芪甲苷组的蓝染纤维阳性面积率较模型组相比表达明显减少,具有统计学意义($P<0.05$)。而与假手术组比较,黄芪甲苷组的蓝染纤维阳性面积率仍有升高,具有统计学意义($P<0.05$)。说明

黄芪甲苷能够改善 UUO 模型肾组织纤维化的程度，但并不能逆转纤维化的程度。

5. 大黄酚、黄芪甲苷对 UUO 模型大鼠细胞因子的影响

（1）研究结果

1）肾组织 CTGF 的表达：假手术组大鼠肾小管上皮细胞胞质中 CTGF 呈少量表达，而模型组中大鼠肾小管上皮细胞及肾间质细胞胞质中 CTGF 呈强阳性表达。模型组与假手术组比，大鼠肾组织 CTGF 的阳性表达面积明显升高，呈显著性差异（$P < 0.05$）；经治疗后，与模型组相比，黄芪甲苷组和大黄酚组均能显著降低 CTGF 的阳性表达面积，具有统计学意义（$P < 0.05$）。而与假手术组相比，黄芪甲苷组和大黄酚组的大鼠肾组织 CTGF 的阳性表达面积仍有所升高，具有统计学意义（$P < 0.05$）。

2）肾组织 TGF-β 的表达：假手术组大鼠肾间质中 TGF-β 呈弱性表达，模型组中 TGF-β 呈强阳性表达，可表达在成纤维细胞和肾小管上皮细胞胞质。模型组与假手术组比，大鼠肾组织 TGF-β 的阳性表达面积明显升高，呈显著性差异（$P < 0.05$）；经治疗后，与模型组相比，黄芪甲苷组和大黄酚组均能显著降低 TGF-β 的阳性表达面积，有统计学意义（$P < 0.05$）。而与假手术组相比，黄芪甲苷组和大黄酚组的大鼠肾组织 TGF-β 的阳性表达面积仍有所升高，有统计学意义（$P < 0.05$）。

（2）讨论与分析：何氏研究认为，抗纤灵冲剂可减少单侧输尿管梗阻模型大鼠的微量蛋白尿水平，增加肾纤维化保护因子的表达，减少胶原纤维的积聚，抑制 ECM 的沉积，促进 ECM 的降解，从而达到改善抗肾间质纤维化的作用。

经过多年的临床试验和动物实验，都已证实健脾清化方在延缓肾纤维化，治疗慢性肾衰中确实发挥了较好的疗效。在临床试验中，健脾清化方能够提高慢性肾衰患者白细胞介素-2 含量，降低尿转化生长因子和血白细胞介素-6 的含量，改善患者炎症状态，提高免疫功能，防治肾小管间质的损伤以及由此产生的一系列肾损伤；能改善慢性肾衰患者脂质代谢紊乱，提高细胞免疫功能，从而改善肾功能，降低蛋白尿；能降低超敏 C 反应蛋白水平及细胞炎症因子白细胞介素-17 和干扰素-γ 的水平，改善患者微炎症状态，进而延缓慢性肾衰的进程。在动物实验中，健脾清化方能降低 5/6 肾切除大鼠 24 h 尿蛋白定量、肌酐、尿素氮的水平；减少肾组织 TGF-β、CTGFmRNA 的表达，降低细胞外基质的沉积，改善肾纤维化；降低 ATⅡ 及 NADPH 氧化酶的表达，改善氧化应激反应；并能有效阻止 p38MAPK 信号通路的活化，继而动态调控致炎因子 TNF-α 与抑炎因子 IL-10 的表达，改善炎症状态，从而起到保护肾脏，防止慢性肾衰进一步恶化。

由此可见，具有益气健脾、清热化湿功效的健脾清化方在治疗慢性肾衰，延缓其发生发展的过程中，其作用机制并不是单一孤立的，而是通过多途径、多靶点、多环节、多层次共同发挥作用的。

1）黄芪甲苷对肾间质纤维化的影响：在细胞因子方面，黄芪甲苷组的 TGF-β 和 CTGF 的表达较模型组相比较显著降低，具有统计学意义（$P < 0.05$）。而与假手术组比较，黄芪甲苷组的 TGF-β 和 CTGF 的表达仍有升高，具有统计学意义（$P < 0.05$）。说明

黄芪甲苷能够减少细胞因子 TGF-β 和 CTGF 的释放,从而抑制肾间质纤维化的进程,同样不能逆转纤维化的程度。前面已证实细胞因子 TGF-β 和 CTGF 是促进肾间质纤维化的重要致病因子。

在纤维化指标方面,黄芪甲苷组的Ⅲ型胶原、FN、LN 及 α-SMA 的表达较模型组相比较显著降低,具有统计学意义($P<0.05$)。而与假手术组比较,黄芪甲苷组的Ⅲ型胶原、FN、LN 及 α-SMA 的表达仍有升高,具有统计学意义($P<0.05$)。说明黄芪甲苷能够直接下调Ⅲ型胶原、FN、LN 及 α-SMA 纤维化指标的表达,进而减少细胞外基质的沉积,改善肾间质纤维化的程度,延缓慢性肾衰的进程,但并不能逆转纤维化的程度。前面也已证实Ⅲ型胶原、FN 及 LN 时细胞外基质的主要成分,α-SMA 是平滑肌和肌成纤维细胞的标志蛋白,α-SMA 表达增多,意味着肌成纤维细胞数量增多,进而分泌胶原及产生大量的细胞外基质。

本次实验结果中,我们发现:黄芪甲苷能够减轻 UUO 模型大鼠梗阻侧肾组织的病理损伤,改善肾功能,减少蛋白尿,其作用机制可能是通过减少细胞因子 TGF-β 和 CTGF 的释放,降低纤维化指标Ⅲ型胶原、α-SMA、FN 和 LN 的水平,抑制成纤维细胞的增殖及向肌成纤维细胞的转化,减少细胞外基质的合成,起到抗肾间质纤维化的作用,进而延缓慢性肾衰的进程。

2) 大黄酚对肾间质纤维化的影响:对于大黄酚对肾间质纤维化的研究,过去报道较少。因我们前期研究已初步证实大黄酚对抗肾脏纤维化、延缓慢性肾衰的作用。故本次实验中,以大黄酚作为另一研究对象来进一步探讨其对肾间质纤维化的影响。本次研究结果中,经大黄酚治疗后,肾功能指标:大黄酚组的血肌酐和尿素氮水平较模型组相比均显著下降,具有统计学意义($P<0.05$)。但与假手术组相比,大黄酚组的血肌酐和尿素氮水平仍有升高,具有统计学意义($P<0.05$)。说明大黄酚能够下降血肌酐和尿素氮的水平,改善肾功能,但并不能逆转。

在尿蛋白指标方面,大黄酚组的尿 β2-MG 水平较模型组相比均显著下降,具有统计学意义($P<0.05$);但与假手术组相比,大黄酚组的尿 β2-MG 无差异,无统计学意义($P>0.05$)。而大黄酚组的尿 NAG、尿 α1-MG、24 h 尿蛋白定量的水平较模型组相比无差异,无统计学意义($P>0.05$)。说明大黄酚在治疗尿蛋白上效果欠佳。肾组织病理情况:经 Masson 染色观察,模型组可见部分肾小管和集合管呈囊性扩张,伴有蛋白管型,上皮细胞变性、坏死、脱落,少量小管萎缩消失,间质宽度增加,且可见大量炎症细胞浸润和大量的胶原纤维沉积。大黄酚组的肾小管间质病变较模型组比较,其病变程度较轻,肾小管结构损伤较轻,间质中炎症细胞浸润较少;大黄酚组的蓝染纤维阳性面积率较模型组相比表达明显减少,具有统计学意义($P<0.05$)。而与假手术组比较,大黄酚组的蓝染纤维阳性面积率仍有升高,具有统计学意义($P<0.05$)。说明大黄酚能够改善 UUO 模型肾组织纤维化的程度,但不能逆转纤维化的程度。

在细胞因子方面,大黄酚组的 TGF-β 和 CTGF 的表达较模型组相比较显著降低,具有统计学意义($P<0.05$)。而与假手术组比较,大黄酚组的 TGF-β 和 CTGF 的表达仍有升高,具有统计学意义($P<0.05$)。说明大黄酚通过减少细胞因子 TGF-β 和 CTGF 的释放,从而抑制肾间质纤维化的进程,同样不能逆转纤维化的程度。

在纤维化指标方面,大黄酚组的 Ⅲ 型胶原、FN、LN 及 α-SMA 的表达较模型组相比较显著降低,具有统计学意义($P<0.05$)。而与假手术组比较,大黄酚组的 Ⅲ 型胶原、FN、LN 及 α-SMA 的表达仍有升高,具有统计学意义($P<0.05$)。说明大黄酚能够直接下调 Ⅲ 型胶原、FN、LN 及 α-SMA 纤维化指标的表达,减少细胞外基质的沉积,进而改善肾间质纤维化,延缓慢性肾衰的进程,同样不能逆转纤维化的程度。

实验结果中,我们也发现:大黄酚能够显著改善肾功能,减轻 UUO 模型大鼠梗阻侧肾组织的病理损伤,其作用机制可能是通过减少细胞因子的释放,降低纤维化指标的水平,减少细胞外基质的合成,进而延缓肾间质纤维化的进程。黄芪甲苷和大黄酚虽都能改善肾功能、起到抗肾间质纤维化的作用,但两者之间仍有各自的侧重点。黄芪甲苷在降低尿蛋白上明显优于大黄酚,说明黄芪甲苷在改善肾小管功能上优于大黄酚。究其原因,可能是因为蛋白尿为人体精微物质,由脾生化且有肾封藏,若脾失于运化,肾失封藏,则精微下注形成蛋白尿。脾肾气虚是蛋白尿的根本病机,而黄芪的功效主要是益气健脾,后天又可滋养先天,补气力量显著,故能明显减少蛋白尿的形成。

黄芪侧重补气,大黄侧重清热化湿排毒,本实验中结果显示黄芪甲苷在改善肾间质纤维化的程度明显优于大黄酚,可能是因为肾间质纤维化的发病与脾虚湿热内蕴关系密切,而虚贯穿疾病的始终,尤以虚为主。因黄芪补气功效较强,故证实具有补气功效的黄芪与具有清热化湿的大黄比较,黄芪的有效单体——黄芪甲苷在改善肾间质纤维化的程度上效果显著。说明补气药比清热化湿药更能缓解肾间质纤维化的程度。

大黄酚在改善肾功能这方面优于黄芪甲苷,其原因可能是:肌酐、尿素氮在体内长期蓄积便成为人体有毒物质,可引发各种系统疾病,而大黄清热化湿排毒的功效使浊邪有出路,促进有毒物质的排出,进而保护肾功能。

由此可见,因本研究采用单侧输尿管结扎来制作肾间质纤维化模型,主要影响肾小管的功能,导致肾小管间质的损伤,结合本实验结果,发现具有益气健脾的黄芪对肾小管功能的改善优于具有清热化湿排毒的大黄。

黄芪甲苷、大黄酚虽能改善肾功能、下降尿蛋白、改善肾组织病理情况,减少细胞因子及纤维化指标,但都未能达到正常水平,说明黄芪甲苷、大黄酚只能延缓肾间质纤维化,但不能逆转。但到底是通过何种途径减少 TGF-β 和 CTGF 的分泌以及是否存在信号转导通路有待于下一步研究探讨。且本次对黄芪甲苷、大黄酚的研究仅限于动物实验,还需要通过临床实验进一步验证其疗效。

参考文献

[1] 谢婷婷,何立群,邵命海,等.采用 UUO 模型观察 7 种中药复方对慢性肾衰大鼠的疗

效[J].中华中医药学刊,2014,32(5):1021-1023.

[2] 马晓红,何立群.从抑制肾纤维化角度研究健脾清化方对阿霉素肾病大鼠肾功能的作用与机制[J].中国中西医结合杂志,2014,34(6):733-738.

[3] 马晓红,何立群.健脾清化方调节局灶节段硬化大鼠炎症信号通路的机制[J].南方医科大学学报,2013,33(11):1577-1582.

[4] 邹赟,朱祎,邵命海,等.健脾清化方对5/6肾切除大鼠AT Ⅱ/NADPH 氧化应激通路的干预作用[J].中南大学学报(医学版),2013,38(8):779-784.

[5] 邹赟,何立群.健脾清化方对 Ang Ⅱ 刺激下大鼠系膜细胞 NADPH/p38MAPK 氧化应激通路的影响[J].中成药,2019,41(10):2344-2348.

[6] 吴锋,孙悦,张彤,等.健脾清化方对 CKD2～3 期患者慢性微炎症状态的随机对照多中心研究[J].中国中西医结合肾病杂志,2012,13(6):504-506.

[7] 马晓红,何立群.健脾清化方对阿霉素肾病大鼠免疫炎症损伤的作用机制[J].四川大学学报(医学版),2014,45(1):19-23.

[8] 陈刚,何立群.健脾清化方对不同蛋白饲料喂养慢性肾衰竭大鼠肾功能及血脂的影响[J].上海中医药大学学报,2007,21(3):66-68.

[9] 侯卫国,何立群,沈沛成,等.健脾清化方对不同饮食喂养的 CRF 大鼠胃动素、胃泌素的影响[J].上海中医药杂志,2007,41(5):66-69.

[10] 余弘吉,何立群.健脾清化方对单侧输尿管梗阻模型大鼠 p38MAPK 信号通路的影响[J].世界中医药,2019,14(5):1061-1067.

[11] 陈文浩,何立群.健脾清化方对急性肾缺血再灌注 SD 大鼠氧化应激损伤的影响[J].世界中医药,2019,14(5):1098-1101.

[12] 马晓红,何立群.健脾清化方对局灶节段性肾小球硬化大鼠 NF-κB 及下游分子的影响[J].细胞与分子免疫学杂志,2014,30(2):164-166.

[13] 符强,何立群,曹和欣.健脾清化方对慢性肾功能衰竭高脂血症大鼠肾组织氧自由基和转化生长因子 β1mRNA 表达的影响[J].中西医结合学报,2006,4(4):408-412.

[14] 马晓红,王东,王云满,等.健脾清化方对慢性肾衰大鼠肾组织 TGF-β1mRNA 及 CTGFmRNA 表达的影响[J].中国中医药科技,2013,20(2):122-128.

[15] 蒋宇峰,邹赟,唐英,等.健脾清化方对脾虚湿热型慢性肾功能衰竭患者微炎症指标的影响[J].中医杂志,2014,55(24):2106-2109.

[16] 邹赟,朱祎,王东,等.健脾清化方对肾衰大鼠磷酸化 p38 丝裂原活化蛋白激酶介导的炎症因子的调控作用[J].上海中医药大学学报,2013,27(3):73-76.

[17] 陈晛,何立群.健脾清化方对肾纤维化大鼠肾功能、蛋白尿及肾组织 Col-Ⅳ 表达的影响[J].南京中医药大学学报,2013,29(6):548-552.

[18] 王东,何立群.健脾清化方有效单体对活化的肾成纤维细胞株和系膜细胞株增殖的影响[J].细胞与分子免疫学杂志,2012,28(9):948-951.

［19］陈晛,何立群.健脾清化方在肾小球硬化大鼠中抗肾纤维化的作用及其机制［J］.中国医学科学院学报,2014,36(5):461－465.

［20］陈刚,何立群.健脾清化方治疗慢性肾衰竭 53 例临床观察［J］.中国中西医结合肾病杂志,2006,10(7):591－593.

［21］麻志恒,彭文,倪兆慧,等.健脾清化方治疗慢性肾脏病(3 期)脾虚湿热型患者的临床疗效观察［J］.中华中医药杂志,2016,31(10):4333－4337.

［22］何立群,蔡淦.健脾清化方治疗脾虚湿热型慢性肾衰的临床观察［J］.中西医结合学报,2005,3(4):270－273.

［23］何立群,侯卫国,沈沛成,等.健脾清化方治疗脾虚湿热型慢性肾衰的临床疗效及细胞分子机制研究［J］.上海中医药杂志,2006,40(4):6－8.

［24］余柯娜,倪兆慧,汪年松,等.健脾清化方治疗脾虚湿热型慢性肾脏病 3 期的多中心随机对照临床观察［J］.中国医学科学院学报,2016,38(6):686－695.

［25］马晓红,邹赟,张悦,等.丝裂原活化的蛋白激酶 p38 在健脾清化方改善大鼠慢性肾衰竭中的意义［J］.浙江大学学报(医学版),2013,42(5):567－572.

［26］邵命海,何立群,谢婷婷,等.应用 5/6 肾切除模型研究 7 首临床有效验方抗肾纤维化作用［J］.中国中医基础医学杂志,2012,18(6):662－664.

第二章　血瘀理论在慢性肾脏病中的应用

在慢性肾脏病病程中，因病久脏器损伤，可出现络脉瘀滞表现。不论是脾肾气虚、脾肾阳虚、肝肾阴虚、阴阳两虚、气血两虚或气血阴阳之不足，均可造成气血阻滞，瘀血内生；或湿、热、毒、瘀病理产物久留不去，湿热互结，郁滞三焦为毒为瘀；若情志郁结，气机不畅，或者痰饮等积滞体内，阻遏脉络，都可造成血运不畅，形成瘀血。

第一节　古代血瘀理论与肾脏疾病

一、古代肾病血瘀理论

历代医家对于血瘀的症状和体征亦早有认识。由于病种各异，性别和年龄不同，故血瘀证在不同病种的临床表现上，既有相似之处，又具特殊表现。黑色属肾，肾病日久，本色外显，则是水竭血瘀之候。《灵枢·经脉》中说道：手少阴心经的脉气竭绝，脉道就会不通；脉道不通，血液就不能周流；血不周流，面色就无光泽；面色无光泽，就是血脉先死的征象。不通则痛，通则不痛，痛者即表示气血不通顺。腰为肾之府，其血瘀的代表性症状即为腰痛固定或呈刺痛症状；血瘀证的其他客观依据则为舌质青紫或舌体有瘀点、瘀斑、舌下络脉粗张、细涩之脉等。《伤寒论》少阴病篇中论述，当少阴经阳气虚衰时，无力运化血液，致使血行缓慢，且寒凝血脉，终致血行瘀滞阻滞络脉。故《伤寒论》首创了蓄血证三方（桃核承气汤、抵当汤、抵当丸），方中大剂量活血药以化瘀通络，在现代临床上主要治疗肾病蛋白尿、血尿。

基于古代中医理论，现代有中医学者也主张慢性肾脏病的血瘀理论。王自敏认为慢性肾脏病的病机多为本虚标实，其中瘀血、痰湿和浊毒等病机相互纠结，而以血瘀为主。李蔚等认为慢性肾脏病的基本病机为肾虚湿瘀，本虚证主要为"肾虚"、标实证主要为"瘀血"。

二、古代肾病血瘀理论的运用

《金匮要略》在治疗肾病方面提出气分、水分、血分三阶段诊疗思路。认为肾病后期以血分病变为主，故需逐瘀，但逐瘀药易耗伤元气，应随证施治。其曰"血不利则为水"，后世医家有"瘀血不去，蛋白难消"，足见活血化瘀在肾病治疗中至关重要。在《金匮要略》中后人还归纳出治肾十法，其中就有二法为养血活血、健脾利湿和活血化瘀、消癥利水。古人将消渴分为"上消""中消""下消",而"下消"与现代的糖尿病肾病密切相关。《金匮要略》中主张用肾气丸治疗"下消",方中以"补、涩、通"三法,肾之阴阳兼顾。

肾病后期瘀血轻症见于蒲灰散,蒲黄有利小便、止血、消瘀血功效,制成蒲灰与滑石相配,更显化瘀利窍泄热之功。瘀血重症见于下瘀血汤、抵当汤,瘀血着于下焦则水行不利,逐之瘀下水行。水蓄气滞易影响血分,血道不利则生瘀血,瘀血不除又进一步影响气化水行,故水病及血阶段应既病防变,延缓病情发展。水经不利,血虚郁阻,肝脾不和者可予当归芍药散。病变至水血互结,郁热内生可用桂枝茯苓丸。二方皆用芍药,取其缓急调血之功。

第二节　现代血瘀理论与肾脏疾病

一、糖尿病肾病(DN)

现代越来越多的医家认为糖尿病肾病以虚、瘀、浊为基本病机,虚为基本条件,瘀是核心病机,浊是最终结局。糖尿病肾病早期以络滞、络瘀为主,当化瘀通络,使旧血去,新血生,络脉通畅。

我国中西医结合肾脏病学科的奠基人之一,上海市名老中医陈以平强调"微观辨证",认为可将肾小球毛细血管内微血栓和血栓样物质的形成、基底膜断裂、毛细血管襻的闭塞或扩张等纳入"肾络瘀痹",当以活血化瘀、疏利气机为主要治则。陈以平在临床实践中认为免疫复合物在上皮下沉积、基底膜增厚等病理变化当归于中医微观辨证之"瘀血"证;而补体活化、膜攻击复合物形成归属微观辨证之湿热或热毒之候,提出了"湿热胶着成瘀"这一中医病理过程是影响疾病发生、发展的关键。提出了健脾益气、清利湿热、活血化瘀之治疗大法。陈以平将糖尿病肾病分三证型论治。气阴两虚证:治以益气为主,重用黄芪,常用沙参麦冬汤合六味地黄丸加减,再配以清热活血通络之品;脾肾亏虚、气虚血瘀证:治以健脾补肾、益气活血为治则,药用黄芪、川芎、葛根、山茱萸、灵芝、黄精、当归等;瘀浊内蕴、水湿泛溢证:治以温肾利水、化瘀泄浊为法,方用金匮肾气丸加减。

叶景华认为瘀毒是糖肾的诱发及加重因素,治疗始终用活血化瘀法。瘀血有寒热虚实之别,热证则用牡丹皮、赤芍、紫草、茜草、生蒲黄、泽兰、丹参等;寒证则用川芎、桃仁、红花、当归、山楂等;气瘀则用郁金、延胡索、降香等;气虚则用三七、黄芪等。对瘀血持久不化者,则选用水蛭。

二、IgA肾病(IgAN)

IgA肾病病源于正虚,但往往由虚致实,产生湿热、瘀血等,邪实又可加重正气的虚损。陈以平等对IgA肾病中医证候的多中心流行病学调查发现,标证中血瘀证占28.9%。因此,IgA肾病血瘀证是临床常见的证型。近年来,血瘀证研究表明其主要病理改变表现为血液循环障碍（全身、局部，特别是微循环障碍），也涉及感染、炎症、组织异常增生、免疫性疾患等多种病理生理改变的一系列疾病。

北京中医药大学杨玉洁观察了 IgA 肾病血瘀证与肾小球的缺血性硬化之间的关系。通过横断面的研究方法，结合中医血瘀证证候，探明 IgA 肾病肾小球外小动脉病变、肾小球的缺血性硬化与血瘀证之间的关系，为其临床治疗中活血化瘀药物的使用提供研究数据和理论依据。许多研究表明采用改善血循环的中西药治疗 IgAN 取得显著疗效，这也从另一方面证明了血瘀与 IgAN 有密切联系。

三、狼疮性肾炎（LN）

LN 是由于人体正气不足，阴阳气血失调，热毒乘虚而入，内蕴于肾，燔灼营血，损伤阴精，瘀阻血脉肾络所致。本病病机特点是阴阳失调为本，热毒瘀结为标。热毒内蕴、瘀血停滞是导致狼疮性肾炎发生发展的主要因素，并贯穿疾病的始终。

狼疮性肾炎的炎症细胞因子与中医学的热毒血瘀存在相关性。狼疮性肾炎的自身抗体、免疫复合物及其产生的一系列细胞因子和炎症介质，均可视为内生之热毒血瘀。炎症细胞因子可引起的狼疮性肾炎的血小板聚集、凝血系统的激活、肾脏细胞外基质增多、肾小球硬化、小管萎缩及间质纤维化。因此，这些炎症细胞因子对 LN 的作用与中医学的瘀血阻滞肾络导致的病理变化的特征相一致。此外，狼疮性肾炎的临床表现多种多样，与热毒血瘀致病的多变性、多发性的特点相似。而临床研究也进一步显示，在热毒血瘀证的狼疮性肾炎患者血中，其炎症状态细胞因子含量明显升高。

国家级名老中医周乃玉提出，瘀血阻络贯穿于本病的发病始末，故在发病伊始即开始应用活血通络药物，如穿山甲、地龙等。周乃玉认为本病之发热、红斑等现象都与瘀血密切相关，女性患者常见的月经紊乱、月经闭阻也与瘀血有关，女性出现的病态妊娠与瘀血阻络密不可分。

第三节　何氏经验方——抗纤灵

一、组方原则

1. 立方依据　CRF 的病机是本虚标实。本虚为脾肾阳虚、肝肾阴虚、气阴不足、阴阳两虚等，标实为湿浊、水停、动风瘀血等。肾病日久，气血不足，气虚血虚，气机不畅，气滞血瘀，络脉阻塞，而慢性肾衰从发病至死亡，有肾小球纤维化，肾单位毁损，即所谓存在"微癥瘕"。所以慢性肾衰肾脏病理上看，一直存在瘀血内停的表现。临床大量研究表明 CRF 患者或多或少见有血瘀证。因此血瘀气滞、络脉阻塞是本病的病机特点之一。如面色晦黯或黧黑、肌肤甲错、腰部有固定痛、唇甲青紫、舌质紫黯有瘀点、脉涩等。根据有关慢性肾衰、肾纤维化病因病机研究,我们发现慢性肾衰、肾纤维化基本病机是肾虚血瘀。再从临床及动物实验研究中显示活血化瘀补肾中药复方及单体能延缓慢性肾脏病、肾纤维化进展。因此,从慢性肾脏病、肾纤维化病因病机及治疗方法的指导思想出发,我们确立了在扶正祛邪基础上着重活血化瘀的抗纤灵方组方,选取丹参、制大黄、当归、怀牛膝、桃仁五味中药组成,以活血化瘀为主,兼以扶正泄浊。丹参、制大黄为君药,丹参一味功同四物汤,扶正补血活血,制大黄清热泄浊活血;桃仁为臣药,祛瘀活血;当归为佐药,补血活血;牛膝为使药,补肾活血,又引诸药归于肾经。方中丹参、制大黄活血清热,辅以当归、牛膝益肾补血活血,桃仁加强祛瘀活血之力,诸药合用共为活血化瘀、扶正泄浊之功。纵观全方,以活血为特征,兼以扶正泄浊,攻补兼施,温凉并用,补中有通,行中有补,方证相符,药味组成精简,寒温并用,祛邪不伤正,扶正不留邪。

2. 配伍分析　抗纤灵组成:丹参、制大黄、牛膝、桃仁、当归。功效:活血化瘀,扶正泄浊。丹参、制大黄为君药,丹参益气活血,制大黄清热泄浊活血;桃仁为臣药,祛瘀活血;当归为佐药,补血活血;牛膝为佐使药,补肾活血,又引诸药归于肾经。方中丹参、制大黄活血清热,辅以当归、牛膝益肾补血活血,桃仁加强祛瘀活血之力,诸药合用共奏活血化瘀、扶正泄浊之功。组方特点:综观全方,以活血为特征,兼以扶正泄浊,攻补兼施,温凉并用,补中有通,行中有补,使补而不滞邪,祛邪而不伤正。

3. 现代药理研究　丹参:味苦,微寒。归心、肝经。具有活血调经、祛瘀止痛、凉血消痈、除烦安神的功效。《本草纲目》称其"能破宿血,补新血"。《本草汇言》言其能"破癥除瘕,止烦满,益气"。《云南中草药选》言其"活血散瘀,镇静止痛"。《重庆堂随笔》说"降而行血,血热而滞者宜之"。《神农本草经》说:"主心腹邪气,肠鸣幽幽如走水,寒热积聚,破癥除瘕,止烦满,益气。"《妇科明理论》有"一味丹参散,功同四物汤"之说。主要含丹参酮、丹酚酸、丹参素和原儿茶酸等。药理作用:改善血液流变性,降低血液黏度;抑制血小板聚集及凝血功能;激活纤溶酶原-纤溶酶系统,促进纤维蛋白降解和抗血栓形成等。在临床中常用于治疗腹部肿块、胸背痛、四肢关节痹痛、跌扑外伤疼痛等。

研究发现:丹参可减轻马兜铃酸肾病(aristolochic acid nephronia, AAN)大鼠的肾小管上皮细胞损伤,抑制 RF 形成,并可减轻血管病变,保护肾功能;可提高左肾静脉狭窄大鼠的肾脏清除氧自由基的能力,减轻脂质过氧化反应,下调纤溶酶原激活物抑制剂-1(plasminogen activator inhibitor-1, PAI-1)和 TGF-β1 的表达;亦可降低 UUO模型大鼠结缔组织生长因子(connective tissue growth factor, CTGF)的表达,改善肾脏病理,从而减轻肾纤维化。丹参注射液可降低尿路梗阻性肾病大鼠 Scr、BUN 水平,减少TGF-β1 的表达;改善造影剂肾损害的肾组织病理,减轻肾脏的过氧化损伤,从而延缓CRF 的进展;对链霉素所致肾损伤具有拮抗作用。体外实验表明,丹参可下调血管紧张素Ⅱ(angiotensinⅡ, AngⅡ)诱导的肾小球系膜细胞(MC)TGF-β1、PAI-1、细胞内活性氧的表达,从而减轻肾小球硬化和 RIF。丹参有用成分之一丹参酮有消炎、改善脂质代谢作用。有研究为了揭示丹参酮具有局部消炎作用,采取小鼠给药丹参酮方法后观察局部炎症改变情况,最终发现丹参酮不仅对小鼠局部急性炎症有修复作用,对亚急性炎症也具有改善作用。也有研究表明,丹参酮ⅡA可以抑制肾纤维化进展,其主要机制与抑制肾脏层粘连蛋白表达相关。

大黄:味苦,寒。归脾、胃、大肠、肝、心经。具有泻下攻积、清热解毒、活血祛瘀的功效。《神农本草经》说:"下瘀血,血闭寒热,破癥瘕积聚,留饮宿食,荡涤肠胃,推陈致新,通利水谷,调中化食,安和五脏。"《本草经疏》称其:"善下泄,推陈致新,无所阻碍所至荡平。"《汤液本草》言大黄,泄腹部之满,推陈致新,安五脏,定祸乱,具有"将军"之称。《本草正义》言大黄"快速善行,通行下焦,抵达血分,破坚不俱,横扫污垢"。《药品化义》中提道:"其味重浊,直降下行,走而不守,有斩关夺门之力,专攻胸胃蓄热,积聚痰实,便结瘀血。"主要含大黄酸、大黄素、大黄酚、有机酸、鞣质和雌激素样物质等。药理作用:保护肾、肝、肺等重要器官的功能,改善微循环,荡涤胃肠内细菌和毒素,促进新陈代谢等。主要用于热积便秘、出血证、咽喉肿痛、眼睛红肿、热邪过甚的疮疡肿毒、产后瘀血所致腹部疼痛、血瘀导致的经闭、黄疸等病证。

大黄治疗CRF的作用机制主要有以下几个方面:① 具有泻下作用,使肠内氨基酸吸收减少;② 增加血中必需氨基酸,使蛋白质合成增加;③ 抑制体内蛋白质分解,减少BUN的来源;④ 促进骨髓制造血小板,改善毛细血管脆性;⑤ 具有利尿作用,促进毒素泄。

研究发现:大黄能降低尿酸性肾病大鼠Scr、BUN、尿酸(uric acid,UA)水平,减少尿酸盐在肾小管中沉积及炎性细胞浸润,减少CTGF、碱性成纤维细胞生长因子(basic fibroblast growth factor,bFGF)和环氧合酶-2(cyclooxygenase-2,COX-2)在肾组织中表达,升高肝细胞生长因子(hepatocyte growth factor,HGF)含量,从而减轻肾脏损害,保护肾功能。亦可减少大鼠肾匀浆脂质过氧化产物丙二醛的产生,具有明显的抗氧化应激作用。大黄煎剂可减少多柔比星肾病小鼠的尿蛋白,降低Scr、BUN水平,改善肾组织病理。临床研究发现,口服大黄能改善CRF患者微炎症状态;给予大黄灌肠,可明显降低CRF患者血尿TGF-β1水平,改善肾功能,从而减轻肾纤维化。目前实验证实,大黄有促进排便、抑制细菌生长、保肝利胆、改善血压、改善血脂作用。临床也用于消化系统疾病,如内脏绞痛,急性胆囊炎,小儿急性肾炎,血脂偏高,肥胖等疾病。

牛膝:味苦酸、甘,平。归肝、肾经。具有活血通经,引火(血)下行,利尿通淋,补肝肾,强筋骨的功效。《神农本草经》曰:"主寒湿痿痹,四肢拘挛,膝痛不可屈伸,逐血气,伤热火烂,堕胎。久服轻身耐劳。"《贵州草药》言怀牛膝:生可活血,炒可补益肝肾。《本经逢原》提道:"引诸药下行,筋骨痛风在下着宜加用之。"主要含三萜皂苷、多糖、齐墩果酸、生物碱和香豆素等。药理作用:抗凝血、改善血液流变性,降低血糖,降压,利尿,抗菌,止痛,延缓衰老,增强免疫功能等。临床多使用于腰背四肢酸痛,筋骨萎软无力,腹部瘀血包块,瘀血经闭。

研究发现:牛膝醇提物能阻断Ang Ⅱ的生成,起到降压保护肾脏的作用。牛膝多糖可显著降低糖尿病大鼠Scr、BUN和尿蛋白水平,抑制早期肾脏肥大,减轻肾脏组织结构和功能的损害;保护胰岛β细胞功能;抑制肾脏细胞凋亡;从而延缓和阻止糖尿病肾脏的损害。也有改善血脂、增强机体抵御病邪的作用。

桃仁：味苦、甘，平。归心、肝、大肠经。具有活血祛瘀、润肠通便、止咳平喘的功效。《神农本草经》说："主瘀血，血闭，瘕，邪气杀小虫。"《药性集要》提道："得香附使行气破血；得红花行瘀通月经；得海蛤除血结胸；得陈皮治血闭大便不通。"《本草纲目》言桃仁生用活血。《本经逢原》言桃仁，可作为瘀血所致经闭常用药。主要含脂质体、黄酮、苦杏仁苷和糖类等。药理作用：抗血液凝集、改善微循环，抗炎、降低血管通透性、减少炎性渗出液，提高免疫力，抗肿瘤等。临床多用于腹部瘀血包块，热甚所致下焦血证，肠燥便秘证。

研究发现：桃仁能改善 UUO 模型大鼠的肾组织病理，降低尿 NAG 水平，抑制核因子-κB(nuclear factor-κB, NF-κB)、肿瘤坏死因子-α(tumour necrosis factor-α, TNF-α)和 CTGF 的表达；亦可增强上皮细胞钙黏蛋白的含量，减少 α-SMA 和纤维连接蛋白(fibronectin, FN)的表达，抑制肾小管上皮细胞转分化，从而延缓 RF 的发展，桃仁还有改善循环、消炎、抑制肿瘤生长等作用。

当归：味甘、辛，温。归肝、心脾经。具有补血养血，活血调经，祛瘀止痛，润肠通便的功效。《神农本草经》说："主咳逆上气……妇人漏下，绝子，诸恶疮疡、金疮。"《本草纲目》说："治头痛、心腹诸痛，润胃肠筋骨皮肤。治痈疽，排脓止痛，和血补血。"《日华子本草》称其："破恶血，养新血，主癥癖，肠胃冷。"主要含阿魏酸、当归酮、当归多糖、丁二酸和香荚兰酸等。药理作用：提高血红蛋白及红细胞生成，促进骨髓造血、抗血小板聚集、抗血栓形成，抗氧化、清除氧自由基，扩张血管、降压，抗炎，抗菌，镇痛等。临床多治疗贫血所致面色萎黄、头晕心慌，月经量过少，血虚痛经，津亏大便不通，跌扑挫伤。

研究发现：当归可降低博莱霉素大鼠肺组织中的 Col1、Ⅲ型胶原(collagen Ⅲ, Col Ⅲ)、α-SMA 以及 CTGF mRNA 水平，抑制 FBS 增殖及分化，减轻纤维化程度；对甘油所致急性肾小管坏死兔有明显的肾脏保护作用。当归注射液可降低宫内缺氧大鼠的血管内皮生长因子的表达，明显减轻肾脏的损伤；亦可降低肾缺血再灌注损伤兔的 Scr 水平，减少 bFGF 的表达，从而减轻肾损伤。体外实验表明：当归提取液可抑制肺和心肌 FBS 增殖及其分泌胶原，中、低剂量作用显著，尤以低剂量更为明显；而高剂量呈现相反的促进作用，说明剂量与疗效有相关性。当归可提高机体抵御外邪能力，改善脂质紊乱，软化血管，降低血液黏滞度。

二、临床研究

CKD 进展的原因在于有效肾单位进行性毁损，肾纤维化是多种肾脏疾病发展至 ESRD 的共同病理过程，其发病机制迄今为止仍未得到完全阐明。通常认为是多因素综合作用的结果，有为数众多血管活性因子参与炎症和纤维化过程。本研究从临床疗效、肾功能、蛋白尿角度进行多中心随机对照研究，探讨具有活血化瘀疗效的抗纤灵方改善肾功能、减低蛋白尿疗效。

（一）研究方法

1. 一般资料　全部病例来源于住院和门诊的患者，分为 2 组，随机方法：本试验采用多中心随机对照研究。抗纤灵方组：115 例，男性 57 例，女性 58 例，年龄 27～75 岁，平均年龄 54.1 岁，治疗前 Scr 为 115～277 $\mu mol/L$，平均 180.7±70.9 $\mu mol/L$。其中原发病主要为慢性肾小球肾炎、慢性肾盂肾炎等。氯沙坦对照组：115 例，男 59 例，女 56 例，年龄 30～75 岁，平均年龄 52.7 岁，治疗前 Scr 为 129～283 $\mu mol/L$，平均 177.2±68.8 $\mu mol/L$。两组一般资料及观察指标无显著性差异。

2. 诊断及症状分级标准

(1) 中医诊断标准参照中医诊断标准：中华人民共和国国家标准《中医临床诊疗术语疾病部分》(GB/T6751.1－1997)"慢性肾衰"的诊断标准。

(2) 西医诊断标准：参照美国肾脏病学会(2002 年)慢性肾脏病临床实践指南，蛋白尿和(或)血尿≥3 个月，或者病理检查有肾损害，肾损害是指肾脏的结构或功能异常表现为下列之一：肾脏病理学异常；或者具备肾损害的指标，包括血、尿成分或者肾脏影像学检查异常。

(3) 纳入标准：本研究选择 CKD3 期：GFR 为 30～59 ml/min；原发疾病为慢性肾小球肾炎或肾盂肾炎；24 h 尿蛋白定量为 0.3～3.5 g。GFR 根据 MDRD 公式计算：GFR＝170(Scr)－0.99×Age－0.176×(BUN)－0.170×(Ab)0.318×0.762(女性)。

注：年龄(岁)，体重(kg)，Scr(mg/dl＝$\mu mol/L$×0.0113)，BUN(mg/dl＝$\mu mol/L$×2.8)，Alb(g/dl＝g/L×0.1)，GFR 单位：ml/(min·1.73 m^2)。

(4) 排除标准：不符合 CKD3 期；24 h 尿蛋白大于 3.5 g 或者小于 0.3 g；继发性肾脏病导致肾损害；合并严重心脑肝和造血系统疾病；急性肾衰；血压低于 90/60 mmHg；使用过糖皮质激素、雷公藤制剂、免疫抑制剂等。

(5) 症状评级标准：根据 Stanghellini 标准按症状轻重分四级。0 分：无症状；1 分：偶有症状但不明显，不影响日常工作生活；2 分：症状较为常见，轻度影响正常工作生活；3 分：症状严重频繁出现，且影响工作及生活。

3. 治疗方法

(1) 一般治疗：各组患者入院后均予一般处理，即纠正水、电解质及酸碱平衡失调纠正心衰，控制感染，并去除引起肾功能减退的其他可逆因素，两组患者均予优质低蛋白质饮食(LPD)，控制血压及对症处理。

(2) 药物及给药方法：治疗组加服抗纤灵方。药物组成：丹参 15 g、制大黄 15 g、桃仁 12 g、当归 12 g、牛膝 9 g。由高压蒸汽煮取 200 ml，一日 2 次温服，或者自行煮药：浸泡 30 min，中药加水 500 ml，大火烧开后文火煮 20 min，取汁煮取 200 ml，一日 2 次温服；对照组加服氯沙坦(科索亚，杭州默沙东制药有限公司)，50～100 mg，晨顿服。

(3) 疗程：治疗和观察周期为 16 周。

(4) 观察指标：治疗前后及第 4 周、8 周、12 周、16 周分别观察临床症状、疗效，尿素氮(BUN)、肌酐(Scr)、GFR、24 h 尿蛋白定量；治疗前后及第 8 周观察三酰甘油(TG)、总胆固醇(TC)。治疗前后观察血清 ATⅡ、Ⅰ型胶原、Ⅲ型胶原、血纤维蛋白原(FIB)、血清

TGF-β1,尿 TGF-β1。

（5）疗效标准：中医辨证标准及症状分级量化标准参照 2002 年《中药新药治疗慢性肾功能衰竭的临床研究指导原则》。① 显效：临床症状积分减少60%,血肌酐降低20%;② 有效：临床症状积分减少 30%,血肌酐降低 10%;③ 稳定：临床症状有所改善,积分减少<30%,血肌酐无增加或降低<10%;④ 无效：临床症状无改善或加重,血肌酐增加。

（二）研究结果

1. 临床总体疗效　根据症状积分,治疗组腰膝酸软、神疲乏力、纳呆、浮肿等症状改变明显,对照组神疲乏力、纳呆、头晕等症状改变明显,腰痛、肢体麻木等症状改变无统计学意义。两组疗效统计：治疗组总疗效为 77.4%,明显高于对照组 51.3%（$P<0.05$）。

表 2-1　两组临床疗效统计

组　别	例　数	显　效	有　效	稳　定	无　效	总有效率
治疗组	115	37	52	21	5	77.4%*
对照组	115	26	33	41	15	51.3%

注：* 表示治疗前后比较,$P<0.05$。

2. 治疗前后两组肾功能的变化　见表 2-1～表 2-3。从表中可以看出,抗纤灵治疗后 BUN、Scr 显著下降（$P<0.05$）,GFR 治疗组治疗显著升高（$P<0.05$）,氯沙坦组 GFR虽有下降,但无统计学意义。

表 2-2　治疗前后两组 BUN、Scr 的变化

组　别	例数	BUN(mmol/L)		Scr(μmol/L)	
		治疗前	治疗后	治疗前	治疗后
治疗组	115	9.47±3.84	8.32±2.72	180.7±70.9	168.5±66.2*
治疗组	115	10.70±4.21	10.24±3.79	177.2±68.8	201.2±70.8

注：* 表示治疗前后比较,$P<0.05$。

表 2-3　治疗前后两组 GFR 的变化

组　别	例　数	GFR(ml/min)	
		治疗前	治疗后
治疗组	115	44.6±10.9	47.7±11.8*
治疗组	115	44.2±10.7	40.5±14.6

注：* 表示治疗前后比较,$P<0.05$。

3. 治疗前后血脂变化　见表 2-4。从表中可以看出,治疗组和对照组血清中三酰甘油均高于正常值,经治疗后两组 TC、TG 均有所下降,但治疗组 TC、TG 下降有显著意义（$P<0.05$）。

表 2 - 4 两组治疗前后血脂的变化

指标	例数	治 疗 组			对 照 组		
		治疗前	第 8 周	治疗后	治疗前	第 8 周	治疗后
TG	115	2.07±1.56	1.85±0.98	1.69±1.08*	2.27±1.44	2.02±1.12	1.97±1.29
TC	115	5.64±2.10	5.23±2.07	4.64±1.59*	5.80±1.70	5.45±1.47	5.29±1.58

注：* 表示与治疗前相比，$P<0.05$。

4. 治疗前后尿蛋白定量变化 见表 2 - 5。从表中可以看出，两组治疗皆有所下降，抗纤灵组治疗 12 周及治疗后与治疗前比较有统计学差异（$P<0.05$），氯沙坦组无统计学意义。

表 2 - 5 治疗前后两组尿蛋白的变化

组别	例数	尿蛋白定量(g/24 h)				
		治疗前	4 周	8 周	12 周	治疗后
治疗组	115	1.29±1.20	1.22±1.12	1.28±1.02	1.07±0.98	1.08±1.04*
对照组	115	1.32±0.98	1.35±1.07	1.21±1.04	1.28±0.69	1.19±0.89

注：* 表示治疗前后比较，$P<0.05$。

5. 治疗前后Ⅰ型胶原、Ⅲ型胶原变化 见表 2 - 6。从表中可以看出，抗纤灵组治疗后Ⅰ型胶原、Ⅲ型胶原显著下降（$P<0.05$），对照组 AT Ⅱ下降水平高于治疗组（$P<0.01$），两组血 FIB 无明显改变。

表 2 - 6 治疗前后两组血清Ⅰ型胶原、Ⅲ型胶原的变化

组别	例数	Collagen Ⅰ(U/ml)		Collagen Ⅲ(U/ml)	
		治疗前	治疗后	治疗前	治疗后
治疗组	115	38.2±11.6	19.9±10.7*	6.57±2.06	4.49±1.31*
对照组	115	39.3±11.0	33.1±12.1	6.13±2.17	5.51±2.09

注：* 表示治疗前后比较，$P<0.05$。

6. 治疗前后血清 AT Ⅱ、FIB 变化 见表 2 - 7。

表 2 - 7 治疗前后两组血清 AT Ⅱ、FIB 的变化

组别	例数	AT Ⅱ(mmol/L)		FIB(nM/ml)	
		治疗前	治疗后	治疗前	治疗后
治疗组	115	295.2±130.7	247.9±149.5*	3.98±1.16	3.58±1.12
对照组	115	287.7±114.1	230.9±124.4#	4.09±1.21	3.75±1.26

注：* 表示治疗前后比较，$P<0.05$；# 表示治疗前后比较，$P<0.01$。

7. 治疗前后血、尿 TGF - β1 见表 2 - 8。从表中可以看出，两组治疗后血 TGF - β1

无改变,尿 TGF - β1 抗纤灵治疗组治疗后明显降低($P<0.01$),氯沙坦组变化无统计学意义。

表 2 - 8　治疗前后两组血、尿 TGF - β1 的变化

组　别	例数	血 TGF - β1		尿 TGF - β1	
		治疗前	治疗后	治疗前	治疗后
治疗组	115	810.3±160.7	769.4±184.7	491.7±200.7	255.1±117.6[#]
对照组	115	834.9±154.2	810.1±166.8	482.9±211.3	414.3±104.6

注:# 表示治疗前后比较,$P<0.01$。

(三)慢性肾脏病(CKD1～4 期)患者尿 TGF-β 与肾功能及临床中医证候的相关性研究

1. **临床资料**　病例来自门诊及住院的慢性肾脏病(CKD1～4 期)患者。诊断标准:西医诊断标准:慢性肾脏病的临床诊断标准参考《肾脏病学》。慢性肾脏病(CKD)分期:美国肾脏基金会(NKF)肾脏病患者预后及生存质量(K/DOQI)2002 年制订的慢性肾脏病诊断标准。

2. **研究方法**　采用横断面研究方法,将所有门诊自愿参加本次试验的患者,经研究生全面收集患者一般资料,包括:症状、舌、脉及详细的发病诊治过程等,并经由副高级职称的医生进行辨证分析,每个符合纳入标准的病例再一次由正高级职称医生进行复核辨证确定该患者的中医诊断和辨证分型,并按 2002 年的《中药新药临床研究指导原则》计算证候积分,按脾肾气虚证、脾肾阳虚证、脾肾气阴两虚证、肝肾阴虚证、阴阳两虚证兼血瘀证、风湿证、湿热证进行分类统计各证候出现例数。运用酶联免疫夹心法检测所有病例的尿 TGF-β 活性和含量。一般生化法检测血肌酐、尿素氮、蛋白定量,计算 CFR 公式软件计算。

3. **研究结果**　临床资料情况:正常人 20 例,男 10 人,女 10 人;慢性肾脏病 1～4 期患者共计 398 人,男 186 例,女 212 例;中医辨证各证型分布情况:脾肾气虚 198 例、肝肾阴虚 86 例、气阴两虚 22 例、血瘀证 196 例、湿热证 98 例、风湿证 86 例、水湿证 78 例。

(1)正常人与慢性肾病患者尿 TGF-β 的比较情况:见表 2 - 9。

表 2 - 9　正常人与慢性肾病患者尿 TGF-β 比较表

组　别	例　数	尿 TGF-β(ng/L)
正常人	20	102.50±23.45
CKD1～4 期	398	692.24±86.23**

注:* 表示与正常组比较,$P<0.05$;** 表示与正常组比较,$P<0.01$。

（2）尿 TGF-β 与 CKD 各期的相关情况：见表 2-10。

表 2-10 CKD1～4 期尿 TGF-β 分布比较表

组 别	例 数	尿 TGF-β(ng/L)
正常组	20	102.50±23.45
CKD1 期	78	523.26±78.56**
CKD2 期	83	642.77±79.31**△
CKD3 期	139	712.53±81.36**##▲
CKD4 期	98	1 012.44±120.14**##··&&

注：* 表示与正常组比较，$P<0.05$，** 表示与正常组比较，$P<0.01$；# 表示与 CKD1 组比较，$P<0.05$，## 表示与 CKD1 组比较，$P<0.01$；· 表示与 CKD2 组比较，$P<0.05$，·· 表示与 CKD2 组比较，$P<0.01$；&& 表示与 CKD3 组比较，$P<0.01$；△表示与 CKD1 组比较，$P>0.05$，▲表示与 CKD2 组比较，$P>0.05$。

（3）尿 TGF-β 与证候的分布关系：见表 2-11。

表 2-11 尿 TGF-β 与证候的分布关系

证 型	例 数	尿 TGF-β(ng/L)
脾肾气虚证	198	586.26±73.24
肝肾阴虚证	86	552.65±69.12
气阴两虚证	22	512.28±59.17
血瘀证	196	872.44±120.14
湿热证	98	801.11±112.45
风湿证	86	732.34±61.32
水湿证	78	42.67±57.23

由表 2-11 分析发现其与中医证候的关联度，结果发现其由强到弱的顺序是：血证、湿热证、风湿证、水湿证、脾肾气虚证、肝肾阴虚证、气阴两虚证。

4. 讨论与分析 慢性肾脏病从初期到终末期的过程就是一个纤维化的过程。TGF-β 是目前发现的最强致纤维化的因子之一，同时也是反应体内肾脏病病理状况的较敏感的指标。我们寻找到一种简便易行的非创伤性检查指标，用以准确评价临床治疗的效果，以期替代肾穿刺，从而大大促进肾脏病的研究和临床疗效评价。230 例 CKD3 期大样本前瞻性疗效评估的随机对照研究，抗纤灵方改善肾功能，降低蛋白尿，延缓慢性肾衰的进展，其保护肾功能的作用与改善脂质代谢、改善肾血流动力学、抑制肾致肾纤维化因子有关。398 例 CKD1～4 期患者尿 TGF-β 的含量检测，发现尿 TGF-β 含量与 eGFR 呈负相关，尿 TGF-β 与血肌酐、血尿素氮 24 h 尿蛋白定量呈正相关。与中医证候的关联度，发现由强到弱的顺序是：血瘀证、湿热证、风湿证、水湿证、脾肾气虚证、肝肾阴虚证、气阴两虚证。证实尿 TGF-β 是慢性肾衰肾纤维化生物学标志物，填补临床患者肾纤维化诊断没有非创伤性指标的空白。

三、实验研究

体内试验

（一）以抗纤灵对单侧输尿管梗阻以及再通大鼠模型进行研究

单侧输尿管结扎（UUO）模型作为经典的肾小管间质纤维化动物模型为学术界所公认。但是 UUO 模型只能观察梗阻后肾组织的组织形态学变化，对于受损肾脏的功能难以评价，和临床实际遇到的输尿管梗阻以及不全梗阻患者治疗后解除梗阻后功能恢复以及病理形态好转的情况不相符合，鉴于此，建立一种既能观察梗阻后肾脏病理形态学变化又能研究其功能水平以及体现这两者之间联系的新模型，为临床研发治疗肾纤维化药物提供新的研究对象显得尤为必要，本模型研制成功进一步发展和完善了肾小管间质纤维化动物模型。

因此我们进行了以下三个实验研究，第一，通过观察抗纤灵对单侧输尿管梗阻以及再通大鼠肾脏病变的作用，发现单侧输尿管梗阻后再通（RUUO）肾纤维化大鼠模型在功能及病理方面及其相关的免疫组化方面优于单侧输尿管梗阻（UUO）组，其病理特点更符合慢性肾小管间质纤维化进程的动物模型，从病理角度确定抗纤灵是有效抑制肾纤维化的中药制剂；第二，通过观察抗纤灵对单侧输尿管梗阻以及再通大鼠肾脏 CHIP 调节 TGF-β/Smads 信号通路及 HGF 表达的影响，发现抗纤灵通过 CHIP 介导负调节 TGF-β/Smads 信号通路及正调节 HGF 表达的机制抗肾纤维化的发生以及发展，从分子蛋白水平确定抗纤灵是有效抑制肾纤维化的中药制剂；第三，观察抗纤灵对单侧输尿管梗阻以及再通大鼠肾脏基因表达的影响，从基因水平发现中药抗纤灵复方可以调节肾脏中多个系统的基因表达水平，纠正肾组织中增生细胞的比例失衡。

肾间质纤维化是各种肾脏疾病进展到终末期肾功能衰竭的共同途径。大量临床和实验研究表明，肾小管间质损害程度与肾功能的相关性比肾小球病变更为密切，是反映肾功能下降严重程度及判断预后最重要的指标。目前抗肾纤维化还没有很好的西药。因此，在临床上寻找能阻止或减缓肾间质纤维化的中药具有重要意义。通过行大鼠单侧输尿管结扎（UUO）以及再通建立肾间质纤维化的模型（RUUO），动态观察抗纤灵对大鼠肾功能、α-SMA、COL1α2 及肾脏病理改变的影响探讨其可能机制，为临床防治肾纤维化寻找新的治疗途径。

（1）实验材料：健康 SPF 级雄性 SD 大鼠 150 只，体重（200±20）g，由上海中医药大学实验动物中心提供。实验动物许可证号：SYXK（沪）2004—0005；实验动物合格证号 0058668。分笼饲养于 12 h 光照，相对湿度 45% 左右的饲养笼中，动物自由饮水、摄食室温喂养。上海中医药大学附属曙光医院实验动物中心为标准的 SPF 级实验动物中心。

（2）实验方法

1）单侧输尿管结扎（UUO）再通（RUUO）模型建立以及抗纤灵干预作用：适应性喂养1周后，UO组72只SPF级SD大鼠以3％戊巴比妥钠（1.5 m/kg）腹腔注射麻醉后，右侧卧位于手术台上，局部剃毛，以碘伏常规消毒，铺孔巾，取左侧肋腰点附近为手术切口，依次切开皮肤，皮下组织及肌层，暴露左侧肾脏及肾蒂，分离左侧输尿管，用4-0丝线进行双结扎输尿管近肾盂段，然后逐层缝合。分为模型对照组、抗纤灵组、氯沙坦组。假手术组以同样方法暴露肾脏后仅游离左侧输尿管后缝合。RUUO组54只SPF级SD大鼠接受左输尿管植入硅胶管脂肪垫加压梗阻后，分别于第7日后接受第2次手术，在第2次手术中，取出植入硅胶管，疏通左侧输尿管，从而解除左肾梗阻。

2）实验分组：模型组，抗纤灵组，氯沙坦组；另外24只为假手术组。

（3）观察指标。肾功能的测定：血清尿素氮、肌酐；肾小管功能的测定：尿NAG的测定，β2-MG测定；肾脏病理检查：肾小管间质纤维化指数，肾组织Masson特染，光镜观察。在PAS-9000高清晰度数码显微图像分析系统下计算肾小管间质纤维化指数。高倍镜（×200）下随机选取6个不重叠视野测定小管间质纤维化面积与同视野小管间质总面积的百分比，进行半定量评分。评分标准：0分：无病变；1分：＜25％；2分：26％～50％；3分：＞50％。每张切片取6个视野的平均积分，再在各组取平均值；免疫组化染色：Ⅰ型胶原和α平滑肌肌动蛋白。TGF-β、Smad2、Smad3、HGF免疫组化染色和Western blot法。采用免疫组织化学法检测TGF-β1、CGF、MMP-9及TIMP-1在各组大鼠肾小管间质的阳性染色表达。采用免疫印迹法：观察肾组织p38MAPK的蛋白定量表达。采用PCR Array法，检测肾间质纤维化相关基因的阳性表达。

1. 单侧输尿管结扎（UUO）以及再通（RUUO）模型建立及抗纤灵干预作用

（1）研究结果

1）肾脏外观改变：大鼠以3％戊巴比妥钠（1.5 ml/kg）腹腔注射麻醉后，固定于手术台上，沿腹正中线依次切开皮肤，皮下组织，肌层及腹膜，暴露双侧肾脏，观察肾脏病变情况。UUO术后7日，左侧（梗阻侧）肾脏体积明显较右侧增大，颜色灰红，肾脏包膜增厚，出现肾盂积水，右侧肾脏外观无改变。随着梗阻时间延长，梗阻侧肾脏显著增大肿胀呈大枣状，表面不平，灰红相间，包膜显著增厚，部分包膜出现新生血管，个别大鼠出现肾盂积脓。而再通组的左侧（解除梗阻侧）肾脏体积明显较同时间点的UUO缩小，颜色较红，肾盂积水减轻，右侧肾脏萎缩。随着解除梗阻时间延长，解除梗阻侧肾脏显著缩小，表面平滑，色泽红润。与对应时间点的UUO以及RUUO组相比，抗纤灵治疗组梗阻侧以及解除梗阻侧肾脏肿大及积水程度较轻，色泽较红润。

2）各组大鼠尿NAG以及β2-MG改变以及抗纤灵干预作用：UUO组术后第7日、14日、21日、28日，NAG在模型组和假手术组相比较$P<0.01$，有非常显著差异，证明模型成功，而经过抗纤灵和氯沙坦治疗后和模型组相比较，均有不同程度的下降，抗纤灵组和模型组比较在4个时间点上$P<0.01$，而氯沙坦组只有21日时间点$P<0.01$，其余

$P<0.05$。β2 - MG 在模型组和假手术组相比较,$P<0.01$,有非常显著差异,而经过抗纤灵和氯沙坦治疗后和模型组相比较,均有不同程度的下降,抗纤灵组和模型组比较在 4 个时间点上均有统计学意义,而氯沙坦组只有 7 日时间点 $P<0.01$,其余均无差异 RUUO 组术后第 14 日、21 日、28 日,NAG 在模型组和假手术组相比较有非常显著差异,$P<0.01$。而经过抗纤灵和氯沙坦治疗后和模型组相比较,均有不同程度的下降。抗纤灵组和模型组比较在 3 个时间点上均有显著差异,14 日 $P<0.05$,其余 $P<0.01$;而氯沙坦组只有 21 日、28 日 2 个时间点分别 $P<0.05$ 和 $P<0.01$。β2 - MG 在模型组和假手术组相比较有非常显著差异,$P<0.01$,而经过抗纤灵和氯沙坦治疗后和模型组相比较,均有不同程度的下降,抗纤灵组和模型组比较在 3 个时间点上均有统计学意义,14 日 $P<0.05$,其余 $P<0.01$;而氯沙坦组只有 21 日、28 日两个时间点分别 $P<0.05$ 和 $P<0.01$。

3) 各组大鼠血尿素氮(BUN)、肌酐(Scr)值比较及抗纤灵干预:假手术组术后 BUN、Scr 无明显变化。而 UUO 组 BUN、Scr 开始升高,与假手术组相比均有显著性差异($P<0.01$)。术后第 21~28 日,通过对侧肾脏的代偿,UUO 组 BUN、Scr 反而下降抗纤灵和氯沙坦治疗组 BUN、Scr 的变化趋势与 UUO 组一致,术后第 7 日、14 日、21 日、28 日抗纤灵治疗组和模型组相比较,$P<0.01$。而氯沙坦治疗组只有 7 日、14 日和模型组比较,$P<0.01$。假手术组术后 BUN、Scr 无明显变化。而 RUUO 组 BUN、Scr 开始逐渐下降,与假手术组相比均有显著性差异($P<0.01$)。抗纤灵和氯沙坦治疗组 BUN、Scr 的变化趋势与 RUUO 组一致,术后第 14 日、21 日、28 日抗纤灵治疗组和模型组相比较,$P<0.01$。而氯沙坦治疗组只有 14 日、28 日和模型组比较,$P<0.05$。

4) 肾脏组织病理改变及抗纤灵干预:Masson 染色显示假手术组肾脏未见明显病变,UUO 术后第 7 日,梗阻侧肾组织出现炎性细胞浸润,主要为单核巨噬细胞及淋巴细胞,肾间质水肿,部分近端小管上皮细胞空泡变性,管腔内可见脱落坏死的上皮细胞,远端肾小管扩张。第 14 日,炎性细胞浸润及细胞增殖更为明显,部分小管消失,集合管、远曲小管扩张呈囊状,皮质变薄,部分近端小管保存尚好,出现间质纤维化。第 21 口,大量炎性细胞浸润及细胞增殖,皮髓质变薄间质纤维化进一步加重。第 28 日,炎性细胞浸润有所减少,皮质极薄,部分小管萎缩消失,纤维化显著,小球病变均不明显。病理改变证明单侧输尿管结扎致肾间质纤维化的模型是成功的。抗纤灵和氯沙坦治疗组炎性细胞浸润较轻,肾小管变性,萎缩及间质纤维化程度较 UUO 组轻。

再通模型组:Masson 染色显示部分近端小管保存尚好,肾组织出现炎性细胞浸润,但是较 UUO 模型组明显减少。未见远端肾小管扩张,部分小管空泡变性,但是纤维化程度较轻。病理改变证明单侧输尿管结扎致肾间质纤维化再通模型是成功的。再通抗纤灵组:Masson 染色显示部分近端小管保存尚好,肾组织出现炎性细胞浸润,但是较再通模型组明显减少。未见远端肾小管扩张,未见小管空泡变性,纤维化程度较轻。表明再通后早期小管间质纤维化的可逆性。再通氯沙坦组:部分近端小管上皮细胞空泡变性,管腔内可见脱落坏死的上皮细胞,未见小管萎缩消失,集合管、远曲小管病变程度较轻,纤维化较轻。

5) 肾小管间质纤维化定量分析:肾组织 Masson 特染,光镜观察。在 PAS-2000 高清晰度数码显微图像分析系统下计算肾小管间质纤维化指数。高倍镜(×200)下随机选取 6 个不重叠视野测定小管间质纤维化面积与同视野小管间质总面积的百分比,进行半定量评分。评分标准:0 分:无病变;1 分:<25%;2 分:26%～50%;3 分:>50%。每张切片取 6 个视野的平均积分,再在各组取平均值。

UUO 术后梗阻侧肾脏出现了一系列病理变化。UUO 组肾小管间质纤维化损害指数由第 14 日的 2.66±0.18,升高到第 21 日的 2.69±0.07 以及第 28 日的 2.95±0.04。再通组在各时间点的肾小管损害和间质纤维化程度要显著低于 UUO 组,再通组肾小管间质纤维化损害指数由第 14 日的 2.42±0.27 下降到 21 日的 2.01±0.09 以及 28 日的 1.68±0.07,统计学分析差异有显著性($P<0.01$)。经过抗纤灵和氯沙坦治疗后纤维化指数均明显下降,和模型组比较统计学分析差异有显著性($P<0.01$)。

6) Ⅰ型胶原免疫组化染色及抗纤灵干预:Ⅰ型胶原免疫组化染色见阳性物质呈棕黄色,假手术组Ⅰ型胶原仅在肾间质有微量表达,随着梗阻时间的延长,UUO 组Ⅰ型胶原的表达逐渐增多,表达部位主要在肾间质,在各对应时间点上,抗纤灵以及氯沙坦治疗组Ⅰ型胶原的表达较 UUO 组轻,统计学分析有显著性差异($P<0.01$),并且抗纤灵组在第 14 日、21 日、28 日和氯沙坦组相比较有非常显著统计学差异($P<0.01$)。而 RUUO 组Ⅰ型胶原的表达逐渐减少,表达部位主要在肾间质,在各对应时间点上,抗纤灵治疗组Ⅰ型胶原的表达较 RUUO 组轻,统计学分析有显著性差异($P<0.01$),和再通氯沙坦组比较 14 日($P<0.05$)21 日和 28 日($P<0.01$)有统计学差异;再通氯沙坦组 14 日和 RUUO 组比较($P<0.01$)21 日($P<0.05$),有统计学差异,28 日无差异。

7) α-SMA 免疫组化染色及抗纤灵干预:α-SMA 免疫组化染色见阳性物质呈棕黄色,假手术组 α-SMA 仅在肾间质有微量表达,随着梗阻时间的延长,UUO 组 α-SMA 的表达逐渐增多,表达部位主要在肾间质,在各对应时间点上,抗纤灵以及氯沙坦治疗组 α-SMA 的表达较 UUO 组轻,统计学分析有显著性差异($P<0.01$),并且抗纤灵组在 14 日、21 日、28 日和氯沙坦组相比较有非常显著统计学差异($P<0.01$)。而 RUUO 组 α-SMA 的表达逐渐减少,表达部位主要在肾间质,在各对应时间点上,抗纤灵治疗组 α-SMA 的表达较 RUUO 组轻,统计学分析有显著性差异($P<0.01$),和再通氯沙坦组比较 14 日($P<0.05$)、21 日和 28 日($P<0.01$)有统计学差异;再通氯沙坦组 14 日和 RUUO 组比较($P<0.01$)、21 日($P<0.05$)有统计学差异,28 日无差异。

(2) 讨论与分析:单侧输尿管梗阻后,肾实质受压,局部血流量降低,使肾小管缺血、变性、萎缩,甚至消失。损伤的肾小管又是多种炎症和促纤维化因子的主要来源,促进和加重了肾间质纤维化的发生。我们的研究发现,进行 UUO 术后第 7 日,梗阻侧肾组织即出现单核巨噬细胞及淋巴细胞浸润,间质水肿,部分近端小管上皮细胞空泡变性,管腔内可见脱落坏死的上皮细胞,远端肾小管扩张。第 14 日,炎性细胞浸润及增殖更为明显,部分小管消失,集合管、远曲小管扩张呈囊状,皮质变薄,出现间质纤维化。第 21 日,大量炎性细胞浸润及细胞增殖,皮髓质变薄,间质纤维化进一步加重。第 28 日,炎性细胞浸润有所减少,皮质极薄,部分小管萎缩消失,纤维化显著,而实验过程中肾小球病变均不明显。进行肾小管损害程度及肾间质纤维化定量分析显示:随着梗阻时间的延长,肾小管损害的比率及肾间质纤维化程度呈现动态加重的过程。而再通组则和 UUO 相反,呈现动态好转的过程。经过抗纤灵和氯沙坦治疗后 RUUO 组呈现动态好转的变化,而 UUO 组也较模型组好转的情况发生,特别是 7 日和 14 日,可见抗纤灵的作用点主要在早中期纤维化。同时 UUO 组术后第 7 日、14 日、21 日、28 日,NAG 在模型组和假手术组相比较 $P<0.01$,有非常显著差异,证明模型成功,而经过抗纤灵和氯沙坦治疗后和模型组相比较,均有不同程度的下降抗纤灵组和模型组比较在 4 个时间点上 $P<0.01$,而氯沙坦组只有 21 日时间点 $P<0.01$,其余 $P<0.05$。$\beta 2 - MG$ 在模型组和假手术组相比较 $P<0.01$,有非常显著差异,证明模型成功,而经过抗纤灵和氯沙坦治疗后和模型组相比较均有不同程度的下降,抗纤灵组和模型组比较在 4 个时间点上均有统计学意义,而氯沙坦组只有 7 日时间点 $P<0.01$,其余均无差异。进一步证明抗纤灵在改善小管功能的优势。

观察 UUO 术后梗阻侧肾脏外观发现,随着梗阻时间延长,UUO 组梗阻侧肾脏显著增大肿胀,出现严重积水,表面不平,灰红相间,包膜显著增厚,而在对应时间点上,再通侧肾脏肿大及积水程度较轻,色泽较红润,说明再通可以改善梗阻肾积水及肿胀程度。术后第 14 日,由于梗阻后的早中期病变是以炎性细胞浸润,间质水肿,小管扩张为主。UUO 术后第 21~28 日,随着肾盂积水的加重,肾实质逐渐变薄,间质纤维化加重。再通组肾盂积水的减轻,肾实质逐渐变厚,间质纤维化逐渐恢复。手术后第 14 日 UUO 组及治疗组的血尿素氮、肌酐值开始升高,第 21~28 日,两组的血尿素氮、肌酐值反而下降并基本恢复正常,这可能与尿路梗阻后引起肾小球囊内压增高,肾脏局部血流动力学紊乱,导致肾小球滤过率下降有关,并提示急性单侧输尿管梗阻后,大鼠肾功能有一个急性失代偿逐渐过渡到对侧肾脏代偿的过程。而再通组肾功能呈现动态好转的过程。提示 7 日造成的早中期肾纤维化是可以部分逆转的。经过抗纤灵和氯沙坦治疗后 RUUO 组呈现动态好转的变化,而 UUO 组也较模型组好转的情况发生。同时假手术组术后 BUN、Scr 无明显变化。而 UUO 组 BUN、Scr 开始升高,与假手术组相比均有显著性差异($P<0.01$)。术后第 21~28 日,通过对侧肾脏的代偿,UUO 组 BUN、Scr 反而下降。抗纤灵和氯沙坦治疗组 BUN、Scr 的变化趋势与 UUO 组一致,术后第 7 日、14 日、21 日、28 日抗纤灵治疗组和模型组相比较($P<0.01$)。而氯沙坦治疗组只有 7 日、14 日和模型组比较($P<0.01$)。由于本模型研制成功为进一步研究肾纤维化逆转时间窗口进行有效的药物干预或找到不可逆转的肾纤维化时间点成为可能。

UUO 术后梗阻侧肾脏出现了一系列病理变化。UUO 组肾小管间质纤维化损害指数由第 14 日的 2.66 ± 0.18,升高到第 21 日的 2.69 ± 0.07 以及第 28 日的 2.95 ± 0.04。再通组在各时间点的肾小管损害和间质纤维化程度要显著低于 UUO 组,再通组肾小管间质纤维化损害指数由第 14 日的 2.42 ± 0.27 下降到 21 日的 2.01 ± 0.09 以及 28 日的 1.68 ± 0.07,统计学分析差异有显著性($P<0.01$)。说明再通组能改善输尿管梗阻后的小管间质损害,和 UUO 组比较呈现一个动态好转的过程。经过抗纤灵和氯沙坦治疗后纤维化指数均明显下降,和模型组比较统计学分析差异有显著性($P<0.01$)。说明抗纤灵的改善肾脏纤维化的有效作用。

在 UUO 模型中,肾间质成纤维细胞迅速增殖,部分肾小管上皮细胞还可发生细胞表型转化成为肌成纤维细胞,产生大量 α 平滑肌肌动蛋白(α-SMA)以及 Ⅰ 型胶原。本研究免疫组化显示:Ⅰ 型胶原免疫组化染色见阳性物质呈棕黄色,假手术组 Ⅰ 型胶原仅在肾间质有微量表达,随着梗阻时间的延长,UUO 组 Ⅰ 型胶原的表达逐渐增多,表达部位主要在肾间质,在各对应时间点上,抗纤灵以及氯沙坦治疗组 Ⅰ 型胶原的表达较 UUO 组轻,统计学分析有显著性差异($P<0.01$),并且抗纤灵组在 14 日、21 日、28 日和氯沙坦组相比较有非常显著统计学差异($P<0.01$)。而 RUUO 组 Ⅰ 型胶原的表达逐渐减少表达部位主要在肾间质,在各对应时间点上,抗纤灵治疗组 Ⅰ 型胶原的表达较 RUUO 组轻,统计学分析有显著性差异($P<0.01$),和再通氯沙坦组比较 14 日($P<0.05$)、21 日和 28 日($P<0.01$)有统计学差异;再通氯沙坦组 14 日和 RUUO 组比较($P<0.01$)、21 日($P<0.05$),有统计学差异,28 日无差异。同时 α-SMA 免疫组化染色见阳性物质呈棕黄色,假手术组 α-SMA 仅在肾间质有微量表达,随着梗阻时间的延长,UUO 组 α-SMA 的表达逐渐增多,表达部位主要在肾间质,在各对应时间点上,抗纤灵以及氯沙坦治疗组 α-SMA 的表达较 UUO 组经统计学分析有显著性差异($P<0.01$),并且抗纤灵组在 14 日、21 日、28 日和氯沙坦组相比较有非常显著统计学差异($P<0.01$)。而 RUUO 组 Ⅰ 型胶原的表达逐渐减少,表达部位主要在肾间质,在各对应时间点上,抗纤灵治疗组 α-SMA 的表达较 RUUO 组轻,统计学分析有显著性差异($P<0.01$),和再通氯沙坦组比较 14 日($P<0.05$)、21 日和 28 日($P<0.01$)有统计学差异;再通氯沙坦组 14 日和 RUUO 组比较($P<0.01$),21 日($P<0.05$),有统计学差异,28 日无差异。提示抗纤灵干预肾间质纤维化的逆转可能与下调 α-SMA 与 Ⅰ-COLA 的表达有关。综上所述,从外观上看,再通组可以改善梗阻肾积水及肿胀程度,病理改变显示,再通组可以明显减轻肾小管间质的损伤程度及间质纤维化程度及淋巴单核细胞的浸润,并能下调 α-SMA 与 Ⅰ-COLA 的表达。结合病理的好转,再通组肾功能也相应好转。为临床和科研提供了一个可进行药物干预的理想的早中期肾纤维化动物模型以及理想的中药。抗纤灵冲剂与肾脏病治疗中常用的免疫抑制剂相比具有独特的优势,可望为临床上肾间质纤维化的防治开辟一条新的治疗途径。

2. 抗纤灵对单侧输尿管梗阻以及再通大鼠肾脏 CHIP 调节 TGF-β/Smads 信号通路及 HGF 表达的影响 抗纤灵治疗慢性肾病疗效确切,但是其抗肾纤维化的机制还不是非常明确,结合目前研究比较广泛的 TGF-β/Smads 信号转导途径,我们试图从深层研究其调节机制。转化生长因子-β(TGF-β)家族是一类分布广泛的细胞生长因子,从蠕虫类到哺乳动物,几乎所有细胞包括均可合成 TGF-β 并表达相关受体。TGF-β 信号从细胞外,经过跨膜受体、浆内 Smads 蛋白逐一传递到核内调节不同来源细胞的增殖、分化及凋亡,在胚胎发育、创伤愈合、胞外基质形成、骨重建、免疫调节等生理过程及多种肿瘤发生、间质纤维化等生理病理过程中发挥重要作用。特别是在器官胶原蛋白的表达和细胞外基质(ECM)的聚集或降解中起着重要作用,是导致器官纤维化的一类重要生物分子。对 TGF-β/Smads 信号传导通路的研究有助于揭示相关疾病发生发展的分子机制,以及对该信号途径中的重要传递分子的研究、探讨以及寻找它们的调节因子,一直是人们关注的热点。CHIP(carboxyl terminus of Hsc70 interacting proteins,CHIP)是 Ballinger 于 1999 年发现的一个 HsP/Hsc70 相互作用蛋白。已有研究通过酵母双杂交技术筛选人脑 cDNA 文库证实 CHIP 是 Smad 的相互作用蛋白以及发现 CHIP 对 TGF-β/Smads 信号通路具有负调控作用。为我们从分子水平上认识肾脏纤维化的病理机制及寻找相应的治疗药物具有极其重要的意义。然而,这些研究均未开展药物干预研究。有鉴于此,为了确切了解抗纤灵的分子作用机制,开展中药抗纤灵干预 CHIP 对大鼠肾纤维化 TGF-β/Smads 信号通路的抑制性调节的实验研究,为寻找治疗以及预防肾纤维化的中药制剂奠定理论基础显得非常必要。

(1) 研究结果

1) UUO 组和 RUUO 组 TGF-β1 变化比较:TGF-β1 免疫组化染色见阳性物质呈棕黄色,假手术组 TGF-β1 仅在肾间质有微量表达,随着梗阻时间的延长,UUO 组 TGF-β1 的表达逐渐增多,表达部位主要在肾小管间质,在各对应时间点上,抗纤灵以及氯沙坦治疗组 TGF-β1 的表达较 UUO 组轻,统计学分析有显著性差异($P<0.01$),并且抗纤灵组在 21 日、28 日和氯沙坦组相比较有非常显著统计学差异($P<0.05$)。而 RUUO 组 TGF-β1 的表达逐渐减少,表达部位主要在肾小管间质,在各对应时间点上,抗纤灵治疗组 TGF-β1 的表达较 RUUO 组轻,统计学分析有显著性差异($P<0.01$),和再通氯沙坦组比较 21 日($P<0.05$),28 日($P<0.01$)有统计学差异;再通氯沙坦组 14 日和 RUUO 组比较($P<0.01$),有统计学差异,21 日、28 日无差异。

2) UUO 组和 RUUO 组的 Smad 变化比较:Smad2 在假手术组仅在肾间质有微量表达,UUO 组随着梗阻时间的延长,Smad2 的表达逐渐增多,表达部位主要在肾小管间质,在各对应时间点上,抗纤灵治疗组 Smad2 的表达较 UUO 组轻,统计学分析有显著性差异($P<0.01$),并且抗纤灵组在 14 日、21 日($P<0.01$),28 日和氯沙坦组相比较有非常显著统计学差异($P<0.05$)。氯沙坦组 14 日和 UUO 组比较无差异,14 日、21 日($P<0.01$),28 日($P<0.05$)。而 RUUO 组的表达逐渐减少,表达部位主要在肾小管间质,在各对应时间点上,抗纤灵治疗组 Smad2 的表达较 RUUO 组轻,统计学分析有显著性差异($P<0.01$),和再通氯沙坦组比较 14 日、28 日比较($P<0.01$)有统计学差异;再通氯沙坦组 14 日和 RUUO 组比较($P<0.05$),有统计学差异,21 日和 RUUO 组比较

（$P<0.01$），28 日无差异。

3）UUO 组和 RUUO 组的 Smad3 变化比较：Smad3 在假手术组仅在肾间质有微量表达，UUO 组随着梗阻时间的延长，Smad3 的表达逐渐增多，表达部位主要在肾小管间质，在各对应时间点上，抗纤灵治疗组 Smad3 的表达较 UUO 组轻，统计学分析有显著性差异（$P<0.01$），并且抗纤灵组在 7 日、14 日、21 日、28 日（$P<0.01$），14 日、21 日和氯沙坦组相比较有统计学差异（$P<0.05$），28 日和氯沙坦组相比较有非常显著统计学差异（$P<0.01$）。氯沙坦组 14 日和 UUO 组比较无差异，7 日、21 日、28 日和 UUO 组比较（$P<0.01$）。而 RUUO 组的表达逐渐减少，表达部位主要在肾小管间质，在各对应时间点上，抗纤灵治疗组 Smad3 的表达较 RUUO 组轻，统计学分析有显著性差异（$P<0.01$），和再通氯沙坦组比较 14 日、21 日、28 日比较，（$P<0.01$）有统计学差异；再通氯沙坦组 4 日和 RUUO 组比较（$P<0.01$），有统计学差异，21 日、28 日和 RUUO 组比较无差异。

4）UUO 组和 RUUO 组的 HGF 变化比较：HGF 在 UUO 组随着梗阻时间的延长，HGF 的表达逐渐减少，表达部位主要在肾小管间质，在各对应时间点上，抗纤灵治疗组 HGF 的表达较 UUO 组增加，统计学分析有显著性差异（$P<0.01$），并且抗纤灵组在 14 日、21 日、28 日和氯沙坦组比较有统计学差异（$P<0.01$）。氯沙坦组 14 日和 UUO 组比较有统计学差异，21 日和 UUO 组比较（$P<0.05$），7 日和 28 日和 UUO 组比较无差异。而 RUUO 组的表达逐渐增加，表达部位主要在肾小管间质，在各对应时间点上，抗纤灵治疗组 HGF 的表达较 RUUO 组增加，14 日、28 日统计学分析有非常显著性差异（$P<0.01$），21 日和 RUUO 组比较有统计学差异（$P<0.05$）。和再通氯沙坦组比较 28 日比较（$P<0.05$）有统计学差异；再通氯沙坦组 28 日和 RUUO 组比较（$P<0.05$），有统计学差异，14 日、21 日和 RUUO 组比较无差异。

5）UUO 组和 RUUO 组的 CHIP 变化比较：CHIP 在 UUO 组随着梗阻时间的延长，CHIP 的表达逐渐减少。在各对应时间点上，抗纤灵治疗组 CHIP 的表达较 UUO 组增加，统计学分析有显著性差异（$P<0.01$）。而 RUUO 组的表达逐渐增加，在各对应时间点上，再通抗纤灵治疗组 CHIP 的表达较 RUUO 组增加有非常显著性差异（$P<0.01$）。

（2）讨论与分析：UUO 模型是一种简单易行、效果确切的实验方法，可分为完全性梗阻和不完全性梗阻两种，由于后者在梗阻程度上不易统一掌握，故目前多采用单侧输尿管完全性梗阻方式，其结果主要造成肾积水，并引起相应的各种生理、生化和组织形态学的改变。而本研究改进了传统 UUO 模型的缺点，运用 RUUO 既可以观察抗纤灵干预后形态的改变也可观察其功能的变化。也可以从分子生物学的角度，从蛋白质和基因水平证实在慢性肾脏病特别是在肾功能衰竭时，组织学等有大量的纤维胶原蛋白以及细胞外基质的沉积，符合中医学中肾络病的瘀血改变，是瘀血学说在微观检查中的体现，也是络病学说的深化研究，而且采用以活血化瘀为主药的抗纤灵可有效地缓解疾病的进展，减少纤维胶原蛋白以及细胞外基质的沉积和加快其分解。在抗纤灵中，丹参、制大黄、当归、牛膝、桃仁活血化瘀兼以祛毒，保护肾功能，前期大量研究证实其减少炎症介质的分泌，影响肾内血管活性物质，改善氧化应激的损害，减少胶原蛋白的沉积和加快其分解。临床疗效确切，有较好的改善肾脏血流量的作用，但更详细的分子机制尚未明了，为此本实验进一步研究其分子作用机制，采用抗纤灵治疗 UUO 以及 RUUO 进一步探讨其防治肾间质纤维化的深层分子机制。方中丹参有活血利水之功能，现代药理研究证实丹参有改善血液循环、抗血小板凝聚、抗氧化、抗脏器纤维化、抑制胶原蛋白合成等作用。通过给 5/6 肾切除大鼠以及 UUO 大鼠灌服抗纤灵，实验大鼠肾组织中 NOS 的免疫组化表达及组织中 NO 含量测定也证实了丹参改善肾脏血流的作用。由于肾脏血流的改善，拮抗 ET、Ang Ⅱ，NO 含量的增加及 NOS 的表达增强。再配以活血化瘀的当归、牛膝、桃仁使血散而膀胱得气化之职，水道不求其利而自利矣。水与血均为人体生命的重要物质，两者同源异流，生理上相互为用，病理上互相影响在生理上，《景岳全书》曰："血液灌溉一身，无所不及……滋脏腑，安神魂，润颜色，充荣卫，津液得以通利。"在病理上，《金匮要略》曰"血不利则为水"，《血证论》曰"病血者，未尝不病水；病水者，未尝不病血"，故血液的运行不畅，影响气机、气化，导致水液运行受阻，而成水道不利，发为癃闭等症；反之水道不利，亦影响血液的运行，导致瘀血内阻，在治疗上采用活血化瘀的中药可起到逐瘀血、通瘀塞而发挥其利水作用。配以大黄祛瘀排毒，有利于保护肾功能，大黄的主要成分大黄酸在药理上具有保护肾功能作用，抑制 TGF‐β1 诱导的内皮细胞 PAI‐1 的表达，可以抑制肾脏的肥大，明显减少蛋白尿，而大黄酸可以通过抑制己糖胺通路的活性来改善 MCGT1 细胞肥大，减少细胞外基质合成。延缓肾功能不全进展，也证实了对肾脏的保护作用。

CHIP 具有 E3 泛素连接酶活性。泛素‐蛋白酶体系统(ubiquitin‐proteasome system，UPS)主要由泛素(ubiquitin，Ub)、泛素活化酶 E1、泛素结合酶 E2、泛素连接酶 E3 和 26S 蛋白酶体组成，不仅是真核生物体内蛋白质选择性降解的主要途径，还介导细胞周期进程、基因转录调节、受体胞吞、抗原呈递、细胞增生与分化及信号传导等各种细胞生理功能过程。一般来说泛素活化酶 E1、泛素结合酶 E2 没有选择性识别底物蛋白的能力。泛素连接酶 E3 是泛素‐蛋白酶体系统选择性降解机制的关键因素，由它识别底物蛋白并将 Ub 连接到蛋白上，因此泛素连接酶 E3 在 UPS 中具有非常重要的作用。目前已经发现四类泛素连接酶 E3：HECT(homologous to E6‐APC‐terminus，HECT)结构域的 E3，含环指(ring finger)结构域的 E3，含 F‐box 结构域的 E3 和含 U‐bx 结构域的 E3。CHIP 在 C 端含有一个的 U‐box 结构域，属于含 U‐box 结构域的 E3。其泛素连接酶活性依赖于 U‐box 结构域。近年来已经发现 CHIP 通过泛素化介导的很多蛋白的降解，如 Smad、tau、雄激素受体(androgen receptor，AR)等都是 CHIP 的底物。有学者利用酵母双杂交技术发现 CHIP 是 TGF‐β/BMP 信号途径的关键调节因子 Smads 的相互作用蛋白，而且观察到 CHIP 可以作为泛素联接酶介导 Smads 蛋白的特异性降解，并对 Smads 介导的基因转录活性有明确的抑制作用。首次显示了 CHIP 可能参与 TGF‐β 信号通路调控的实验证据，进一步研究证实 HsP/Hc70 相互作用蛋白 CHIP 在大鼠肾纤维化组织中的高表达,并且利用四环素调控系统研究 CHIP 对 TGF-β 信号通路的抑制性调节的负反馈调节机制。实验研究证实 CHIP 蛋白在 UUO 组表达增高与假手术组相比有显著增强趋势,这可能和肾脏梗阻后导致的抑制纤维化负反馈激活有关,而 RUUO 较 UUO 增高更加明显,这和抑制 TGF-β/Smads 信号通路逆转早期纤维化有关。UUO 以及 RUUO 经过抗纤灵治疗后 CHIP 蛋白表达较 UUO 明显增加,具有统计学意义($P<0.01$),CHIP 蛋白的表达增加与抗纤维化 HGF 表达增加具有一致性,相反免疫组化显示促纤维化 TGF-β1、Smad2、Smad3 却明显下降,具有统计学意义($P<0.01$),这均和肾脏纤维化的发生有密切关系。Smads 蛋白是 TGF-β 通路中的重要胞内递承蛋白,在研究中,我们发现 CHIP 蛋白的高表达使 KXL 组 TGF-β1、Smad2/3 蛋白水平得到显著的降低,HGF 水平显著升高,再进一步下调 JunB 以及 Col2 基因水平。提示 CHIP 是通过影响 Smads 蛋白水平而参与调节 TGF-β 信号通路的响应基因 JumB 而抑制肾脏纤维化的发生。由此,我们观察 CHIP 对 Smad 介导的基因转录活性的影响。发现 CHIP 蛋白的表达明显降低 TGF-β 信号下游基因的转录活性,显示 CHIP 对该通路具有抑制性调节作用,这和已有的报道研究具有一致的结果。

体外实验表明在稳定状态下,CHIP 几乎能与非活化的 Smad1、Smad2 和 Smad3 结合并介导 Smad1、Smad2 发生泛素依赖性降解,且对 Smad2 降解更明显,但并不影响 Smad3 的表达;而且因 Smad4 缺乏 PY 基序,故而不能与之结合。因此,提示在稳定状态下,R-Smad 蛋白表达的水平可能是由 CHIP 和 Smads 调的。除了调节稳定状态下的 R-Smads 蛋白水平外,CHIP 也涉及活化的 R-Smads 降解。酵母双杂交实验证明 CHIP 可与活化的 Smad1、Smad2、Smad3 结合,但不与 Smad4 结合;并优先与核内磷酸化的 Smad2 结合促使其发生泛素依赖性降解从而对 TGF-β 信号起负性调节作用。尽管细胞事件的调节需要特异性信号途径的活化,但是信号活性的下调也具有同等重要的作用。目前已知 I-Smad 在 TGF-β 信号活性的负性调控中起中心作用,它们可直接与丝氨酸/苏氨酸受体结合,因此阻断 R-Smad 与受体结合。但 I-Smads 与 CHIP 的结合则揭示了 I-Smads 可干扰 TGF-β 信号活性的另一个机制。泛素-蛋白酶体降解途径是种在进化中高度保守的酶联反应级联,涉及调节许多关键的细胞过程,如信号转导、细胞周期进展、转录调节和细胞内吞作用。与其他信号途径一样,TGF-β 信号活性也可通过各种机制被泛素-蛋白酶体途径调控。在此过程中 HECT 结构域 E3S 家族的成员 CHIP 的作用尤为突出。它可调节各种 Smads 蛋白基础状态和活化后的水平,从而在 TGF-β 信号活性调节中起着复杂且至关重要的作用。Smads 蛋白是 TGF-β 通路中的重要胞内递承蛋白,在研究中,我们发现 CHIP 蛋白的高表达使 RUUO 组 TGF-β1、Smad2/3 蛋白水平得到显著的降低,结合第一部分结果知道再进一步下调 α-SMA 以及 Col1α2 水平。提示 CHIP 可能是通过影响 Smads 蛋白水平而参与调节 TGF-β 信号通路的进一步下调 α-SMA 以及 Col1α2 水平而抑制肾脏纤维化的发生。由此,我们观察 CHIP 对 Smads 介导的基因转录活性的影响。发现 CHIP 蛋白的表达明显降低 TGF-β 信号下游基因的转录活性,显示 CHIP 对该通路具有抑制性调节作用,然而 CHIP 在 UUO 组高表达不一定降低 TGF-β 水平,这可能和 TGF-β 的形式有关,TGF-β 有 latent 和 active 两种形式,UUO 发生梗阻时,可能通过负反馈调节使得 latent 形式的 TGF-β 增加,同时由于肾脏梗阻发生纤维化的原因,所以 active 形式的 TGF-β 也在增加,所以导致总的 TGF-β 水平增高,这和 CHIP 增高时不矛盾的,和已有的研究结果也是一致的。近年来的研究还表明在肾脏疾病中 CHIP 的表达发生变化,从而在慢性肾脏疾病的发生和发展中起着一定作用。这仅有助于人们从分子生物学水平认识慢性肾脏疾病的致病机制,而且还可能为将来设计全新的防治进行性肾脏疾病进展的治疗方案提供理论基础。

肾脏是 HGF 高表达的器官之一,在肾小球区 HGF 主要在系膜细胞和内皮细胞中表达,小管间质区主要在间质细胞中表达。HGF 和 TGF-β 对肾小管细胞的作用常常相互对立统一。TGF-β 可诱导肾小管细胞肥大、G0 期停止、细胞凋亡,抑制小管细胞分枝的发生和小管的形成、抑制成纤维细胞 HGFmRNA 的表达,刺激小管细胞基质的积聚,而 HGF 可阻断 TGF-β 的上述作用。已经发现在 HGF 基因 5 端驱动子序列中存在有 TGF-β 抑制元件,因此 TGF-β 可抑制 HGF 基因的转录。HGF 可正调节系膜细胞和内皮细胞的 HGF 分泌,而 TGF-β 和血管紧张素起负调控作用。当系膜细胞与血管内皮细胞共培养时,前者可刺激后者增殖,这种刺激可被 HGF 抗血清所中和,因此系膜细胞分泌的 HGF 可能控制着内皮细胞的生长,HGF 在肾小球固有细胞之间以及小管细胞之间起着重要的信号调节作用。有采用单侧输尿管梗阻小鼠模型,发现 HGF 可明显缓解小管间质纤维化并降低 TGF-βmRNA 的表达。进一步采用 5/6 大鼠肾切除模型,证实残余肾脏 HGF 表达增高,给予 HGF 抗血清可迅速降低肾小球滤过率,降低间质 ECM 的积聚和 α-SMA 阳性细胞数目。体外转染 HGF 基因可减少培养人肾小管细胞 ECM 的合成,其机制与增加 MMP 表达,抑制 TIMP-1,2 表达有关。说明肾脏 HGF 系统表达的确与慢性肾脏疾病的进程密切相关,尤其参与了进行性肾纤维化进程有关 HGF 作为多效性细胞因子,在肾细胞的发育、分化、再生过程中起着非常重要的作用。在急性肾损伤时,肾脏局部 HGF 表达上调,可促进肾小管细胞的再生,抑制其凋亡、恢复肾功能。在慢性肾纤维化时,局部 HGF 表达下调,TGF-β 表达增高,肾纤维化加重,外源性给予 HGF 可缓解肾纤维化进程,并下调 TGF-β 的表达。我们的实验研究发现 HGF 在 UUO 组呈现逐渐减低的趋势,而在 RUUO 组中呈现逐渐增高的趋势,抗纤灵治疗后出现增高的趋势,和模型组比较有非常显著的统计学差异,氯沙坦和抗纤灵有一致的趋势。研究表明 HGF 在肾移植、中毒性肾病方面均有良好的治疗作用,因此 HGF 有望成为多种肾脏疾病的临床治疗手段之一,但同时也需避免过高 HGF 所引起的副作用。

3. 抗纤灵对单侧输尿管梗阻及再通大鼠肾脏基因表达影响　抗纤灵治疗慢性肾病的多项临床研究以及实验研究证实其治疗慢性肾病有效,并可在不同实验动物模型中防治(5/6 肾切除)肾小球硬化和(UUO)肾小管间质纤维化的病变。鉴于这些研究工作的基础以及抗纤灵防治肾脏纤维化病变的作用靶点基础尚未明确,为此我们进一步应用

Superarray 的定制基因芯片(custom array)的筛查抗纤灵多靶点、多基因的作用途径。进一步在肾纤维化动物模型中研究抗纤灵的作用靶点;探讨抗纤灵对肾脏纤维化相关差异基因表达谱变化的影响,找出疗效相关基因,分析抗纤灵抗肾脏纤维化作用的关键靶点和主要途径,综合分析并阐明抗纤灵治疗肾纤维化的分子生物学机制。

(1) 研究结果

1) 定制芯片基因编码及基因功能描述:细胞信号转导调控细胞生长、繁殖分化衰老和凋亡等重大生命活动。细胞间的协调、细胞与环境的相互作用也是由信号转导来完成的。肾脏固有细胞增殖和凋亡的不平衡是导致肾纤维化疾病的发生的根本原因,肾纤维化的本质是细胞信号转导的失调。现在,分子生物学的发展使人们认识到,器官纤维化是因为调控细胞的分子信号从细胞表面向核内转导的过程中某些环节发生病变,使细胞失去正常调节而发生的。以这些病变环节为靶点的信号转导阻遏剂有望成为抗纤维化的药物。

与电信号传导类似,细胞信号转导也有其统一性和复杂性:统一性体现于信号分子的功能和信号通路的一致,而复杂性在于不同信号通路之间相互联系而形成信号网络但细胞信号转导的特殊复杂性还体现在,随着细胞种类和生理状态的不同,它们对同信号的反应也不一致。细胞信号转导的多样性和重要性也成为后基因组学和功能基因组学研究的最重要方面。4 条特殊的信号转导途径它们包括 TGF-β/Smads、TGF-βPI3k 通路、p38MAPK 信号通路、Rho-ROCK 信号通路途径。在正常情况下,细胞增殖与死亡处于动态平衡中,这种平衡受到外环境和内在因子通过细胞信号转导分子传递的变化影响。如系膜细胞的增殖基因过度表达以及抑制增殖基因失活等使该平衡破坏,细胞外基质的积聚形成纤维化。阻断纤维化相关基因的信号转导途径,抑制纤维化的发生。所以,定制芯片的基因主要包含了与 4 个信号转导通路有关的 84 个标志基因。

2) 定制芯片结果及分析:UUO 以及 RUUO14 日基因变化比较。研究显示 UUO/Sham、KXL/UUO、LST/UUO、KXL/LST 以及 RUUO/Sham、KXL/RUUO、LST/RUUO、KXL/LST 在治疗 14 日后大鼠肾脏中基因表达情况,结果显示两组中呈现明显差异表达(1.5 倍以上)的基因有 5 条,其中 *TGF-β1*、*Smad2*、*Smad3*、*JunB*、*Col1α2* 基因在治疗组中呈现下调趋势,进一步比较发现抗纤灵治疗组 *TGF-β1*、*Smad2*、*Smad3*、*JunB*、*Col1α2* 基因下调了 1.5 倍以上。提示中药抗纤灵复方可以改善 UUO 以及 RUUO 的肾脏病理损害,调节肾脏中多个系统的基因表达水平,纠正肾组织中增生细胞的比例失衡。而氯沙坦组虽然有下调但是没有完全下调 1.5 倍以下。而对于 Smad7 虽然模型组下调有意义,但是治疗后对其影响不大,推断抗纤灵主要作用于促纤维化基因而不是抗纤维化基因。而 RUUO 组和 UUO 组相比,RUUO 模型组促纤维化基因均有逐渐下调趋势,显示再通后肾脏组织病理的好转。抗纤灵治疗后 *TGF-β1*、*Smad2*、*Smad3*、*JunB*、*Col1α2* 基因下调了 1.5 倍以上,而氯沙坦只有 *TGF-β1*、*Smad2* 下调 1.5 倍。

UUO 以及 RUUO21 日基因变化比较。研究显示 UUO/Sham、KXL/UUO、LST/

UUO、KXL/LST 以及 RUUO/Sham、KXL/RUUO、LST/RUUO、KXL/LST 在治疗 21 日后大鼠肾脏中基因表达情况,结果显示两组中呈现明显差异表达(1.5 倍以上)的基因有 5 条,其中多数基因在治疗组中呈现下调趋势,进一步对变化比较显著的基因的生物学功能进行了初步分析,同模型组相比,抗纤灵治疗组 TGF - β1、Smad2、Smad3、JunB 基因下调了 1.5 倍以上。而氯沙坦组只有 TGF - β1、Smad3 下调 1.5 倍以下。而对于 Smad7 虽然模型组下调有意义,但是治疗后对其影响不大,推断抗纤灵主要作用于促纤维化基因而不是抗纤维化基因。而 RUUO 组和 UUO 组相比,RUUO 模型组促纤维化基因均有逐渐下调趋势,显示再通后肾脏组织病理的好转。抗纤灵治疗后 TGF - β1、Smad2、Smad3、JunB、Col1α2 基因下调了 1.5 倍以上,而氯沙坦只有 Smad2 下调 1.5 倍以上。

UUO 以及 RUUO8 日基因变化比较。研究显示 UUO/Sham、KXL/UUO、LST/UUO、KXL/LST 以及 RUUO/Sham、KXL/RUUO、LST/RUUO、KXL/ST 在治疗 28 日后大鼠肾脏中基因表达情况,结果显示两组中呈现明显差异表达(1.5 倍以上)的基因有 5 条,其中多数基因在治疗组中呈现下调趋势,进一步对变化比较显著的基因的生物学功能进行了初步分析,同模型组相比,抗纤灵治疗组的肾组织所表达的 TGF - β1、Smad3、JunB 基因下调了 1.5 倍以上。而氯沙坦组只有 TGF - β1、Smad3 完全下调 1.5 倍以下。而对于 Smad7 虽然模型组下调有意义,但是治疗后对其影响不大,推断抗纤灵主要作用于促纤维化基因而不是抗纤维化基因。而 RUUO 组和 UUO 组相比,RUUO 模型组促纤维化基因均有逐渐下调趋势,显示再通后肾脏组织病理的好转。抗纤灵治疗后 TGF - β1、Smad2、Col1α2 基因下调了 1.5 倍以上,而氯沙坦只有 TGF - β1、Smad2、Col1α2 下调 1.5 倍以上。

(2)讨论与分析:信号转导基因芯片的定制是基于功能分类基因芯片对生物学通路的高针对性,被视为生物学通路(pathway-centric)的重要研究工具之一。这类工具由于是根据相关基因的现有知识组合而成的,可以使研究人员在研究中不需要再花费时间精确鉴别与此疾病或者细胞功能相关的基因是哪些。肾纤维化信号转导基因是基于 TGF-β 超家族和相关细胞(成纤维细胞、内皮细胞、基质细胞等)产生的,具有调节细胞功能及其活性的蛋白多肽。这个定制芯片主要包括如下几条信号通路。

1)TGF-β/Smad 信号通路:TGF-β/Smad 信号通路被认为是最重要、最强烈的纤维化诱导因子,它的过度表达能够刺激系膜细胞、肾小管上皮细胞、间质细胞(包括成纤维细胞)大量合成胶原、纤维连接蛋白(fibronectin,FN)和层粘连蛋白(laminin,LN)能够刺激成纤维细胞增殖并活化成肌成纤维细胞(myofibroblast,Myof),促进 ECM 的分泌与沉积,能够促进基质金属蛋白酶组织抑制物(tissue inhibitor of metalloproteinase,TIMPs)和纤溶酶原激活物抑制因子-1(plasminogen activator inhibitor,PA-1)基因的表达,能够介导血管紧张素Ⅱ(angiotensinⅡ,AngⅡ)、血小板源性生长因子(platelet-derived growth factor,PDGF)、结缔组织生长因子(connective tissue growth factor,

CTGF)等的致纤维化作用,最终介导肾小管上皮向间质细胞的转化(epithelial mesenchymal transition,EMT)。而 Smad 蛋白是 TGF-β 超家族将生物信号从胞膜受体向细胞核内传递的重要分子。因此,如何有效切断或阻滞 TGF-β/Smad 信号转导通路,是终止和减轻肾间质纤维化的关键。

TGF-β/Smad 信号通路是受体耦联丝氨酸/苏氨酸(Ser/Thr)激酶信号转导通路的典型代表。其信号转导机制在各条通路中相对比较明了,简述如下:TGF-β 配体在细胞表面与其受体(Tβ-RⅡ)结合,诱导 Tβ-RⅠ/T3-RⅡ 异源三聚体的形成,进而使得 Tβ-RⅡ 磷酸化 Tβ-RⅠ 胞内段的 Ser/Thr 激酶,令其活化。后者使 TB-RⅠ 能够磷酸化包浆内因子 Smad2 和 Smad3(又称为 R-Smad),其中 Tβ 抑制炎症反应作用依赖 Smad3 途径,而其导致 ECM 沉积依赖 Smad2 途径。磷酸化的 Smad2/Smad3 与另一种包浆因子 Smad4(又称为 Common Smads,Co-Smad)结合形成新的异源多聚体后迅速核转移,并可与 DNA 上特定的 Stand 结合元件(SBEs)结合,从而调控靶基因的表达,如 α 平滑肌肌动蛋白(α-SMA)、CTGF、FN、LN 和各型胶原等基因的大量激活和纤溶酶原激活物(plasminogen activator,PA)、基质金属蛋白酶(matrix metalloproteinases,MP)、骨调素(osteopontin,OPN)等基因表达的抑制增加等。而这一过程还需有特殊的胞核辅激活蛋白和辅阻遏蛋白的调节,前者主要有 CBP/P300、c-Jun 和 Lef-1 等蛋白,而后者主要有 SINIP、Sn-N 和 Ski 等蛋白。同时 Smad6 和 Smad7 是细胞内 Tβ-RⅠ 的拮抗蛋白(又称为 I-Smad),能与 Tβ-RⅠ 的胞内活性位点牢固结合,阻止其对 Smad2、Smad3 的磷酸化,从而调节 TGF-β1 对靶基因的作用。

Lan 等在实验中发现 TGF-β 以剂量和时间依赖的方式诱导 Smad2 的磷酸化和向核内转位,同时还发现 Ⅰ、Ⅲ、Ⅳ 型胶原的表达和 MyoF 的激活(即 α-SMA 的大量表达)均有不同程度的升高。将 Smad7 基因转入小管上皮细胞内后,发现 Smad 的激活受到抑制,同时胶原的生成以及 MyoF 的聚集也显著减少。Sarkar 等研究发现,AngⅡ 诱导的 EMT 是由 AngⅡ 受体Ⅰ(AT-RⅠ)-MAPK-Smad 信号通路介导的,他们同样也发现 Smad7 的过度表达可以抑制这一过程的发生,所以提出推测:TGF-β/Smads 信号通路可能是调节 EMT 的多条信号通路网络最后的共同通路,但如何证明这一点还需在不同通路之间开展大量的"横向"研究。

近年对 R-Smad 作用的研究也有较多报道,Wang 等通过对 Smad3 基因敲除的小鼠模型的研究发现,TGF-β1 的致纤维化效应主要由 Smad3 介导,缺乏 Smad3 的炎性细胞和成纤维细胞不被 TGF-β1 所趋化,也不能进一步分泌 TGF-β1,这种现象在 Smad2 缺乏的细胞中则不会发生,从而将这两种 R-Smad 的作用进一步明确。也有文献报道 Smad3 的不表达还可以抑制 EMT 以及胶原、PAI-1 和 TIMP-1 的表达。可见 Smad 信号通路中有多个环节可以作为潜在的靶标,来阻断肾间质纤维化的进程,也可为治疗这一疾病提供新的思路。本实验发现在 UUO 组高倍上调的基因有 TGF-β1、Smad2、Smad3、Col1α2、JunB,上调超过 1.5 倍以上,Smad 下调 1.5 倍以上,这些基因均和肾脏纤维化的发生有密切关系。复方抗纤灵能抑制 TGF - β/Smads 信号通路调节等因子的 mRNA 的表达,表明抗纤灵的抗肾纤维化作用可能主要是通过抑制 TGF - β1、Smad2、Smad3、JunB、Col1α2 等的表达,主要针对促纤维化的因子有抑制作用,而对抗纤维化的因子作用不明显。说明抗纤灵其防治肾纤维化的主要机制是下调促纤维化基因 JunB 基因也是一种癌基因,它可以促进细胞的增殖、分化和诱导细胞凋亡。在实验中同时还观察到经抗纤灵干预后,肾组织中 JunB 表达被抑制,这说明抗纤灵抗肾纤维化可能与这些凋亡基因的表达变化也有密切关系。JunB 是 TGF - β 的早期响应基因,正常情况下短时间内可以被 TGF - β1 所诱导。我们发现在抗纤灵(KXL)治疗后 JunB 表达水平也明显受到下调,这表明 KXL 的存在影响了 TGF - β1 信号的作用,使肾组织对 TGF - β1 的响应明显降低,也进一步说明 KXL 对 TGF - β1 信号通路具有抑制性的调节作用。对我们从分子水平上认识抗纤灵抗肾纤维化的机制具有极其重要的意义。

2)p38MAPK 信号通路:p38MAPK 通路是重要的受体耦联 Ser/Thr 激酶信号转导通路。各种细胞外刺激(如应激、炎性浸润、缺血再灌注损伤和 G 蛋白耦联受体激活等)均可介导单核细胞、内皮细胞和中性粒细胞等免疫细胞发生一系列反应,导致 p38MAPK 的磷酸化从而激活 p38MAPK 信号通路。该通路采用高度保守的三级激酶级联传递信号:细胞外刺激激活 MKKK(MAP kinase kinase kinase),转而激活 MKK(MAP kinase kinase),然后通过双位点磷酸化激活 MAPK,激活的 MAPK 可通过磷酸化转录因子、细胞骨架相关蛋白和酶类等底物来调节复杂的细胞生理过程。近年研究发现,p38MAPK 在 TGF - β1 所致的肾间质纤维化中起重要作用。Stambe 等通过建立单侧输尿管梗阻(unilateral ureteral obstruction,UUO)大鼠肾间质纤维化模型研究 p38MAPK 信号通路时,发现磷酸化的 p38MAPK 在 UUO 大鼠肾小管上皮细胞及肾间质成纤维细胞中均明显增加。而用特定的 p38 - α(p38MAPK 主要作用亚型)阻断剂 NPC31169 处理 UUO 大鼠后,肾间质纤维化程度则明显减轻,同时 TGF - β1 的 mRNA 和蛋白质的表达水平与对照组相比却无明显变化。说明 p38 - α 可能作为 TGF - β1 系统下游信号分子在肾间质纤维化中起作用,而具体的作用机制还有待进一步阐明。

p38MAPK 在肾小管上皮细胞的 EMT 过程中也起一定作用。正常肾小管上皮细胞表达其标志蛋白角蛋白,而几乎不表达 α - SMA。一旦发生 α - SMA 的表达时,则提示其已被激活为 MyoF,后者可异常增殖、大量分泌炎性因子和 ECM。张梅等通过用 IL - 1 诱导肾近曲小管上皮细胞(HK - 2)发生 EMT 时发现,在同 IL - 1 共孵育 5～30 min 内,磷酸化 p38MAPK 表达增加到基础水平的 1.7 倍,此时几乎没有 α - SMA 的表达;2 h 后,α - SMA 开始表达,并持续增加至 6～48 h。而以 p38 特异性阻断剂 SB203580 处理后,仅 α - SMA 的表达相对于对照组下调 50% 以上,说明给 SB203580 后可明显抑制 IL - 1 诱导的 HK - 2 细胞 EMT 作用。该实验说明 p38MAPK 信号通路的活化至少部分介导了 HK - 2 细胞发生 EMT 过程。我们研究发现 UUO 后 α - SMA 的表达相对于假手术组上调,而 RUUO 后 α - SMA 的表达相对于 UUO 组下调,经过抗纤灵治疗后均明显好转,具有统计学意义。

3) Rho-ROCK 信号通路 Rho 蛋白属 Ras 蛋白超家族,过去发现 Rho 蛋白主要参与细胞骨架的重组和细胞迁移的调控。近年来发现它在 EMT 中也发挥着重要作用。迄今为止,在人体内已发现的 Rho 蛋白有 20 余种,包括 RhoA-RhoD,RhoG,Rac,Cde42 等。Rho 重要的下游效应分子之一 Rho 激酶(Rho-kinase,ROCK)也是一种 Ser/Thr 蛋白激酶,具有影响平滑肌收缩、应力纤维的形成、肌动蛋白的聚合和细胞迁移等作用。已有研究证实 Rho-ROCK 通路从血流动力学改变、上皮细胞的黏附与增殖和促进 EMT 等方面,表现出与肾间质纤维化改变的密切关系。我们的研究中发现 ROCK1 以及其基因没有明显的上调。Nagatoya 用 Y27632 干预 UUO 小鼠模型,发现其早期巨噬细胞等炎性细胞浸润明显减少,成纤维细胞活性受抑,以致后期的纤维化改变也得到显著改善,此结果说明 Rho-ROCK 通路可能参与诱导肾间质中 MyoF 的形成和通过介导早期炎性浸润和炎症因子的分泌而参与肾间质纤维化的发生。Kanda 在高血压动物的肾组织中也有类似的发现,他们用 ROCK 抑制剂 Fasudil 干预后,发现原本蛋白表达和生物活性均增强的 ROCK 活性开始降低,肾小球、小管的损伤指数也明显降低,从而证明了 Rho-ROCK 可作为治疗肾间质纤维化干预靶点的潜力。然而,FuP 等通过 *ROCK1* 基因敲除鼠 UUO 模型研究发现抑制 Rho-ROCK 通路没有抑制肾纤维化的进展,和我们的实验结果具有一致性。

4) 其他:除此之外,参与 EMT 的通路还有 TGF-β/PI3k 等通路。TGF-β 可以活化 PI3k,活化的 PI 可以磷酸化 Akt,有人发现,抑制 PI3k 的活化可减弱 TGF-β 引起的 Smad 磷酸化和其后的转录过程,并可以减弱小管上皮 EMT 的发生,但是另外应用低浓度 PI3k 抑制剂却对 TGF-β 引起的 ET 没有影响,所以 PI3k 通路在 EMT 的作用还有待进一步阐明。

众所周知,细胞内所有的信号转导通路并不是彼此独立存在的,各通路之间多发生交叉和对话(cross-talk),换而言之,就是一种疾病的发生发展是多条信号通路共同作用的结果。但是如前所述,目前的各项工作还局限于单个通道,或某一通道的几个信号分子之间相互作用的研究,因而要从整体上解释肾间质纤维化的信号转导机制还有困难。所以面对庞大而复杂的信号转导网络,就需要采用高通量、高稳定性和高灵敏度的检测方法,在尽量统一的条件下,全面了解不同病理分级、不同发展阶段疾病的情况。这些检测方法既可以是核酸水平上的筛查,也可以是蛋白质水平上的分析。只有从整体上把握了肾间质纤维化各条信号通路间的关系,从中找出的干预靶点才能够反映出多条信号通路共同作用的关键所在,接下来按其进行的临床治疗才能够达到理想的效果。本研究进行了以药理整体疗效为指导,研究抗纤灵抗肾脏纤维化的疗效及其基因表达改变之间的关系,阐明抗纤灵对肾脏纤维化治疗作用的关键靶点。在对照组模型组和抗纤灵和氯沙坦治疗组中,用 Custom array 方法分析不同组间肾组织基因表达的变化,筛选出与肾脏纤维化相关的差异表达基因以及上调或下调基因(群),确定抗纤灵的作用靶点的相关基因。

由于有多个基因参与了肾纤维化的病理损害,因此我们借助一种高通量的基因芯片检测手段来发现与肾纤维化相关的基因。定制基因芯片技术可以同一时刻在同一反应体系内对特定的基因进行检测并以 RT - PCR 验证基因的表达量。本研究中我们利用 96 点高密度基因芯片对 UUO 以及 RUUO 的治疗组和模型组、假手术组大鼠肾脏中基因表达的情况进行了分析,结果显示两组中呈现明显差异表达(1.5 倍以上)的基因有 6 条,其中多数基因在治疗组中呈现下调趋势,虽然免疫炎症和细胞外基质代谢系统也有变化,但是主要集中在信号传导系统。这对于以炎症反应和细胞外基质增殖为主的 UUO 应该具有重要意义。我们进一步对变化比较显著的基因的生物学功能进行了初步分析,同模型组相比,抗纤灵治疗组的肾组织所表达的 $TGF-\beta1$、$Smad2$、$Smad3$、$JunB$、$Col1\alpha2$ 基因下调了 1.5 倍以上。提示:中药抗纤灵复方可以改善 UUO 以及 RUUO 的肾脏病理损害,调节肾脏中多个系统的基因表达水平,纠正肾组织中增生细胞的比例失衡。

利用基因芯片研究了抗纤灵对信号转导基因的表达调控,通过中药影响信号转导基因的研究,为阐明中药的药理学作用机制开辟了一条新的研究途径,为开发利用高效抗肾纤维化中药提供了新方法,通过中药影响信号转导研究,把中药的药理作用机制提高到了基因调控水平,这些研究对中药的开发利用具有重要和深远的意义。

4. 抗纤灵对肾组织 $TGF-\beta1$、CTGF、MMP-9 及 TIMP-1 表达影响　各种细胞因子在肾间质纤维化中扮演了极其重要的角色,在 RIF 中,细胞因子过度表达引起肾脏损害的机制有多方面:包括对细胞增生或肥大的控制、对细胞外基质合成和降解的调节、对炎症因子的诱发及抑制,以及对免疫反应的应激等。这其中,$TGF-\beta1$ 作为最关键的促纤维化因子,CTGF 作为其下游主要的效应因子;以及 MMP-9 和 TIMP-1 作为调控 ECM 平衡的系统,都是 RF 研究中的热点。本部分拟采用免疫组织化学染色法观察 $TGF-\beta1$、CTGF、MMP-9 和 TIMP-1 在 UUO 及 RUUO 模型大鼠肾组织中的表达变化情况,据此研究抗纤灵冲剂对肾间质纤维化的影响并探讨其干预机制。

(1)研究结果

1)对 $TGF-\beta1$ 表达的影响:UUO 假手术组大鼠 $TGF-\beta1$ 表达极微,主要在皮髓质交界区肾小管,模型组大鼠肾小管间质中有较广泛的阳性表达,比假手术组显著增加($P<0.01$);与模型组相比较,抗纤灵组各时间点 $TGF-\beta1$ 阳性表达显著减少($P<0.01$);7 日、14 日氯沙坦组表达显著减少($P<0.01$);21 日表达明显减少($P<0.05$);28 日时表达减少,但无统计学差异($P>0.05$)。抗纤灵组与氯沙坦组比较,7 日、14 日两个时间点肾小管间质 $TGF-\beta1$ 阳性表达抗纤灵组均低于氯沙坦组,比较无统计学意义($P>0.05$),21 日、28 日两个时间点阳性表达抗纤灵组均明显低于氯沙坦组,比较有统计学意义($P<0.05$)。

而 RUUO 假手术组大鼠 $TGF-\beta1$ 表达极微;模型组大鼠肾小管上皮细胞胞质及肾间质中棕黄色 $TGF-\beta1$ 阳性表达持续显著减少,均较假手术组显著增加($P<0.01$);与模型组相比较,抗纤灵组各时间点 $TGF-\beta1$ 阳性表达均显著减少($P<0.01$)。14 日氯沙坦

组表达显著减少($P<0.01$);21 日、28 日时表达减少,但无统计学差异($P>0.05$)。抗纤灵组与氯沙坦组比较,14 日时肾小管间质 TGF-β1 阳性表达抗纤灵组低于氯沙坦组,比较无统计学意义($P>0.05$),21 日时阳性表达抗纤灵组明显低于氯沙坦组($P<0.05$),28 日时阳性表达抗纤灵组显著低于氯沙坦组($P<0.01$)。

2) 对 CTGF 表达的影响:UUO 假手术组大鼠 CTGF 表达极微;模型组大鼠肾间质有较多的阳性表达较假手术组显著增加($P<0.01$);与模型组相比较,抗纤灵组各时间点阳性表达显著减少($P<0.01$);7 日氯沙坦组 CTGF 较模型组表达明显减少($P<0.05$);14 日、21 日、28 日表达均显著减少($P<0.01$)。抗纤灵组与氯沙坦组比较,各时间点 CTGF 阳性表达抗纤灵组均显著低于氯沙坦组,有统计学意义($P<0.01$)。

RUUO 假手术组大鼠 CTGF 表达极微,两组间比较无统计学差异($P>0.05$);模型组大鼠肾小管间质有明显的颗粒状、团块状着色的棕黄色阳性表达,较假手术组均显著增加($P<0.01$);与模型组相比较,抗纤灵组各时间点阳性表达显著减少($P<0.01$);14 日、21 日时氯沙坦组阳性表达均较模型组显著减少($P<0.01$),28 日时较模型组明显减少($P<0.05$)。抗纤灵组与氯沙坦组比较,各时间点 CTGF 阳性表达抗纤灵组均明显低于氯沙坦组,有统计学意义($P<0.05$)。

3) 对 MMP-9 表达的影响:UUO 假手术组大鼠 MMP-9 有极微量表达;模型组大鼠肾间质有较多的颗粒状、环状着色的黄色或棕黄色阳性表达,较假手术组显著增加($P<0.01$);与模型组相比较,抗纤灵组 7 日、14 日、28 日三个时间点 MMP-9 在肾间质的阳性表达均显著增多($P<0.01$);21 日时明显增多,有统计学意义($P<0.05$);氯沙坦组各时间点 MMP-9 阳性表达均较模型组增加,但比较无统计学差异($P>0.05$)。抗纤灵组与氯沙坦组比较,28 日时 MMP-9 阳性表达抗纤灵组显著高于氯沙坦组,有统计学意义($P<0.01$);14 日时阳性表达抗纤灵组明显高于氯沙坦组,有统计学意义($P<0.05$),其他时间点阳性表达抗纤灵组均高于氯沙坦组,但比较无统计学差异($P>0.05$)。

RUUO 假手术组大鼠肾小管间质 MMP-9 有极微量表达;模型组大鼠肾间质阳性表达持续增多,较假手术组均显著增加($P<0.01$);与模型组相比较,抗纤灵组 14 日、28 日时 MMP-9 在肾间质的阳性表达均显著增多($P<0.01$);21 日时明显增多,有统计学意义($P<0.05$);氯沙坦组各时间点 MMP-9 阳性表达均较模型组增加,但比较无统计学差异($P>0.05$)。抗纤灵组与氯沙坦组比较,28 日时 MMP-9 阳性表达抗纤灵组显著高于氯沙坦组,有统计学意义($P<0.01$);其他时间点阳性表达抗纤灵组均高于氯沙坦组,但比较无统计学差异($P>0.05$)。

4) 对各组大鼠肾组织 TIMP-1 表达的影响:UUO 假手术组大鼠 TIMP-1 有少量表达,模型组大鼠肾间质有较多的颗粒状、线状着色的棕黄色阳性表达,较假手术组显著增加($P<0.01$);与模型组相比较,抗纤灵组各时间点 TIMP-1 在肾间质的阳性表达均显著减少($P<0.01$);氯沙坦组 7 日、14 日、28 日三个时间点 TIMP-1 在肾间质的阳性表达均显著减少($P<0.01$);21 日时明显减少,有统计学意义($P<0.05$);抗纤灵组与氯沙坦组

比较,14 日、21 日时 TIMP－1 阳性表达抗纤灵组显著低于氯沙坦组,有统计学意义($P<0.01$);28 日时明显低于氯沙坦组,有统计学意义($P<0.05$),7 日时低于氯沙坦组,但比较无统计学差异($P>0.05$)。

RUUO 假手术组大鼠肾小管间质 TIMP－1 有少量表达;模型组大鼠肾间质颗粒状线状着色的棕黄色阳性表达持续减少,较假手术组均显著增加($P<0.01$);与模型组相比较,抗纤灵组各时间点 TIMP－1 在肾间质的阳性表达均显著减少($P<0.01$);氯沙坦组 14 日时 TIMP－1 在肾间质的阳性表达显著减少($P<0.01$);21 日时明显减少,有统计学意义($P<0.05$);28 日时较模型组表达减少,比较无统计学意义($P>0.05$)。抗纤灵组与氯沙坦组比较,14 日时 TIMP－1 阳性表达抗纤灵组明显低于氯沙坦组,有统计学意义($P<0.05$);21 日、28 日时阳性表达显著低于氯沙坦组,有统计学意义($P<0.01$)。

(2) 讨论与分析。本研究结果显示:UUO 模型组 TGF－β1 阳性表达较假手术组显著增加($P<0.01$)且 14 日、21 日、28 日时阳性表达面积分别为 7 日模型组的 2.23 倍、2.64 倍及 3.31 倍;与模型组相比较,抗纤灵组各时间点 TGF－β1 阳性表达显著减少($P<0.01$);7 日、14 日氯沙坦组表达显著减少($P<0.01$);21 日表达明显减少($P<0.05$)。抗纤灵组与氯沙坦组比较,7 日、14 日两个时间点肾小管间质 TGF－β1 阳性表达抗纤灵组均低于氯沙坦组,21 日、28 日两个时间点阳性表达抗纤灵组均明显低于氯沙坦组,比较有统计学意义($P<0.05$)。说明 UUO 病程中,TGF－β1 阳性表达持续增加,抗纤灵冲剂及氯沙坦均能减轻 TGF－β1 的阳性表达,且前者疗效明显优于后者。

UUO 再通模型组大鼠 TGF－β1 阳性表达持续显著减少,均较假手术组显著增加($P<0.01$);与模型组相比较,抗纤灵组各时间点 TGF－β1 阳性表达均显著减少($P<0.01$),且 21 日、28 日时阳性表达面积分别为 14 日模型组的 70%、49%。14 日氯沙坦组表达显著减少($P<0.01$);21 日、28 日时表达减少,但无统计学差异。抗纤灵组与氯沙坦组比较,14 日时肾小管间质 TGF－β1 阳性表达抗纤灵组低于氯沙坦组,比较无统计学意义,21 日时阳性表达抗纤灵组明显低于氯沙坦组($P<0.05$),28 日时阳性表达抗纤灵组显著低于氯沙坦组($P<0.01$)。说明再通后,TGF－β1 阳性表达持续显著减少,在此过程中,抗纤灵冲剂及氯沙坦均能减轻 TGF－β1 在肾小管间质的阳性表达,具有延缓 RIF 的作用,前者疗效明显优于后者,并且呈现出一定的时效性。

综上所述,UUO 组 TGF－β1 阳性表达面积持续增加,大鼠肾间质纤维化逐渐加重。而梗阻 7 日再通后,TGF－β1 阳性表达面积逐渐减少,肾间质纤维化呈现出日益缓解的趋势。在对 RF 的干预过程中,抗纤灵冲剂与氯沙坦具有相似的作用效果,抗纤灵更优,两者的抗纤维化机制可能与抑制了关键致纤维化因子 TGF－β1 的生物活性有关。研究认为,TGF－β1 是通过诱导基因学上位于其下游的 CTGF 而起促纤维化效应的。

实验结果表明:UUO 模型组大鼠肾间质 CTGF 阳性表达较假手术组显著增加($P<0.01$),且 14 日、21 日、28 日时阳性表达分别为 7 日模型组的 1.61 倍、1.89 倍、2.17 倍;与模型组相比较,抗纤灵组各时间点阳性表达显著减少($P<0.01$);7 日氯沙坦组

CTGF 较模型组表达明显减少（$P<0.05$）；14 日、21 日、28 日表达均显著减少（$P<0.01$）。抗纤灵组与氯沙坦组比较，各时间点 CTGF 阳性表达抗纤灵组均显著低于氯沙坦组，有统计学意义（$P<0.01$）。说明 UUO 时，肾小管间质纤维化持续发展，在此过程中，抗纤灵冲剂及氯沙坦均能减轻 CTGF 在肾小管间质的阳性表达，具有延缓 RF 的作用，且前者疗效明显优于后者。

再通模型组大鼠肾间质 CTGF 阳性表达较假手术组均显著增加（$P<0.01$），且 21 日、28 日时阳性表达面积分别为 14 日模型组的 78%、63%；与模型组相比较，抗纤灵组各时间点阳性表达显著减少（$P<0.01$）；14 日、21 日时氯沙坦组阳性表达均较模型组显著减少（$P<0.01$），28 日时较模型组明显减少（$P<0.05$）。抗纤灵组与氯沙坦组比较，各时间点 CTGF 阳性表达抗纤灵组均明显低于氯沙坦组，有统计学意义（$P<0.05$）。说明再通后，肾小管间质纤维化逐渐缓解，在此过程中，抗纤灵冲剂可以显著减轻 CTGF 在肾小管间质的阳性表达，优于氯沙坦的抗纤维化作用，且到再通后期这种疗效优势更加明显。

可见，UUO 大鼠肾间质纤维化逐渐加重，而 UUO7 日解除梗阻后肾间质纤维化呈日益缓解趋势，这可能与抗纤灵冲剂及氯沙坦抑制了 CTGF 活性，阻止了其介导 TGF-β1 致纤维化作用有关。

实验结果表明：UUO 模型组 MMP-9 阳性表达较假手术组显著增加（$P<0.01$），且 14 日、21 日、28 日表达面积分别为 7 日模型组的 57%、43%、31%；与模型组相比较，抗纤灵组 7 日、14 日、28 日三个时间点 MMP-9 在肾间质的阳性表达均显著增多（$P<0.01$）；21 日时明显增多，有统计学意义（$P<0.05$）；氯沙坦组各时间点 MMP-9 阳性表达均较模型组增加，但比较无统计学差异。抗纤灵组与氯沙坦组比较，28 日时 MMP-9 阳性表达抗纤灵组显著高于氯沙坦组，有统计学意义（$P<0.01$）；14 日时阳性表达抗纤灵组明显高于氯沙坦组，有统计学意义（$P<0.05$），其他时间点阳性表达抗纤灵组均高于氯沙坦组，但比较无统计学差异。说明在 UUO 疾病过程中，随着 MMP-9 逐渐降低，肾小管间质纤维化持续加重，而在药物干预后，抗纤灵冲剂能显著增加 MMP-9 在肾小管间质的阳性表达，抑制肾小管间质纤维化的形成，且疗效明显优于氯沙坦。

再通模型组大鼠肾间质 MMP-9 阳性表达持续增多，21 日、28 日时分别为 14 日模型组的 1.37 倍、1.50 倍，较假手术组均显著增加（$P<0.01$）；与模型组相比较，抗纤灵组 14 日、28 日时 MMP-9 在肾间质的阳性表达均显著增多（$P<0.01$）；21 日时明显增多，有统计学意义（$P<0.05$）；氯沙坦组各时间点 MMP-9 阳性表达均较模型组增加，但比较无统计学差异。抗纤灵组与氯沙坦组比较，28 日时 MMP-9 阳性表达抗纤灵组显著高于氯沙坦组，有统计学意义（$P<0.01$）；其他时间点阳性表达抗纤灵组均高于氯沙坦组，但比较无统计学差异。说明再通后，肾小管间质纤维化逐渐减轻，而在药物干预后，抗纤灵冲剂能显著增加 MMP-9 在肾小管间质的阳性表达，抑制肾小管间质纤维化的形成，且疗效明显优于氯沙坦，此种疗效优势在再通 28 日时尤为显著。

综上所述，UUO 组肾间质纤维化逐渐加重，而 7 日时解除梗阻的再通组纤维化日渐缓解。抗纤灵冲剂及氯沙坦可增加 MMP-9 在肾间质的表达，可能是他们干预 RIF 的机制之一。

实验结果表明：UUO 模型组大鼠肾间质 TIMP-1 阳性表达较假手术组显著增加($P<0.01$)，且 14 日、21 日、28 日时表达面积分别为 7 日模型组的 2.27 倍、3.01 倍、3.55倍；与模型组相比较，抗纤灵组各时间点 TIMP-1 在肾间质的阳性表达均显著减少($P<0.01$)；氯沙坦组 7 日、14 日、28 日三个时间点 TIMP-1 在肾间质的阳性表达均显著减少($P<0.01$)；21 日时明显减少，有统计学意义($P<0.05$)；抗纤灵组与氯沙坦组比较，14 日、21 日时 TIMP-1 阳性表达抗纤灵组显著低于氯沙坦组，有统计学意义($P<0.01$)；28 日时明显低于氯沙坦组，有统计学意义($P<0.05$)，7 日时低于氯沙坦组，但比较无统计学差异。说明 UUO 时，肾小管间质纤维化持续加重，在此过程中，抗纤灵及氯沙坦均能减少 TIMP-1 在肾小管间质的阳性表达，抑制肾小管间质纤维化的形成，且前者疗效明显优于后者。

UUO 再通模型组大鼠肾间质 TIMP-1 阳性表达持续减少，21 日、28 日时表达面积分别为 14 日模型组的 69%、50%，较假手术组均显著增加($P<0.01$)；与模型组相比较，抗纤灵组各时间点 TIMP-1 在肾间质的阳性表达均显著减少($P<0.01$)；氯沙坦组 14 日时 TIMP-1 在肾间质的阳性表达显著减少($P<0.01$)；21 日时明显减少，有统计学意义($P<0.05$)；28 日时较模型组表达减少，比较无统计学意义。抗纤灵组与氯沙坦组比较，14 日时 TIMP-1 阳性表达抗纤灵组明显低于氯沙坦组，有统计学意义($P<0.05$)；21日、28 日时阳性表达显著低于氯沙坦组，有统计学意义($P<0.01$)。说明梗阻 7 日再通后，肾小管间质纤维化逐渐缓解，在此过程中，抗纤灵冲剂及氯沙坦均能减少 TIMP-1 在肾小管间质的阳性表达，抑制肾小管间质纤维化的形成，且前者疗效明显优于后者。

另外，在 UUO 及 RUUO 病程中，由于渗透压及尿代动力学的变化，导致了肾素-血管紧张素系统的激活，而 RAS 在促进肾间质纤维化的形成、发展中发挥着重要作用。而这其中，肾脏局部 RAS 的激活在肾间质纤维化及肾脏硬化进展过程中尤其发挥着关键性的作用。

本研究 UUO 及 RUUO 氯沙坦组 TGF-β1、CTGF、TIMP-1 在肾组织的阳性染色表达均较相应模型组有不同程度减少，MMP-9 则有不同程度增加，说明 AngⅡ 可能参与了梗阻性肾病肾间质纤维化的发生发展，而氯沙坦正是通过拮抗其受体、抑制 TGF-β1的激活而发挥抗纤维化效应的。

总之，在 UUO 中，TGF-β1、CTGF、TIMP-1 在肾组织表达增加，MMP-9 表达则减少，纤维化逐渐加重；而在 RUUO 中，TGF-β1、CTGF、TIMP-1 在肾组织表达逐渐减少，MMP-9 表达则逐渐增多，纤维化动态缓解。抗纤灵冲剂正是通过调节它们在肾组织的表达，增加 ECM 降解减少 ECM 合成，恢复 ECM 稳态，从而缓解肾间质纤维化的。而氯沙坦的抗纤维化效应除上述机制外，可能与抑制 RAS 活化也有一定的关系。

5. 抗纤灵冲剂对 p38MAPK 信号传导通路的影响　在 RF 进程中，p38MAPK、Rho-

ROCK 及 TGF-β/Smad 等信号通路都参与其中，由它们构成了复杂的信号网络系统，共同调控着 RIF 的发展转归。研究发现在 UUO 中，TGF-β1 在肾组织表达增加，纤维化逐渐加重；而在 RUUO 中，TGF-β1 在肾组织表达逐渐减少，纤维化动态缓解。抗纤灵冲剂正是通过调节 TGF-β1 在肾组织的表达，增加 ECM 降解、减少 ECM 合成，恢复 ECM 稳态，从而缓解肾间质纤维化的。丝裂素活化蛋白激酶（MAPK）信号转导通路是真核细胞调控机制中分布最广、介导细胞外信号引起细胞核反应的主要信号系统，在信号传递过程中占据相当重要的地位，被认为是与细胞增殖、分化或凋亡调控密切相关的细胞信号转导途径，是细胞外信号引起增殖、分化等核反应的共同途径或汇聚点。p38MAPK 作为 MAPK 家族成员之一，在肾间质纤维化的发生发展中发挥着一定的作用。研究发现，TGF-β1、AngⅡ 及细胞外高渗等因素均可导致 p38MAPK 的磷酸化从而激活 p38MAPK 信号通路。

那么，在 UUO 及 RUUO 大鼠模型中，是否存在着 p38MAPK 信号通路的活化，p38 蛋白是否有一定的变化规律呢？基于此，我们采用免疫印迹法分别检测 UUO 及 RUUO 组 p38 的蛋白表达，来进一步揭示抗纤灵冲剂对 TGF-β1/p38MAPK 信号传导通路的影响及其干预肾间质纤维化的作用机制。

（1）研究结果：对 UUO 组 p38 蛋白表达的影响。UUO 组随着左侧肾脏梗阻时间的延长，p38 活化程度持续增加，模型组 p38/β-actin 逐渐升高，至 28 日时比 7 日升高 38%，UUO 模型组 7 日、14 日、21 日、28 日各时间点与假手术组比较均有统计学意义（$P < 0.01$）。

抗纤灵组各时间点的 p38/β-actin 均显著低于模型组（$P < 0.01$），至 28 日时为 1.008，接近 7 日模型组水平。氯沙坦组各时间点的 p38/β-actin 水平也显著低于模型组（$P < 0.01$），至 28 日时为 1.052，仍高出 7 日模型组 11%。

抗纤灵组与氯沙坦组比较，7 日、14 日、21 日的 p38/β-actin 比较有统计学意义（$P < 0.05$ 或 $P < 0.01$），28 日时抗纤灵组低于氯沙坦组，但比较无统计学意义（$P > 0.05$）。

RUUO 组随着左侧肾脏解除梗阻时间的延长，p38 活化程度持续降低。模型组 p38/β-actin 逐渐降低，各时间点与假手术组比较均有统计学意义（$P < 0.01$）。抗纤灵组各时间点的 p38/β-actin 均显著低于模型组（$P < 0.01$）。氯沙坦组各时间点的 p38/β-actin 水平也显著低于模型组（$P < 0.01$）。抗纤灵组与氯沙坦组比较，各时间点 p38/β-actin 比较均有统计学意义（$P < 0.01$）。

（2）讨论与分析：在肾间质纤维化发生发展进程中，许多信号传导通路参与其中。如丝裂素活化蛋白激酶（mitogen-activated protein kinase，MAPK）信号通路、Rho-ROCK 信号通路、TGF-β/Smads 信号通路等，由它们构成了复杂的信号网络，共同调控着 RF 的发展转归。其中对 MARK 信号通路的研究颇多。

实验结果表明：UUO 模型组 p38/β-actin 逐渐升高，各时间点与假手术组比较均有统计学意义（$P < 0.01$）。抗纤灵组各时间点的 p38/β-actin 均显著低于模型组（$P <$

0.01)，氯沙坦组各时间点的 p38/β‐actin 水平也显著低于模型组（$P<0.01$）。抗纤灵组与氯沙坦组比较，7 日、14 日、21 日的 p38/β‐actin 比较有统计学意义（$P<0.05$ 或 $P<0.01$），28 日时抗纤灵组低于氯沙坦组，但比较无统计学意义。说明 UUO 时，p38 活化程度持续升高，加剧了肾小管间质纤维化的进程。抗纤灵冲剂及氯沙坦均能下调 p38 蛋白表达水平，抑制肾小管间质纤维化的形成，但以前者的作用更为显著。

再通模型组 p38/β‐actin 逐渐降低，各时间点与假手术组比较均有统计学意义（$P<0.01$）。抗纤灵组及氯沙坦组各时间点的 p38/β‐actin 均显著低于模型组（$P<0.01$）。抗纤灵组与氯沙坦组比较，各时间点 p38/β‐actin 比较均有统计学意义（$P<0.01$）。说明再通后，p38 活性逐渐下降，从而促进了肾小管间质纤维化的减轻。抗纤灵冲剂及氯沙坦均能下调 p38 蛋白表达水平，抑制肾小管间质纤维化的形成，但以前者的作用更为显著。

我们发现梗阻侧肾组织 TGF‐β1 表达量与肾组织 p38MAPK 蛋白表达的高低相一致，且两者之间具有明显的相关关系。提示在 UUO 及 RUUO 模型中高表达的 TGF‐β1 可能是梗阻肾肾组织 p38MAPK 后期持续活化的重要因素。本实验结果提示，在 UUO 及 RUUO 大鼠模型中，肾小管上皮细胞的 p38MAPK 快速激活，可能参与介导肾组织 TGF‐β1 的表达；肾组织高表达的 TGF‐β1 可能维持肾小管细胞 p38MAPK 后期的持续活化，从而促进肾间质纤维化的形成。国外学者的研究也证实了 TGF‐β1 可以通过活化 p38MAPK 信号转导通路在肾间质纤维化中发挥重要作用。如 Chin 等报道，TGF‐β1 通过活化 p38MAPK 诱导鼠肾小球系膜细胞的前胶原Ⅰ的合成，特异阻断剂 SB203580 能抑制上述表达，提示 p38MAPK 在 TGF‐β1 诱导的细胞外基质（ECM）合成中起重要作用。Stambe C 等通过建立 UUO 肾间质纤维化模型研究 p38MAPK 信号通路时，发现用 p38MAPK 主要作用亚型 p38α 的阻断剂 NPC31169 处理 UUO 大鼠后，肾间质纤维化程度明显减轻，同时 TGF‐β1 的 mRNA 和蛋白质的表达水平与对照组相比却无明显变化。说明 p38α 可能作为 TGF‐β1 系统下游信号分子在肾间质纤维化中起作用。

综上所述，本实验提示，UUO 模型组 p38 蛋白表达持续增多，RUUO 模型组则逐渐减少，说明 p38MAPK 作为 TGF‐β1 下游的信号介质，在肾小管间质纤维化发生中具有重要作用，而 p38MAPK 和 TGF‐β1 的相互作用可能是 UUO 及 RUUO 肾纤维化过程发展和维持的一种潜在机制，抗纤灵冲剂可能是通过抑制 TGF‐β1 活性及 p38MAPK 信号转导通路的活化在肾间质纤维化中发挥重要作用的。抑制 p38MAPK 的活化及分泌可望成为阻止或延缓肾脏纤维化的一条较好途径，并且有助于寻找梗阻性肾病引起的肾间质纤维化疾病的有效的药物作用靶点，对疾病的防治具有重要意义。

6. 抗纤灵对定制基因芯片 CTGF、MAPK8、COL4α3 及 MMP 表达影响　研究发现，UUO 及 RUUO 梗阻侧肾脏都存在着 TGF‐β1、CTGF、MMP‐9 及 p38MAPK 等蛋白表达水平的动态变化，而抗纤灵冲剂正是通过调节肾组织中这些促纤维化或抗纤维化因子的蛋白表达起到改善肾间质纤维化的治疗作用的。我们知道，无论是机体正常的生命活动还是异常的病理变化都是通过蛋白质之间的相互接触、相互作用共同完成的,而蛋白质的表达是受基因调控的。

为了探讨肾间质纤维化相关基因在 UUO 及 RUUO 大鼠模型肾组织的表达情况,我们按实验课题需要定制了 PCR 芯片,该芯片主要包括与 TGF - β/Smads、TGF - βPI3k、p38MAPK 及 Rho - ROCK 信号通路相关的肾纤维化标志基因,从而避免了采用一般基因芯片产生较多无用及冗余信息的缺点。我们现采用这种定制基因芯片来验证上述有明显蛋白表达差异的相关基因是否存在相应的动态变化,以进一步明确抗纤灵冲剂防治肾间质纤维化病变的作用靶点及分子生物学确切机制。

(1) 研究结果

1) 对 CTGF 基因表达的影响

UUO 组:各时间点模型组 CTGF 基因水平分别较假手术组上调 7.12 倍、8.26 倍及 6.55 倍,均>2 倍,具有非常显著差异。经抗纤灵灌胃干预,各时间点抗纤灵组 CTGF 基因表达分别比模型组下调 1.79 倍、1.63 倍、1.63 倍,下调均>1.5 倍,具有明显差异。各时间点氯沙坦组 CTGF 基因表达分别比模型组下调 1.23 倍、1.25 倍及 1.21 倍,下调均<1.5 倍,不具有明显差异。而各时间点抗纤灵组 CTGF 基因表达分别比氯沙坦组下调 1.46 倍、1.3 倍及 1.34 倍,下调均<1.5 倍,不具有明显差异。

RUUO 组:各时间点模型组 CTGF 基因水平分别较假手术组上调 664 倍、475 倍及 3.34 倍,均>2 倍,具有非常显著差异。经抗纤灵灌胃干预,各时间点抗纤灵组 CTGF 基因表达分别比模型组下调 1.75 倍、1.8 倍、2.23 倍,下调均>1.5 倍,具有明显差异。各时间点氯沙坦组 CTGF 基因表达分别比模型组下调 1.22 倍、1.21 倍及 1.16 倍,下调均<1.5 倍,不具有明显差异。14 日、21 日抗纤灵组 CTGF 基因表达分别比氯沙坦组下调 1.44 倍、1.49 倍,下调均<1.5 倍,不具有明显差异;28 日时 CTGF 基因表达下调 1.93 倍,具有明显差异。

2) 对 MAPK8 基因表达的影响

UUO 组:各时间点模型组 MAPK8 基因水平分别较假手术组上调 5.28 倍、4.52 倍及 5.37 倍,均>2 倍,具有非常显著差异。经抗纤灵冲剂灌胃干预,各时间点抗纤灵组 MAPK8 基因表达分别比模型组下调 1.7 倍、1.5 倍、1.31 倍,14 日及 21 日再通组下调均>1.5 倍,具有明显差异。各时间点氯沙坦组 MAPK8 基因表达分别比模型组下调 1.28 倍、1.26 倍及 1.27 倍,下调均<1.5 倍,不具有明显差异。而各时间点抗纤灵组 MAPK8 基因表达分别比氯沙坦组下调 1.32 倍、1.19 倍及 1.03 倍,下调均<1.5 倍,不具有明显差异。

RUUO 组:各时间点模型组 MAPK8 基因水平分别较假手术组上调 5.69 倍、4.17 倍及 3.55 倍,均>2 倍,具有非常显著差异。经抗纤灵冲剂灌胃干预,各时间点抗纤灵组 MAPK8 基因表达分别比模型组下调 1.64 倍、1.96 倍、2.1 倍,下调均>1.5 倍,具有明显差异。14 日氯沙坦组 MAPK8 基因表达比模型组下调 1.32 倍,不具有明显差异;21

日、28 日时 MAPK8 基因表达分别下调 1.58 倍及 1.74 倍,下调均>1.5 倍,具有明显差异。而各时间点抗纤灵组 MAPK8 基因表达分别比氯沙坦组下调 1.24 倍、1.24 倍及 1.21 倍,下调均<1.5 倍,不具有明显差异。

3) 对 COL4α3 基因表达的影响

UUO 组:各时间点模型组 COL4α3 基因水平分别较假手术组上调 10.37 倍、10.27 倍及 14.34 倍,均>2 倍,具有非常显著差异。经抗纤灵冲剂灌胃干预,各时间点抗纤灵组 COL4α3 基因表达分别比模型组下调 1.5 倍、1.52 倍、1.48 倍,14 日及 21 日再通组下调均>1.5 倍,具有明显差异。各时间点氯沙坦组 COL4α3 基因表达分别比模型组下调 1.19 倍、1.2 倍及 1.27 倍,下调均<1.5 倍,不具有明显差异。而各时间点抗纤灵组 COL4α3 基因表达分别比氯沙坦组下调 1.26 倍、1.27 倍及 1.17 倍,下调均<1.5 倍,不具有明显差异。

RUUO 组:各时间点模型组 COL4α3 基因水平分别较假手术组上调 17.16 倍、12.97 倍及 9.18 倍,均>2 倍,具有非常显著差异。经抗纤灵冲剂灌胃干预,各时间点抗纤灵组 COL4α3 基因表达分别比模型组下调 1.94 倍、2.48 倍、3.04 倍,下调均>1.5 倍,具有明显差异。14 日氯沙坦组 COL4α3 基因表达比模型组下调 1.43 倍,不具有明显差异;21 日、28 日 COL4α3 基因表达分别比模型组下调 1.56 倍、1.73 倍,下调均>1.5 倍,具有明显差异。而 14 日抗纤灵组 COL4α3 基因表达比氯沙坦组下调 1.36 倍,不具有明显差异;21 日、28 日基因表达分别比氯沙坦组下调 1.59 倍及 1.76 倍,下调均>1.5 倍,具有明显差异。

4) 对 MMP-9 基因表达的影响

UUO 组:14 日、21 日模型组 MMP 基因水平分别较假手术组上调 3.16 倍、2.82 倍,均>2 倍,具有非常显著差异;28 日基因上调 1.79 倍,上调>1.5 倍,具有明显差异。经抗纤灵冲剂灌胃干预,各时间点抗纤灵组 MMP-9 基因表达分别比模型组上调 1.51 倍、1.57 倍、1.51 倍,上调均>1.5 倍,具有明显差异。各时间点氯沙坦组 MMP-9 基因表达分别比模型组上调 1.24 倍、1.29 倍及 1.23 倍,上调均<1.5 倍,不具有明显差异。而各时间点抗纤灵组 MMP-9 基因表达分别比氯沙坦组上调 1.22 倍、1.21 倍及 1.23 倍,上调均<1.5 倍,不具有明显差异。

RUUO 组:21 日、28 日模型组 MMP-9 基因水平分别较假手术组上调 3.01 倍及 4.46 倍,均>2 倍,具有显著差异;14 日模型组上调 1.88 倍,>1.5 倍,具有明显差异。经抗纤灵冲剂灌胃干预,各时间点抗纤灵组 MMP-9 基因表达分别比模型组上调 1.25 倍、1.17 倍、1.2 倍,上调均<1.5 倍,不具有明显差异。各时间点氯沙坦组 MMP-9 基因表达分别比模型组上调 1.18 倍、1.09 倍及 1.04 倍,上调均<1.5 倍,没有明显差异。而各时间点抗纤灵组 MMP-9 基因表达分别比氯沙坦组上调 1.06 倍、1.08 倍及 1.04 倍,上调均<1.5 倍,不具有明显差异。

(2)讨论与分析:为了明确导致肾间质纤维化的相关基因在 UUO 及 RUUO 大鼠模

型中是否存在动态变化，并据此深入阐释 RF 的致病机制。我们按实验课题需要定制了 PCR 芯片，该芯片主要包括 TGF‑β/Smads 信号通路、TGF‑βPI3k 信号通路、p38MAPK 信号通路、Rho‑ROCK 信号通路有关的 84 个标志基因。

我们的定制芯片有以下主要特点：PCR 芯片主要是针对某些特定的通路、功能、疾病而设计的，因此其芯片检测目的性更强，针对性更明确，采用 PCR 芯片可以避免由于针对全基因组设计从而获取较多无用及冗余的信息；PCR 芯片中基因来源于各大数据库、已知文献报道、实验室先期成果，均已被证明在 mRNA 水平起到调控作用；一次同时检测 84 个基因，等于一次实验同时进行 84 个 Real-time PCR 反应，节省实验时间，大大提高实验效率；表达谱芯片做完之后仍需通过 Real-time PCR 对结果进行验证。而 PCR 芯片直接就是按照 Real-time PCR 进行设计，无须再在 mRNA 水平进行验证，结果更加可靠；芯片质控设计严格，既有看家基因作为的内参校正，也有针对基因组 DNA 污染，cDNA 逆转反应及监控整个 PCR 反应的 control，确保实验结果准确可靠；检测动态范围更宽，既可以检测高丰度基因表达，也可以检测样品中低丰度基因表达；所需样品量更少，25 ng total RNA 即可获得 80％检出信号，500 ng 以上，检出率即可超过 99％；由于是采用引物设计而非表达谱芯片探针杂交避免了由于杂交效率所造成的对实验结果影响，两次实验技术重复性更高。

实验结果表明：UUO 组各时间点模型组 CTGF 基因水平分别较假手术组上调 7.12 倍、8.26 倍及 6.55 倍，均＞2 倍，具有非常显著差异。经抗纤灵冲剂灌胃干预，各时间点抗纤灵组 CTGF 基因表达分别比模型组下调 1.79 倍、1.63 倍、1.63 倍，下调均＞1.5 倍，具有明显差异。各时间点氯沙坦组 CTGF 基因表达分别比模型组下调 1.23 倍 1.25 倍及 1.21 倍，下调均＜1.5 倍，不具有明显差异。而各时间点抗纤灵组 CTGF 基因表达分别比氯沙坦组下调 1.46 倍、1.3 倍及 1.34 倍，下调均＜1.5 倍，不具有明显差异。

RUUO 组：各时间点模型组 CTGF 基因水平分别较假手术组上调 6.64 倍、4.75 倍及 3.34 倍，均＞2 倍，具有非常显著差异。经抗纤灵冲剂灌胃干预，各时间点抗纤灵组 CTGF 基因表达分别比模型组下调 1.75 倍、1.8 倍、2.23 倍，下调均＞1.5 倍，具有明显差异。各时间点氯沙坦组 CTGF 基因表达分别比模型组下调 1.22 倍、1.21 倍及 1.16 倍，下调均＜1.5 倍，不具有明显差异。14 日、21 日抗纤灵组 CTGF 基因表达分别比氯沙坦组下调 1.44 倍、1.49 倍，下调均＜1.5 倍，不具有明显差异；28 日时 CTGF 基因表达下调 1.93 倍，具有明显差异。

可见，无论是在 UUO 还是在 RUUO 模型大鼠，抗纤灵都可以有效诱导 CTGF 基因表达下调，同时免疫组织化学也验证了 CTGF 蛋白在肾脏组织的表达沉积与基因的变化趋势相一致，说明抗纤灵是通过抑制 CTGF 基因表达发挥其抗纤维化效应的。而氯沙坦未见明显的诱导 CTGF 基因下调的作用。

实验结果显示：UUO 组各时间点模型组 MAPK8 基因水平分别较假手术组上调 5.28 倍、4.52 倍及 5.37 倍，均＞2 倍，具有非常显著差异。经抗纤灵冲剂灌胃干预，各时间点抗纤灵组 MAPK8 基因表达分别比模型组下调 1.7 倍、1.5 倍、1.31 倍,14 日及 21 日 UUO 组下调均＞1.5 倍,具有明显差异。各时间点氯沙坦组 MAPK8 基因表达分别比模型组下调 1.28 倍、1.26 倍及 1.27 倍,下调均＜1.5 倍,不具有明显差异。而各时间点抗纤灵组 MAPK8 基因表达分别比氯沙坦组下调 1.32 倍、1.19 倍及 1.03 倍,下调均＜1.5 倍,不具有明显差异。说明 UUO 后,MAPK8 基因上调,纤维化启动,抗纤灵显著下调其表达,干预 RIF。

RUUO 组:各时间点模型组 MAPK8 基因水平分别较假手术组上调 5.69 倍、4.17 倍及 3.55 倍,均＞2 倍,具有非常显著差异。经抗纤灵冲剂灌胃干预,各时间点抗纤灵组 MAPK8 基因表达分别比模型组下调 1.64 倍、1.96 倍、2.1 倍,下调均＞1.5 倍,具有明显差异。14 日氯沙坦组 MAPK8 基因表达比模型组下调 1.32 倍,不具有明显差异;21 日、28 日时 MAPK8 基因表达分别下调 1.58 倍及 1.74 倍,下调均＞1.5 倍,具有明显差异。而各时间点抗纤灵组 MAPK8 基因表达分别比氯沙坦组下调 1.24 倍、1.24 倍及 1.21 倍,下调均＜1.5 倍,不具有明显差异。说明 RUUO 造模成功,而抗纤灵及氯沙坦均能下调 MAPK8 基因表达。

可见,抗纤灵可以有效诱导 MAPK8 基因表达下调,同时免疫组织化学也验证了 p38 蛋白在肾脏组织的表达沉积与基因的变化趋势相一致,说明抗纤灵冲剂是通过抑制 MAPK8 基因表达发挥其抗纤维化效应的,而氯沙坦作用没有抗纤灵冲剂明显。研究表明 TGF-β1 可以诱导 MAPK8 基因的表达上调,故而抑制 TGF-β1 可有效抑制 MAPK 通路的活化,延缓肾间质纤维化的发生与发展。

本实验研究结果表明:UUO 组各时间点模型组 COL4α3 基因水平分别较假手术组上调 10.37 倍、10.27 倍及 14.34 倍,均＞2 倍,具有非常显著差异。经抗纤灵冲剂灌胃干预,各时间点抗纤灵组 COL4α3 基因表达分别比模型组下调 1.5 倍、1.52 倍、1.48 倍,14 日及 21 日再通组下调均＞1.5 倍,具有明显差异。各时间点氯沙坦组 COL4α3 基因表达分别比模型组下调 1.19 倍、1.2 倍及 1.27 倍,下调均＜1.5 倍,不具有明显差异。而各时间点抗纤灵组 COL4α3 基因表达分别比氯沙坦组下调 1.26 倍、1.27 倍及 1.17 倍,下调均＜1.5 倍,不具有明显差异。

RUUO 组:各时间点模型组 COL4α3 基因水平分别较假手术组上调 17.16 倍、12.97 倍及 9.18 倍,均＞2 倍,具有非常显著差异。经抗纤灵冲剂灌胃干预,各时间点抗纤灵组 COL4α3 基因表达分别比模型组下调 1.94 倍、2.48 倍、3.04 倍,下调均＞1.5 倍,具有明显差异。14 日氯沙坦组 COL4α3 基因表达比模型组下调 1.43 倍,不具有明显差异;21 日、28 日 COL4α3 基因表达分别比模型组下调 1.56 倍、1.73 倍,下调均＞1.5 倍,具有明显差异。而 14 日抗纤灵组 COL4α3 基因表达比氯沙坦组下调 1.36 倍,不具有明显差异;21 日、28 日基因表达分别比氯沙坦组下调 1.59 倍及 1.76 倍,下调均＞1.5 倍,具有明显差异。

综上所述,抗纤灵冲剂及氯沙坦可以有效诱导 COL4α3 基因表达下调,说明抗纤灵冲剂及氯沙坦是通过抑制 COL4α3 基因表达发挥其抗纤维化效应的，并且在 UUO 及 RUUO 整个过程中，抗纤灵都有显著疗效，而后者主要在 RUUO 的后期有显著疗效。

本实验结果表明：UUO 组 14 日、21 日模型组 MMP - 9 基因水平分别较假手术组上调 3.16 倍、2.82 倍，均＞2 倍，具有非常显著差异；28 日基因上调 1.79 倍，上调＞1.5 倍，具有明显差异。经抗纤灵冲剂灌胃干预，各时间点抗纤灵组 MMP - 9 基因表达分别比模型组上调 1.51 倍、1.57 倍、1.51 倍，上调均＞1.5 倍，具有明显差异。各时间点氯沙坦组 MMP - 9 基因表达比模型组上调＜1.5 倍，不具有明显差异。而各时间点抗纤灵组 MMP - 9 基因表达比氯沙坦组上调均＜1.5 倍，不具有明显差异。RUUO 组：21 日、28 日模型组 MMP - 9 基因水平分别较假手术组上调 3.01 倍及 4.46 倍，均＞2 倍，具有显著差异；14 日模型组上调 1.88 倍，＞1.5 倍，具有明显差异。经抗纤灵灌胃干预，各时间点抗纤灵组 MMP - 9 基因表达比模型组上调均＜1.5 倍，不具有明显差异。各时间点氯沙坦组 MMP - 9 基因表达比模型组上调均＜1.5 倍，没有明显差异。而各时间点抗纤灵组 MMP - 9 基因表达比氯沙坦组上调均＜1.5 倍，不具有明显差异。可见，抗纤灵冲剂可以有效诱导 MMP - 9 基因表达上调，同时免疫组织化学也验证了 MMP - 9 在肾脏组织的表达沉积与基因的变化趋势相一致，说明抗纤灵冲剂是通过上调 MMP - 9 基因表达发挥其抗纤维化效应的。而氯沙坦诱导 MMP - 9 基因表达上调的作用显著弱于抗纤灵。

总而言之，基因芯片可以分析疾病进展中的关键细胞因子的多个作用靶点和途径，避免了单一靶点或信号转导途径阐述病理生理机制的不足。通过对从基因表达谱的全面分析可为系统研究疾病进展，确定影响疾病转归的关键因素、关键时间点、主要的信号途径提供依据。从本实验研究可以得出如下结果：采用 UUO 及 RUUO 模型大鼠，制备肾间质纤维化动物模型成功；UUO 组各时间点肾功能逐渐恶化，尿 β2 - MG、24 h 尿蛋白定量排泄逐渐增加，肾间质纤维化呈日渐加重趋势；RUUO 组各时间点肾功能逐渐好转，尿 β2 - MG、24 h 尿蛋白定量排泄逐渐减少，肾间质纤维化呈日益缓解趋势，提示 UUO7 日后再通，可以部分逆转 RF；RUUO 肾纤维化大鼠模型在功能及病理方面及其相关的免疫组化方面优于 UUO 组，其病理特点更符合慢性肾小管间质纤维化进程的动物模型。为临床和科研提供了一个可进行药物干预的理想的早中期肾纤维化动物模型；抗纤灵对于治疗肾纤维化具有独特的优势，可望为临床上肾间质纤维化的防治开辟一条新的治疗途径；抗纤灵能够改善肾功能，减少 UUO 组及 UUO 再通组模型大鼠 Scr、BUN 的蓄积，降低尿 β2 - MG 的排泄；抗纤灵通过 CHIP 介导负调节 TGF - β/Smads 信号通路及正调节 HGF 表达的机制抗肾纤维化的发生以及发展，抗纤灵是有效抑制肾纤维化的中药制剂；抗纤灵通过负调节 TGF - β/Smads 信号通路下调相关基因 TGF - β1、Smad2、Smad3、JunB、Col1α2 抗肾纤维化的发生以及发展，抗纤灵是通过多基因、多靶点抑制肾纤维化有效的中药制剂，既可作用于促纤维化基因 CTGF，又可作用于抗纤维化基因 MMP - 9，还可作用于 MAPK8 通路基因及胶原基因 COL4α3，有效动态调控肾脏中多个系统的基因表达水平,从而多途径、多靶点地改善肾间质纤维化;利用基因芯片研究了抗纤灵对信号转导基因的表达调控,通过中药影响信号转导基因的研究,为阐明中药的药理学作用机制开辟了一条新的研究途径,为开发利用高效抗肾纤维化中药提供了新方法,通过中药影响信号转导研究,把中药的药理作用机制提高到了基因调控水平,这些研究对中药的开发利用具有重要和深远的意义;抗纤灵冲剂可能是通过降低尿蛋白排出量,抑制 TGF-β1 蛋白合成,减少 EMT;降低 Ang Ⅱ 的生成,抑制 RAS 活性;下调 CTGF 基因表达,减少其蛋白表达,减轻 ECM 沉积;下调 MAPK8 基因表达,减少 p38 蛋白表达,抑制 p38MAPK 通路活化;下调 COL4α3 基因表达,减轻其在肾间质的沉积;上调 MMP-9 的基因表达,增加其蛋白表达,促进 ECM 降解;降低 TGF-β1 及 TIMP-1 在肾组织的蛋白表达,减少 ECM 沉积等诸多途径,恢复 ECM 合成与降解的稳态,从而防治 RIF;氯沙坦对 RIF 也有一定的改善作用,可能与其抑制 RAS 的活性有关。

(二) 抗纤灵方对 5/6 肾切除大鼠骨髓来源成纤维细胞表型转化干预研究

肾小球硬化常常伴随着肾小管间质损伤,RF 在某种程度上较肾小球病变更能预示肾脏的损伤和临床预后,无论肾间质,还是肾小管、肾小球,它们在纤维化过程中都涉及炎性因子、生长因子和黏附分子等多种活性物质诱导肾间质 FBS、肾小管上皮细胞或肾小球系膜细胞(mesangial cell,MC)等肾脏固有细胞发生表型转化,使之转化为 α-SMA 阳性的 MyoF。MyoF 具有很强的增殖能力,可合成 Col1,分泌大量 ECM,并抑制 ECM 降解,使 ECM 过度积聚,在肾纤维化的发展中具有重要的作用。

肾间质 FBS 的活化在 RF 形成过程中具有极其重要的作用,其来源有以下几个方面:肾间质固有的 FBS、骨髓的造血干细胞或间质干细胞、由上皮细胞转分化而来的 FBS 等。抗纤灵方前期临床研究表明,明显降低 CRF 患者的血肌酐(serum creatinine,Scr)、尿素氮(blood urea nitrogen,BUN)、层粘连蛋白(laminin,LN)、Ⅲ 型前胶原、Ⅳ 型胶原水平,纠正钙磷代谢紊乱,改善肾纤维化、延缓 CRF 的进程。动物实验表明,减少单侧输尿管梗阻(unilateral ureteral occlusion,UUO)模型大鼠的微量蛋白尿水平改善脂代谢紊乱,有效缓解肾组织氧化应激反应,调节转化生长因子-β1(transforming growth factor-β1,TGF-β1)/p38 丝裂原活化蛋白激酶(p38 mitogen-activated protein kinase,p38MAPK)信号转导通路,从而发挥拮抗 RIF 的作用。本研究采用体内 5/6 肾切除建立 CRF 大鼠模型,通过测定 α-SMA 的表达,观察抗纤灵方对骨髓来源的 FBS(Col1+/CD34+/CD45+)向 MyoF 表型转化,进一步明确抗纤灵方对 RF 的作用机制。

(1) 实验材料

1) 实验动物:健康的雄性 SD 大鼠 40 只,SPF 级,体质量为(200±20)g,购自上海西普尔-必凯实验动物有限公司,许可证号:SCXK(沪)2008—0016。实验期间自由饮水,摄食饲料由上海中医药大学动物实验中心提供,适应性喂养 1 周后进行实验。室温 20~24℃,相对湿度 45%。

2) 实验药物:抗纤灵方由丹参 30 g、制大黄 15 g、牛膝 15 g、桃仁 15 g、当归 15 g 组成由上海中医药大学附属曙光医院制剂室提供,批号:10523。福辛普利(商品名:蒙诺),10 mg/片,由中美上海施贵宝制药有限公司生产,批号:110616。

(2) 实验方法:慢性肾衰竭肾纤维化模型的建立:大鼠以 2% 戊巴比妥钠按 40 mg/kg 剂量腹腔注射大鼠,麻醉、备皮,用 75% 乙醇消毒手术区并铺巾。距左脊肋骨 1.5 cm 处作一切口,方向斜向外方,从后腹膜暴露肾脏后,分离肾组织周围的脂肪和包膜,弧型切除整个左肾的 2/3(主要切除皮质部分),约重 0.6 g。用明胶海绵压迫止血,并滴加数滴纤维蛋白原和凝血酶溶液。当切面上不再有活动性出血时复位剩余左肾,缝合;1 周后再次手术切除整个右肾。2 次手术共切除全部肾脏约 80%。另取正常 SD 大鼠 10 只,仅作背部切口,分 2 次剥离左右肾包膜,保留肾上腺,作为假手术组。

1) 实验分组:大鼠进入实验室适应性饲养 1 周后,随机选取 10 只为假手术组(A 组),其余 30 只为造模组。将造模组大鼠按以上方法制作 CRF 动物模型,术后 1 周,采用目内眦取血,测定肾功能。根据 Scr 随机分成 3 组,每组 10 只,即模型组(B 组)、福辛普利组(C 组)、抗纤灵组(D 组)。

2) 给药方法与疗程。

福辛普利组(C 组):福辛普利配成每毫升含药物 0.33 mg 的水溶液,用量按临床成人每千克体质量用量的 20 倍折算,即按每日 3.3 mg/kg 给大鼠灌胃,连续 8 周。

抗纤灵组(D 组):抗纤灵方煎至每毫升含原药材 3.2 g 的水煎剂,用量按临床成人每千克体质量用量的 20 倍折算,即按每日 23 g/kg 给大鼠灌胃,连续 8 周。

假手术组(A 组)和模型组(B 组)给予同体积生理盐水灌胃,连续 8 周。

(3) 观测指标及测定方法

1) 一般情况:观察各组大鼠的活动、精神状态、皮毛的光泽度、饮食等变化。

2) 肾功能水平:采用苦味酸法检测 Scr 浓度,尿酶法检测 BUN 浓度。尿蛋白水平:采用酶联免疫吸附测定(enzyme-linked immunosorbent assay,ELISA)法检测各组大鼠 U - Pro/24 h、$\alpha1 - MG$、$\beta2 - MG$ 和 NAG。肾组织病理:采用 HE 和 Masson 染色观察各组大鼠肾组织的病理变化。各组大鼠肾组织 $TGF - \beta1$、Col1 和 $\alpha - SMA$ 蛋白的表达采用蛋白质印迹(western blot)法检测各组大鼠 $TGF - \beta1$、Col1 和 $\alpha - SMA$ 蛋白的表达。各组大鼠肾组织 $TGF - 1$、Col1 和 $\alpha - SMA$ 基因的表达。采用 Real-time PCR 法检测各组大鼠 $TGF - \beta1$、Col1 和 $\alpha - SMA$ 基因的表达。

(4) 研究结果

1) 一般情况:适应期间,假手术组(A 组)大鼠活动灵活,饮食、饮水正常。造模后,模型组(B 组)、福辛普利组(C 组)、抗纤灵组(D 组)大鼠逐渐出现不同程度的精神萎靡,体毛无光泽,摄食减少,身体消瘦、蜷缩等现象,尤其以 B 组最为明显。经治疗后,C 组、D 组大鼠进食增多,活动逐渐灵活,优于 B 组。在处死大鼠时,因麻醉意外,D 组死亡 1 只,故实际 A、B、C 组各 10 只,D 组 9 只。

2) 治疗前后肾功能水平比较:与假手术组(A 组)比较,模型组(B 组)大鼠 Scr 水平明显高于 A 组,差异有统计学意义($P<0.01$),表明造模成功。造模组造模成功后,根据 Scr 分组,分组时各治疗组 Scr、BUN 水平和 B 组相比,差异无统计学意义($P>0.05$)。与假手术组(A 组)比较,模型组(B 组)大鼠 BUN、Scr 水平明显高于 A 组,差异有统计学意义($P<0.01$)。与 B 组相比,经治疗后 C 组、D 组可降低 BUN、Scr 水平($P<0.05$ 或 $P<0.01$);组间比较,差异无统计学意义($P>0.05$)。

3) 治疗后 U - Pro/24 h、α1 - MG、β2 - MG 和 NAG 水平比较:与假手术组(A 组)比较,模型组(B 组)大鼠 U - Pro/24 h、α1 - MG、β2 - MG 和 NAG 水平明显高于 A 组,差异有统计学意义($P<0.01$)。与 B 组相比,经治疗后 C 组、D 组可降低 U - Pro/24 h、α1 - MG、β2 - MG 和 NAG 水平($P<0.05$ 或 $P<0.01$);组间比较,差异无统计学意义($P>0.05$)。

4) 肾组织病理:肉眼观察:与假手术组(A 组)相比,模型组(B 组)和治疗组(C 组、D 组)残肾呈代偿性肥大,颜色黯红,表面有多数隆起。光镜观察(HE 和 Masson 染色),A 组:肾小球结构正常,肾小球包曼氏囊腔清晰,基底膜无增厚,系膜细胞无增生,毛细血管襻开放,血管壁正常,肾曲管结构清楚,间质无明显炎性细胞浸润。B 组:肾小球增生、肥大,毛细血管襻增厚,系膜细胞轻度增生,可见局灶节段性球囊粘连和硬化,肾曲管扩张,肾小管偶有轻中度变性,偶见小管内蛋白管型,间质有炎性细胞浸润,蓝染纤维在系膜区、小球周围明显增加。C 组:肾小球包曼氏囊壁增厚,囊腔变小,系膜细胞轻度增生,毛细血管襻增厚,间质有散在的炎性细胞浸润,部分肾曲管扩张,内有少量蛋白管型,在系膜区、小球周围可见蓝染纤维。D 组:肾小球病变轻微,包曼氏囊存在,局部毛细血管襻轻度增厚,系膜细胞轻度增生,间质有散在的炎性细胞浸润,在系膜区、小球周围可见蓝染纤维。与 B 组相比,经治疗后 C 组、D 组病变明显减轻,其中 D 组病变减轻更明显。

5) 治疗后各组大鼠 GSI 和 AFPAR 比较:与假手术组(A 组)比较,模型组(B 组)大鼠 GSI 和 AFPAR 水平明显高于 A 组,差异有统计学意义($P<0.001$)。与 B 组相比,经治疗后 C 组、D 组可降低 GSI 和 AFAR 水平($P<0.001$ 或 $P<0.01$);组间比较,差异有统计学意义($P<0.05$)。

6) Western Blot 法测定 TGF - β1、Col1 和 α - SMA 蛋白的表达:与假手术组(A 组)比较,模型组(B 组)大鼠 TGF - β1、Col1 和 α - SMA 蛋白水平明显高于 A 组,差异有统计学意义($P<0.001$)。与 B 组相比,经治疗后 C 组、D 组可明显降低 TGF - β1、Col1 和 α - SMA 蛋白水平($P<0.001$);组间比较,差异无统计学意义($P>0.05$)。

7) Real-time PCR 法测定 TGF - β1、Col1 和 α - SMA 基因的表达:与假手术组(A 组)比较,模型组(B 组)大鼠 TGF - β1、Col1 和 α - SMA 基因水平明显高于 A 组,差异有统计学意义($P<0.001$ 或 $P<0.01$ 或 $P<0.05$)。与 B 组相比,经治疗后 C 组、D 组可降低 TGF - β1、Col1 和 α - SMA 基因水平($P<0.001$ 或 $P<0.01$ 或 $P<0.05$);组间比较,差异无统计学意义($P>0.05$)。

（5）讨论分析。本实验研究结果显示：抗纤灵方可以降低 5/6 肾切除大鼠 BUN、Scr 以及 U-Pro/24 h、α1-MG、β2-MG、NAG 水平，抑制肾间质 FBS、肾小球 MC 增生以及炎症细胞浸润，减少胶原纤维的沉积，从而减轻肾纤维化保护肾功能。

本研究采用（Col1＋/CD34＋/CD45＋）作为骨髓来源 FBS 标记物，观察抗纤灵方对其作用。本研究结果显示：在 5/6 肾切除建立 CRF 大鼠模型中，Col1＋、CD34＋、CD45＋和 Col1＋mRNA、CD34＋mRNA、CD45＋mRNA 表达显著增高，抗纤灵方可降低其水平。

本次实验应用 Western blot 法检测 5/6 肾切除大鼠骨髓来源 FBSα-SMA、Col1＋表达，结果发现抗纤灵明显降低 α-SMA、Col1＋水平。同时，采用 Real-time PCR 法检测 α-SMAmRNA、Col1＋mRNA 表达，发现亦可明显降低 α-SMAmRNA、Col1＋mRNA 水平。表明抗纤灵方可能通过降低 α-SMA 的表达，抑制骨髓来源 FBS 向 MyoF 表型转化，减少 Col1 在肾间质的沉积，来发挥肾脏保护作用。

实验应用 Western Blot 法检测 5/6 肾切除大鼠骨髓来源 FBS TGF-β 表达，结果发现抗纤灵可明显降低 TGF-β1 水平。同时，采用 Real-time PCR 法检测 TGF-β1mRNA 表达，发现亦可明显降低 TGF-β1mRNA 水平。可以推测抗纤灵方通过对 TGF-β1 的调控达到拮抗肾纤维化，延缓 CRF 进展。

体外实验

慢性肾衰竭（chronic renal failure，CRF）是指各种原发性或继发性慢性肾脏病（chronic kidney disease，CKD）患者进行性肾功能损害所出现的一系列症状或代谢紊乱的临床综合征。王海燕等在 Lancet 杂志上发表中国 CKD 的发病率，即 CKD 的总患病率为 10.8%，出现蛋白尿的比率为 94%。因此，中国 CKD 的患者人数估计约为 1.195 亿。随着时间的延长，CKD 可逐渐发展为 CRF，而终末期肾脏病（end-stage renal disease，ESRD）是其最终结局。患者一旦进展到 ESRD，治疗效果欠佳。透析是其主要的治疗方法，每年高额的诊疗费不论是对国家还是对患者本人都是一个沉重的经济负担。

肾纤维化是各种原因的 CRF 发展至 ESRD 的最后共同途径和主要病理基础。因此，寻求经济、安全、高效、简单的抗肾纤维化药物来减少 CRF 的发生和延缓其发展，将具有良好的社会效益和经济效益。

肾纤维化包括肾小球硬化和肾间质纤维化（renal interstitial fibrosis，RIF），而 RIF 较肾小球病变在 CRF 进展中的意义更加重要。现已证实，肌成纤维细胞（myofibroblast，MyoF）与 RF 的发生关系最为密切，是 RIF 发生的重要效应细胞，而肾间质成纤维细胞（fibroblast，FBS）向 MyoF 的表型转化是 MyoF 的主要来源之一，也是导致 RF 的重要机制。肾间质 FBS 表达 α 平滑肌肌动蛋白（α-smooth muscle actin，α-SMA）标志着具有 MyoF 特性，即发生细胞表型转化。因此，α-SMA 是肾间质 FBS 表型转化的特异性标志蛋白之一。无论原发疾病如何，在 RF 发生发展过程中，α-SMA 阳性的 MyoF 是导致病理条件下肾间质中细胞外基质（extracellular matrix，ECM）过度沉积的主要细胞来源。

近年来，骨髓来源的 FBS 转化为 α-SMA 阳性的 MyoF，引起人们的广泛关注，这些骨髓源性 FBS 不仅表达 FBS 标记物，如Ⅰ型胶原（Collagen Ⅰ，Col1）和波形蛋白；而且表达造血细胞标记物，如 CD34＋、CD45＋。它可浸润到肾间质，参与 ECM 的合成；同时，细胞表面表达一些趋化因子（CCL21、CXCL6）及其受体（CCR7、CXCR6），加速 RIF 形成。

中医学虽没有"肾纤维化"一词，但从肾纤维化形成的病理基础来看，其与中医瘀血密切相关，属于肾内微型癥积、肾络瘀阻。血流动力学的改变、凝血机制的激活、纤溶系统的异常等，都可导致瘀血的产生，从而引发 CKD 的进行性发展，引起肾纤维化。大量研究表明，活血化瘀中药在防治肾纤维化方面具有显著的效果，显示了中医药在抗肾纤维化应用中的良好前景。基于此，笔者根据多年的临床经验，创立以活血化瘀、扶正泄浊为原则的抗纤灵方研究采用体内 5/6 肾切除建立 CRF 大鼠模型和体外培养 FBS 为研究对象，通过测定 α-SMA 的表达，观察抗纤灵方对骨髓来源的 FBS（Col1＋/CD34＋/CD45＋）向 MyoF 表型转化，探索肾纤维化的可能机制；同时，为证实抗纤灵方何种主要药物和药物的有效单体对肾纤维化起关键作用，进一步进行单味中药单体的筛选，期望发现药物的活性成分，形成活性物质群及其配伍，为今后开发新药和指导临床提供坚实有力的科学依据。

（一）体外观察抗纤灵药物血清对骨髓来源成纤维细胞表型转化的干预研究

以体外培养成纤维细胞（FBS）为研究对象，采用免疫荧光双染色鉴定骨髓来源的 FBS，通过测定 α-SMA 的表达，观察抗纤灵药物血清对骨髓来源的 FS（Col1＋/CD34＋/CD45＋）向 MyoF 表型转化，从体外探索肾纤维化的可能机制。

（1）实验材料

1）实验动物：健康 SPF 级雄性 SD 大鼠，体质量（100±20）g，由上海西普尔-必凯实验动物有限公司提供，许可证号：SCXK（沪）2008—0016。

2）实验药物：抗纤灵方由丹参 30 g、制大黄 15 g、牛膝 15 g、桃仁 15 g、当归 15 g 组成，由上海中医药大学附属曙光医院制剂室提供，批号：110523。福辛普利钠片（商品名：蒙诺），10 mg/片，由中美上海施贵宝制药有限公司生产，批 110616。

（2）实验方法

1）成纤维细胞分离：用 2% 戊巴比妥钠麻醉 SD 大鼠，在无菌条件下取下两侧肾组织，用含有双抗的 PBS 反复冲洗肾组织。

轻轻剥离肾组织包膜，去除大部分肾皮质，留取肾髓质部分。

用剪刀将肾髓质剪碎成 1～2 mm³ 的小块，放入离心管中，用 PBS 冲洗 2 次，1 500 r/min 离心 5 min。

吸去上清液，加入 5～6 倍体积的 0.25% trypsin-0.02% EDTA，放入 37℃ 水温箱

中 25 min,期间每隔 5 min 轻轻晃动,使之充分消化。

在倒置显微镜下观察,若组织块已分散成小的细胞团或单个细胞,应立即加入 10 倍的含 20% 胎牛血清的培养液终止消化。

将消化液移入网筛中,除去未消化充分的大块组织。

将收集的细胞悬液于 4℃ 1 000 r/min 离心 5 min,吸出上清液加入含 20% 胎牛血清的培养液,轻轻吹打成单个细胞悬液,台盼蓝染色进行活细胞计数,调整细胞密度至 1.0×10^3/ml,接种在 25 cm² 培养瓶中。

置 37℃、5% CO₂ 培养箱中培养,24 h 后观察,并更换新鲜的培养液,以后每 3～4 日更换培养液。

2) 成纤维细胞爬片:原代培养的细胞生长汇合率达 90% 时,向培养瓶内加入 0.25 trypsin - 0.02% EDTA 当胞质回缩、细胞变圆、细胞间隙增大后,加入含 20% 胎牛血清的培养液终止消化。

离心,加入少量的培养液,轻轻吹打成细胞悬液,轻轻滴入放有灭菌盖玻片的培养皿上,置 37℃、5% CO₂ 培养箱中继续培养。

3) 成纤维细胞免疫荧光双染色:细胞在盖玻片上生长融合到 85%～90% 时,从孵箱中取出。

吸去培养液,用 PBS 洗 3 次,每次 5 min。

用 0.1% Triton X - 100 的 4% 的低聚甲醛室温固定 30 min,吸去固定液,用 PBS 洗 3 次,每次 5 min。

加入封闭血清,37℃孵育 1 h。

用 0.1% Triton X - 100 的 PBS 溶液稀释一抗,以及 PBS 为空白对照,放入湿盒中 4℃过夜。

用 PBS 洗 6 次,每次 5 min。加入带有荧光标记的二抗,放入湿盒中,37℃孵育 1 h。

用 PBS 洗 4 次,每次 5 min。加入 DAPI(5 g/ml)进行核染,室温 3 min。

用 PBS 洗 2 次,每次 5 min。滴加甘油(9∶1)于盖玻片上,用载玻片封盖。

补加 PBS 覆盖细胞,荧光显微镜下观察拍照。

4) 骨髓来源的成纤维细胞鉴定:通过免疫荧光双染色的方法,用 DAPI 染细胞核,用 Col1＋和 CD34＋、CD45＋染细胞质。

将染色的细胞放在显微镜下,同一个视野,通过变换不同的滤光镜,细胞显示不同的颜色。

细胞核显示蓝色,表达 Col1 显示绿色,表达 CD34＋分子或 CD45＋分子显示红色。

一个细胞上蓝色和绿色并存为普通 FBS,蓝色和红色并存为骨髓来源的细胞,蓝色、绿色和红色并存为骨髓来源的 FBS。

5) 药物血清的制备:按照人鼠剂量 1∶20 换算给药。取健康 SPF 级雄性 SD 大鼠 6 只,随机分成 3 组,每组 2 只。每次灌胃 2 ml(正常组给予蒸馏水灌胃),每日 2 次,连续 3

日,于最后 1 次灌胃后 1 h,心脏采血,无菌分离血清。经 56℃、30 min 灭活处理后,用直径 0.22 μm 微孔滤膜过滤除菌,置−20℃保存备用。

6)实验分组

A 组(正常血清组):用 DMEM 培养基稀释使正常大鼠血清占 10%。

B 组(福辛普利钠片组):用 DMEM 培养基稀释使福辛普利药物血清占 10%。

C 组(抗纤灵组):用 DMEM 培养基稀释使抗纤灵药物血清占 10%。

D 组(TGF - β1 组):用含 10%正常大鼠血清稀释,使 TGF - β1 终浓度为 2 ng/ml。

E 组(TGF - β1＋福辛普利组):用含 10%福辛普利药物血清稀释,使 TGF - β1 终浓度为 2 ng/ml。

F 组(TGF - β1＋抗纤灵组):用含 10%抗纤灵药物血清稀释,使 TGF - β1 终浓度为 2 ng/ml。

(3)观测指标及测定方法

1)MT 法测定药物血清对骨髓来源的 FBS 增殖活性。

2)ELSA 法测定药物血清对骨髓来源的 FBS TGF - β、Col1 和 α - SMA 蛋白的表达。

3)Real-time PCR 法测定药物血清对骨髓来源的 FBS *TGF - β1*、*Col1* 和 *α - SMA* 基因的表达。

(4)研究结果

1)FBS 形态学观察:刚分离出未贴壁的原代 FBS 呈球形,单个存在,边界清楚,可见清晰的细胞核。24 h 后开始贴壁,48～72 h 贴壁的 FBS 开始伸展,细胞为单核,形态呈梭形、长条形、菱形、多角形或不规则形。细胞密度低时,细胞之间排列疏松,有较大的细胞间隙;细胞密度高时,细胞相互平行排列或呈放射状和漩涡状排列。

2)免疫荧光双染色法鉴定骨髓来源的 FBS

Col1＋和 CD34＋双染色:蓝色为细胞核(a),绿色为表达 Col1(b),红色为表达 CD34＋分子(c),一个细胞上蓝色和绿色并存为普通 FBS,蓝色和红色并存为骨髓来源的细胞蓝色、绿色和红色并存为骨髓来源的 FBS(d)。

Col1＋和 CD45＋双染色:蓝色为细胞核(e),绿色为表达 Col1(f),红色为表达 CD45＋分子(g),一个细胞上蓝色和绿色并存为普通 FBS,蓝色和红色并存为骨髓来源的细胞蓝色、绿色和红色并存为骨髓来源的 FBS(h)。

3)MTT 法测定抗纤灵药物血清对骨髓来源的 FBS 增殖活性:与正常血清组(A 组)比较,TGF - β1 组(D 组)骨髓来源的 FBS 增殖明显增多,差异有统计学意义($P<0.01$);加入福辛普利和抗纤灵血清可抑制其增殖($P<0.05$ 或 $P<0.01$)。

4)ELSA 法测定抗纤灵药物血清对骨髓来源的 FBS TGF - β、Col1 和 α - SMA 蛋白的表达:与正常血清组(A 组)比较,TGF - β1 组(D 组)TGF - β、Col1 和 α - SMA 蛋白表达显著增高,差异有统计学意义($P<0.01$);加入福辛普利和抗纤灵血清可抑制其增

殖($P<0.05$)。

5) Real-time PCR 法测定抗纤灵药物血清对骨髓来源的 FBS $TGF-\beta1$、$Col1$ 和 $\alpha-SMA$ 基因的表达:与正常血清组(A 组)比较,$TGF-\beta1$ 组(D 组)$TGF-\beta1$、$Col1$ 和 $\alpha-SMA$ 基因表达显著增高,差异有统计学意义($P<0.001$);加入福辛普利和抗纤灵血清可抑制其增殖($P<0.05$)。

(5)讨论与分析。骨髓来源 FBS 的鉴定:实验以体外培养 FBS 为研究对象,采用免疫荧光双染色的方法,通过对 FBS 进行 Col1+/CD34+ 和 Col1+/CD45+ 双染,结果发现存在骨髓来源的 FBS。抗纤灵药物血清疗效评价:采用 MT 法观察抗纤灵药物血清对骨髓来源 FBS 增殖的影响,结果发现抗纤灵药物血清可抑制骨髓来源 FBS 增殖。本研究已经初步观察抗纤灵药物血清对骨髓来源 FBS 向 MyoF 表型转化的抑制作用,下步将应用密度梯度离心法分离骨髓单一核细胞,采用免疫磁珠分选和流式细胞仪鉴定,分离纯化 CD34+、CD45+ 细胞,并通过体内基因敲除小鼠,深入研究骨髓来源的 FBS 对肾纤维化的作用机制。

(二)抗纤灵方有效单体对活化的肾成纤维细胞株和系膜细胞株增殖和分泌 $TGF-\beta$ 的影响

抗纤灵方前期已经从临床观察和动物实验两方面进行研究,结果显示抗纤灵方能明显降低 CRF 患者的 Scr、BUN 水平,纠正钙磷代谢紊乱,减少 UUO 模型大鼠的微量蛋白尿水平,改善脂代谢紊乱,有效缓解肾组织氧化应激反应,调节 $TGF-\beta1/p38MAPK$ 信号转导通路,改善肾纤维化、延缓 CRF 的进程。此次实验,采用体内 5/6 肾切除建立 CRF 大鼠模型和体外培养 FBS 为研究对象,通过测定 $\alpha-SMA$ 的表达,发现抗纤灵方可以抑制骨髓来源的 FBS 向 MyoF 表型转化,从而延缓肾纤维化的进程。但是,尚不明确抗纤灵方何种主要药物和药物的有效单体,对肾纤维化起关键作用。为此,进一步进行单味中药单体的筛选。

选取两种重要的肾脏固有细胞,即肾间质 FBS 和肾小球 MC。采用 $TGF-\beta1$ 生长因子刺激肾成纤维细胞株(NRK-49F)和系膜细胞株(HBZY-1),使两种细胞株活化,模拟 CRF 的共同病理变化肾纤维化,观察抗纤灵方中丹参、大黄、牛膝、桃仁 4 味中药的 11 种单体(丹酚酸 B、丹酚酸 A、丹参酮 I、隐丹参酮、丹参素钠、丹参酮 IIA 磺酸钠、大黄酚、大黄素、大黄酸、齐墩果酸、苦杏仁苷),对活化的 NRK-49F 和 HBZY-1 细胞株增殖和分泌 $TGF-\beta$ 的影响,进行单味中药单体的筛选,期望发现药物的活性成分,形成活性物质群及其配伍,为今后开发新药和指导临床提供坚实有力的科学依据。

(1)实验材料

1)实验细胞:正常大鼠肾成纤维细胞株(NRK-49F)和系膜细胞株(HBZY-1),均购自上海复盟基因生物科技有限公司。

2)实验药物:11 种中药单体均购自上海融禾医药科技发展有限公司,分子式、分子量、纯度和批号。见表 2-12。

表 2 - 12　抗纤灵方的 1 种中药单体

中文名	英文名	分子式	分子量	纯度	批　号
丹酚酸 B	salvianolic acid B	$C_{36}H_{30}O_{16}$	718.62	98%	110420
丹酚酸 A	salvianolic acid A	$C_{26}H_{22}O_{10}$	494.45	99%	101205
丹参酮 I	tanshinone I	$C_{18}H_{12}O_3$	276.29	99%	101229
隐丹参酮	cryptotanshinone	$C_{19}H_{20}O_3$	296.35	98%	110116
丹参素钠	salvianic acid A sodium	$C_9H_9O_5Na$	220.16	99%	110227
丹参酮 II A - 磺酸钠	salviol II A - sulfoacid natrium	$C_{19}H_{17}O_3 \cdot SO_3Na$	294.35	98%	110125
大黄酚	chrysophanol	$C_{15}H_{10}O_4$	254.23	98%	110627
大黄素	emodin	$C_{15}H_{10}O_5$	270.23	98%	110531
大黄酸	rhein	$C_{15}H_8O_6$	284.22	98%	110420
齐墩果酸	oleanolic acid	$C_{30}H_{48}O_3$	456.71	99%	110531
苦杏仁苷	amygdaloside	$C_{20}H_{27}NO_{11}$	457.42	98%	110208

（2）实验方法

1）实验药物的浓度：TGF - β1 的浓度根据预实验确定,观察 NRK - 49F 细胞株设 2 ng/ml 和 5 ng/ml 两种浓度；观察 HBZY - 1 细胞株设 2 ng/ml 一种浓度。中药单体的浓度根据毒性实验和分子量确定,设高剂量组（中药 10 - 5 组）和低剂量组（中药 10 - 6 组）两种浓度,每个中药单体的具体有效浓度如下。

丹酚酸 B：有效浓度 7.18×10^{-5} g/ml 和 7.18×10^{-6} g/ml。

丹酚酸 A：有效浓度 494×10^{-5} g/ml 和 494×10^{-6} g/ml。

丹参酮 I：有效浓度 2.76×10^{-5} g/ml 和 2.76×10^{-6} g/ml。

隐丹参酮：有效浓度 2.96×10^{-5} g/ml 和 2.96×10^{-6} g/ml。

丹参素钠：有效浓度 2.20×10^{-5} g/ml 和 2.20×10^{-6} g/ml。

丹参酮 II A - 磺酸钠：有效浓度 2.94×10^{-5} g/ml 和 2.94×10^{-6} g/ml。

大黄酚：有效浓度 2.54×10^{-5} g/ml 和 2.54×10^{-6} g/ml。

大黄素：有效浓度 2.70×10^{-5} g/ml 和 2.70×10^{-6} g/ml。

大黄酸：有效浓度 2.84×10^{-5} g/ml 和 2.84×10^{-6} g/ml。

齐墩果酸：有效浓度 4.56×10^{-5} g/ml 和 4.56×10^{-6} g/ml。

苦杏仁苷：有效浓度 4.57×10^{-5} g/ml 和 4.57×10^{-6} g/ml。

2）实验分组：观察 NBK - 49F 细胞株分 7 组,每组设 5 个复孔,分组如下。

A 组（空白对照组）。

B 组（TGF - β1 2 ng/ml 组）。

C组(TGF-β1 5 ng/ml组)。

D组(TGF-β1 2 ng/ml＋中药10-5组)。

E组(TGF-β1 2 ng/ml＋中药10-6组)。

F组(TGF-β1 5 ng/ml＋中药10-5组)。

G组(TGF-β1 5 ng/ml＋中药10-6组)。

观察HBZY-1细胞株分4组,每组设6个复孔,分组如下。

A组(空白对照组)。

B组(TGF-β1 2 ng/ml组)。

C组(TGF-β1 2 ng/ml＋中药10-5组)。

D组(TGF-β1 2 ng/ml＋中药10-6组)。

(3) 观测指标及测定方法：MT法测定NRK-49F和HBZY-1细胞株增殖活性和ELSA法测定NRK-49F和HBZY-1细胞株TGF-β的分泌。

(4) 研究结果

1) MTT法观察12 h、24 h中药单体对活化的NRK-49F细胞株增殖的影响：与空白对照组(A组)比较,TGF-β1 2 ng/ml组(B组)和TGF-β1 5 ng/ml组(C组)OD值明显升高,差异有统计学意义($P<0.05$)；B组、C组之间差异无统计学意义($P>0.05$)。加入中药单体后对活化的NRK-49F细胞株增殖均有不同程度的抑制作用($P<0.01$或$P<0.05$),其中,观察12 h、24 h两个时点抑制作用效果最好的为丹酚酸A和隐丹参酮；其次为丹酚酸B、大黄酚、大黄素、大黄酸和丹参酮Ⅰ；再次为苦杏仁苷、齐墩果酸和丹参酮ⅡA-磺酸钠；丹参素钠抑制效果最差。

2) ELSA法观察12 h、24 h中药单体对活化的NRK-49F细胞株TGF-β分泌的影响：与空白对照组(A组)比较,TGF-β1 2 ng/ml组(B组)和TGF-β1 5 ng/ml组(C组)分泌TGF-β明显升高,差异有统计学意义($P<0.01$)；B组、C组之间差异有统计学意义($P<0.01$)。加入中药单体后均可抑制活化的NRK-49F细胞株TGF-β的分泌($P<0.01$),其中,观察12 h、24 h两个时点抑制作用效果最好的为丹酚酸A、丹酚酸B、大黄酚和大黄酸；其次为丹参酮Ⅰ和丹参酮ⅡA-磺酸钠；再次为丹参素钠、苦杏仁苷、大黄素和隐丹参酮；齐墩果酸抑制效果最差。

3) MTT法观察24 h中药单体对活化的HBZY-1细胞株增殖的影响：与空白对照组(A组)比较,TGF-β1 2 ng/ml组(B组)OD值明显升高,差异有统计学意义($P<0.05$)。加入中药单体后(丹参酮Ⅰ、隐丹参酮、苦杏仁苷除外)对活化的HBZY-1细胞株增殖均有不同程度的抑制作用($P<0.05$),其中,丹酚酸B抑制效果好,其次是丹参素钠、丹酚酸A、丹参酮ⅡA-磺酸钠大黄酚、大黄素、大黄酸和齐墩果酸。

4) ELSA法观察24 h中药单体对活化的HBZY-1细胞株TGF-β分泌的影响：与空白对照组(A组)比较,TGF-β1 2 ng/ml组(B组)分泌TGF-β明显升高,差异有统计学意义($P<0.01$)。加入中药单体后(丹参酮ⅡA-磺酸钠除外)对活化的HBZY-1细胞

株均有不同程度的抑制作用($P<0.01$ 或 $P<0.05$),其中,丹酚酸 B、丹酚酸 A、丹参酮 I、隐丹参酮、大黄酚、大黄酸、齐墩果酸和苦杏仁苷抑制效果好,其次是丹参素钠和大黄素。

(5) 讨论与分析。研究结果显示:在抗纤灵方 11 种中药单体中,对加入 TGF - β1 生长因子刺激活化的 NRK - 49F 和 HBZY - 1 细胞株增殖抑制和分泌 TGF - β 的影响。

1) TGF - β1 2 ng/ml 和 5 ng/ml 均可刺激 NRK - 49F 细胞株的增殖活化,观察 12 h、24 h 两个时点有明显的时效关系,但未见明显的量效关系。对活化的 NRK - 49F 细胞株增殖的抑制作用由强到弱依次为:丹酚酸 A、隐丹参酮>丹酚酸 B、大黄酚、大黄素、大黄酸、丹参酮 I>苦杏仁苷、齐墩果酸、丹参酮 II A -磺酸钠、丹参素钠。丹酚酸 B、隐丹参酮、丹参素钠、大黄酚、大黄素和齐墩果酸的抑制作用呈量效关系;丹酚酸 A、丹参酮 I、丹参酮 II A -磺酸钠、大黄酸、苦杏仁苷低剂量比高剂量抑制作用更好。

2) TGF - β1 2 ng/ml 和 5 ng/ml 均可刺激 NRK - 49F 细胞株分泌 TGF - β 的增加,观察 12 h、24 h 两个时点有明显的时效关系和量效关系。对活化的 NRK - 49F 细胞株分泌 TGF - β 的抑制作用由强到弱依次为:丹酚酸 A、丹酚酸 B、大黄酚、大黄酸>丹参酮 I、丹参酮 II A -磺酸钠、丹参素钠、苦杏仁苷、大黄素、隐丹参酮、齐墩果酸。丹酚酸 B、隐丹参酮、丹参素钠、大黄酚、大黄素、大黄酸和齐墩果酸的抑制作用呈量效关系;丹酚酸 A、丹参酮 I、丹参酮 II A -磺酸钠、苦杏仁苷低剂量比高剂量抑制作用更好。

3) TGF - β1 2 ng/ml 可刺激 HBZY - 1 细胞株的增殖活化,对活化的 HBZY - 1 细胞株增殖的抑制作用由强到弱依次为:丹酚酸 B>丹参素钠、丹酚酸 A、丹参酮 II A -磺酸钠、大黄酚、大黄素、大黄酸、齐墩果酸;丹参酮 I、隐丹参酮、苦杏仁苷未见明显的抑制作用。丹酚酸 B 和大黄素的抑制作用呈量效关系;丹参素钠、丹酚酸 A、丹参酮 II A -磺酸钠、大黄酚、大黄酸和齐墩果酸低剂量比高剂量抑制作用更好。

4) TGF - β1 2 ng/ml 刺激 HBZY - 1 细胞株分泌 TGF - β 的增加,对活化的 HBZY - 1 细胞株分泌 TGF - β 的抑制作用由强到弱依次为:丹酚酸 B、丹酚酸 A、丹参酮 I、隐丹参酮、大黄酚、大黄酸、齐墩果酸、苦杏仁苷>丹参素钠、大黄素;丹参酮 II A -磺酸钠未见明显的抑制作用。隐丹参酮和大黄酸的抑制作用呈量效关系;丹酚酸 B、丹酚酸 A、丹参酮 I、大黄酸、齐墩果酸、苦杏仁苷、丹参素钠和大黄素低剂量比高剂量抑制作用更好。

综合起来,抗纤灵方 11 种中药单体中,对活化的 NRK - 49F 细胞株增殖和 TGF - β 分泌的抑制作用由强到弱依次为:丹酚酸 A>丹酚酸 B、隐丹参酮、大黄酚、大黄酸>丹参酮 I、大黄素、齐墩果酸、丹参素钠、丹参酮 II A -磺酸钠、苦杏仁苷。对活化的 HBZY - 1 细胞株增殖和 TGF - β 分泌的抑制作用由强到弱依次为:丹酚酸 B>丹酚酸 A、大黄酚、大黄酸、齐墩果酸>丹参酮 I、隐丹参酮、丹参素钠、大黄素、苦杏仁苷>丹参酮 II A -磺酸钠。对活化的两种细胞株增殖和 TGF - β 分泌的抑制作用由强到弱依次为:丹酚酸 B、丹酚酸 A>大黄酚、大黄酸>隐丹参酮>丹参酮 I、大黄素、齐墩果酸>丹参素钠、苦杏仁苷>丹参酮 II A -磺酸钠。由此初步得出,抗纤灵方对肾纤维化起关键作用的主要药物是丹参和大黄,主要药物的有效单体是丹酚酸 B、丹酚酸 A 和大黄酚、大黄酸。

5）TGF-β促进肾纤维化：大量研究表明，TGF-β的增多与肾纤维化存在因果关系。肾纤维化主要包括肾小球硬化和RF，而肾间质FBS、肾小球MC活化，导致其过度增生则是肾小球硬化和RF的具体表现实验采用外源性的加入TGF-β1生长因子刺激成纤维细胞株（NRK-49F）和系膜细胞株（HBZY-1）活化，模拟肾纤维化，重点研究中药单体对活化的两种细胞株的作用。采用先使两种细胞株活化，然后吸去培养液，去除外源性TGF-β的干扰，再加入中药单体，培养24 h后，收集细胞上清液，观察中药单体对其作用。结果显示：加入TGF-β1刺激因子后，与空白对照组（A组）相比，两种细胞株增殖明显增加，并可促进TGF-β分泌增多。加入中药单体后，与单纯加入TGF-β1刺激因子组（B组）相比，可抑制两种细胞株的增殖以及TGF-β的分泌。其中丹酚酸B对活化的两种细胞株抑制效果最好，其次是丹酚酸A、大黄酚和大黄酸。表明TGF-β1刺激因子可促进FBS和MC的活化，抗纤灵方中药单体可抑制活化的两种细胞的增殖和TGF-β的表达，有效防治肾纤维化，其作用机制可能与其抑制TGF-β的分泌有关。

通过体外中药单体的筛选，初步得出抗纤灵方对肾纤维化起关键作用的主要药物是丹参和大黄，主要药物的有效单体是丹酚酸B、丹酚酸A和大黄酚、大黄酸。但是：① 中药成分复杂，所含单体较多，本实验只选择常见的、市面上出售的11种中药单体，不包括当归的中药单体，下一步应选择更多的中药单体进行体外筛选？② 有效的中药单体如何抑制两种细胞增殖？通过何种途径减少TGF-β分泌？③ 由于细胞培养将细胞从生命体组织中分离出来，在机体外环境下生长增殖，因而脱离活体组织的生存环境，不同于正常机体生存条件。其疗效究竟如何？需要体内实验进一步验证。④ 肾纤维化是一个多因素进展性疾病，单一中药单体单一作用效果有限，需要多个中药单体配伍、多靶点干预，如何配伍？最佳配伍比例如何？配伍后协同作用又如何？⑤ 中药单体的研究大多局限在动物实验和体外实验，临床实验少，需要通过临床实验进一步验证其疗效。总之，只有在中医辨证论治和整体观的学术思想指导下，不断改进方法，拓展思路，积极探索，才能研制出疗效可靠、成分明确、配伍精当、机制清晰、使用安全的现代中药，从而预防和延缓肾纤维化的发生和发展，为广大肾脏病患者带来福音。

总之，通过体外培养成纤维细胞的方法，证实大鼠肾脏存在骨髓来源的成纤维细胞。测定肾间质骨髓来源的表达α-SMA阳性的肌成纤维细胞数量，对于判断慢性肾脏病的进展及预后，有非常重要的意义。抗纤灵方能改善5/6肾切除大鼠肾组织病理，降低尿蛋白水平，保护肾功能，其作用机制可能是通过对TGF-β1的调控，降低α-SMA的表达，抑制骨髓来源成纤维细胞向肌成纤维细胞表型转化，减少Ⅰ型胶原在肾间质的沉积，来发挥拮抗肾纤维化、延缓CRF进展的作用。抗纤灵药物血清可抑制骨髓来成纤维细胞的增殖，有效防治肾间质纤维化，其作用机制可能是通过对TGF-β1的调控，降低α-SMA的表达，抑制骨髓来源成纤维细胞向肌成纤维细胞表型转化，减少Ⅰ型胶原的分泌。通过体外培养肾成纤维细胞株（NRK-49F）和系膜细胞株（HBZY-1），发现TGF-β1生长因子可以刺激两种细胞株活化，使增殖明显增加，并促进TGF-β分泌增多。通过体外中药单体的筛选,发现抗纤灵方中药单体可抑制两种细胞株的增殖以及 TGF - β 的分泌,起关键作用的主要药物是丹参和大黄,主要药物的有效单体是丹酚酸 B、丹酚酸 A 和大黄酚、大黄酸,其防治肾纤维化的作用机制可能与抑制 TGF - β 的分泌有关。

四、有效成分研究

慢性肾衰竭(chronic renal failure, CRF)是所有原发性及继发性慢性肾脏病(chronic kidney disease, CKD)发展的最终阶段,其病理变化表现为肾纤维化(renal fibrosis, RF),包括肾小球硬化和肾间质纤维化(renal interstitial fibrosis, RIF)。随着人口老龄化及糖尿病、高血压发病率的升高,慢性肾衰的发病率也逐年升高,已成为目前肾脏科的常见病、疑难病。据统计,美国 20 岁以上成年人中 CKD 的患病率已达 13%(约 0.26 亿患者);而美国 NHANS2000 年资料显示,慢性肾衰竭的死亡人数为 99 000,仅次于肺癌的死亡人数 157 000。而我国 CKD 的患病率已达到 10.8%。2008 年的报告显示我国 ESRD 患病率为 79.1/百万人口,目前已有超过 150 万尿毒症患者,且每年新增 12 万~15 万名新患者。本病预后差、死亡率高,一旦进入 ESRD,肾需行肾脏替代治疗。这意味着需肾脏替代治疗的患者以每年 11% 的速度在增长。而由此引起的高额治疗费用无疑加重了家庭和社会的负担。因此,寻求高效、经济的方法来抗纤维化,延缓肾功能进展具有良好的社会应用价值。

慢性肾衰竭确切病因尚不清楚,肾纤维化是慢性肾衰竭最终的病理表现,是影响慢性肾脏病预后的重要因素,因此抗肾纤维化治疗具有重要的现实意义,并已得到广大医家的公认。在 RF 发生发展过程中有许多细胞因子参与,包括促 RF 因子和抗 RF 因子。近年的研究发现,TGF - β 是迄今已知作用最强的一种促肾纤维化的细胞因子,具有调节细胞的增殖、分泌、迁移和凋亡等多种生物学活性。BMP - 7 属于 TGF - β 超家族,与肾脏纤维化关系密切,BMP - 7 不仅影响 TGF - β1/Smads 通路的信号转导,还与 TGF - β1 存在互逆作用,可多方面抵消 TGF - β1 的促肾纤维化作用,是一个重要的抑制肾纤维化的细胞因子,具有拮抗 TGF - β 致纤维化作用,其活性减低是促使肾纤维化发生的机制之一。

目前对慢性肾衰的治疗除了透析、移植以外仍缺乏有效的治疗方法。而中医药在防治慢性肾脏病,延缓慢性肾衰进展方面的临床和实验研究都已显示出广阔的应用前景,其优势在于在一定程度上可以延缓早中期慢性肾衰肾功能的进展,改善患者临床症状、体征,增加患者对西药的耐受性,在一定程度上减轻了患者的身心压力及经济负担。传统方剂在慢性肾衰治疗中的作用已为广大医家认同,但其药物组成成分复杂,有效成分不明确,难以得到国际认可,不能给出中药方剂在细胞、分子水平、基因调控水平的解释,因而无法创造中药复方科学的临床评价方法,不利于中医药现代化研究。以往我们对慢性肾衰的研究多集中在中药复方和单味药的疗效及作用机制研究方面。近年来对中药有效单体的研究已成为目前研究的热点之一。在活性追踪的评价指导下,逐步提取分离中药的部位、组分、成分,对获得的有效成分与组分进行整体模型药效评价,研究有效成分、组分的抗器官纤维化作用,从而寻找治疗慢性肾衰的有效方法。因此进步深入研究中药单体在慢性肾衰进程中的疗效及作用机制,对于延缓肾衰纤维化进程具有重大的科学意义和社会意义。

中医学认为慢性肾衰病机特点为本虚标实,本虚责之为脾肾气虚,标实主要为湿热、瘀血。笔者根据多年临床经验创制了针对湿热特点的健脾清化方和针对血瘀特点的抗纤灵方,临床应用疗效确切。前期实验已证实健脾清化方和抗纤灵方具有抑制肾纤维化,改善肾功能的作用。体外研究对两复方中的单味中药的抗纤维化作用进行了初步筛选,发现其有效单体黄芪甲苷丹酚酸 A、大黄酚、齐墩果酸可以抑制肾成纤维细胞株和系膜细胞株的增殖和 TGF - β 的分泌,具有抗纤维化作用。因此本研究在前期对中药复方研究、体外研究的基础上,采用体内 5/6 肾切除建立慢性肾衰大鼠模型作为研究对象,应用丹酚酸 A、大黄酚、齐墩果酸、黄芪甲苷进行干预,研究这些中药单体抗纤维化的作用,并从BMP - 7/Smads/TGF - β信号通路探讨其抗纤维化的作用机制。为今后进一步指导临床和中药开发等提供有力的科学依据。

(一)中药有效单体对 5/6 肾切除大鼠的影响

(1)实验材料

1)实验动物:清洁级雄性 SD 大鼠 80 只,体重为(180±20)g,由上海西普尔-必凯实验动物有限公司提供[许可证号: SCXK(沪)2008—0016]。

大鼠分笼饲养于上海中医药大学实验动物中心,予 12 h 光照,45% 湿度的环境中,自由饮水,进食标准普通饲料。适应性喂养 1 周后进行实验。

2)实验药物:4 种中药单体均购自上海融禾公司,分子式分子量、纯度和批号,见表 2 - 13。

表 2 - 13 4 种中药单体分子式、分子量、纯度、批号

中文名	英文名	分子式	分子量	纯度	批　号
黄芪甲苷	Astragaloside IV	$C_{14}H_{68}O_{14}$	784.97	98%	110702
大黄酚	Chrysophanol	$C_{15}H_{10}O_4$	254.23	98%	110627
齐墩果酸	Oleanolic Acid	$C_{30}H_{48}O_3$	456.71	99%	110531
丹酚酸 A	Salvianolic acid A	$C_{26}H_2O_{10}$	494.45	99%	101205

氯沙坦(科素亚):由杭州默沙东制药有限公司生产,批号:100395。

(2)实验方法

1)慢性肾衰竭大鼠模型的建立。按 Pat 法建立慢性肾衰大鼠模型:以 3% 戊巴比妥钠按 40 mg/kg 剂量腹腔注射麻醉,大鼠俯卧位暴露左肾区,在距左脊肋骨 1.5 cm 处做斜向外的切口,经后腹膜取出左肾,并暴露于外,剥离肾周脂肪及包膜后,弧形切除 2/3 肾组织(主要切除皮质部分)约 0.6 g,消毒棉球压迫止血,观察切面无活动性出血后复位剩余

左肾,然后逐层缝合腹膜、肌肉及皮肤。10 日后以相同的方法麻醉大鼠,完全游离右肾肾蒂后结扎,行右肾摘除,然后逐层缝合腹膜、肌肉及皮肤。2 次手术共切除肾脏约 80%。

另取正常 SD 大鼠 10 只,仅在手术时作背部切口,打开肾区皮肤肌肉并暴露肾脏后再缝合伤口作为假手术组。

2) 实验分组:大鼠进入实验室后适应性饲养 1 周后,将 80 只大鼠随机选取 10 只作为假手术组,给予等量蒸馏水灌胃。其余为造模组。按以上方法制作慢性肾衰模型。2 周后采用大鼠眼内眦取血 1～2 ml,测血肌酐水平。造模过程中由于手术和麻醉原因死亡 7 只,造模不成功 3 只。将成模大鼠按血肌酐水平随机分为各治疗组:模型组(10 只)、黄芪甲苷组(10 只)、大黄酚组(10 只)、齐墩果酸组(10 只)、氯沙坦组(10 只)、丹酚酸 A 组(10 只),使各组之间的血肌酐值无统计学差异($P>0.05$)。

3) 给药方法与疗程:模型制作结束后,分别予黄芪甲苷、大黄酚、齐墩果酸、丹酚酸 A、氯沙坦进行治疗。治疗组药物用蒸馏水配制成相应浓度后灌胃,其中黄芪甲苷按照每日 1.4 mg/kg 灌胃,齐墩果酸按照每日 7 mg/kg 灌胃,大黄酚按每日 5 mg/kg 灌胃,丹酚酸 A 按每日 17.1 mg/kg 灌胃,氯沙坦按每日 8.6 mg/kg 灌胃。模型组和假手术组均予等量蒸馏水灌胃。连续治疗 8 周。其间大鼠自由进食、饮水。治疗过程中,无大鼠死亡。

(3) 观察项目与方法

一般状态观察:大鼠体重、饮食、排泄物、精神、毛色及死亡情况。

肾功能水平检测:血肌酐、血尿素氮。

尿蛋白水平测定。

肾组织光镜标本制备与观察。

蛋白质印迹(western blot,WB)法检测肾组织细胞外基质成分(Collagen Ⅲ、Collagen Ⅰ、FN、LN)的表达。

RT-PCR 法检测肾组织细胞外基质成分(Collagen Ⅲ、Collagen Ⅰ、FN、LN)基因的表达。

肾组织 CTGF 蛋白、TGF-β1mRNA、CTGF RNA、BMP7 蛋白、BMP7mRNA、Smad6mRNA、Smad7mRNA、p-Smad2/3 蛋白、p-Smad1/5/8 蛋白的表达。

1. 中药有效单体对 5/6 肾切除大鼠肾功能及肾组织形态的影响　慢性肾衰(CRF)是所有原发及继发性慢性肾脏病发展的最终阶段。以肾功能减退、各种代谢产物以及毒素的潴留、水、电解质酸碱平衡的失调以及全身多系统损害为主要表现,是临床上的多发病、疑难病、危重病,并发症多,预后差,死亡率高,其治疗是一大难题。目前西医治疗以控制原发病、防治并发症为主,一旦进展全终末期肾衰除了透析、移植之外尚缺乏有效的治疗方法,而透析、肾移植又受到经济、技术等诸多因素的限制难以全面开展。中医药在本病的治疗中凸显优势,它通过整体的辨证施治,不仅可以改善患者的症状、体征,在早中期患者治疗上能够延缓甚至截断扭转本病的进程,已成为治疗本病的主要手段之一。

前期研究证实抗纤灵方具有抗纤维化、保护肾功能的作用,体外研究对复方中的单味中药的抗纤维化作用进行了初步筛选。研究结合慢性肾衰瘀血内阻的中医病机特点,在前期研究的基础上,选取方中的有效中药单体:丹酚酸 A、大黄酚、齐墩果酸进行干预,研究其对 5/6 肾切除大鼠肾功能的作用,以期明确中药复方中有效成分的作用机制,及其作用靶点。

(1) 研究结果

1) 大鼠一般状态:造模 1 周后,造模组大鼠逐渐出现不同程度的进食减少,体重增长较慢,被毛干枯蓬乱,精神较差,活动量减少,尾巴湿冷等。其中以模型组最明显。经药物治疗后治疗组大鼠上述状态有所改变,饮食渐增,体重缓慢增加。而假手术组大鼠一般状态明显好于其他组别大鼠,进食较多,精神佳,活动如常,性格温顺,毛色光亮。

2) 治疗前后血肌酐水平比较:结果显示:治疗前,各造模组和正常组比较,血肌酐显著升高,有统计学差异($P<0.01$),说明造模成功。黄芪甲苷组、大黄酚组、齐墩果酸组、氯沙坦组、丹酚酸 A 组及模型组之间两两比较无显著性差异($P>0.05$),说明 6 组间无差异,具有可比性。

治疗后,与模型组之间比较,黄芪甲苷组、大黄酚组、丹酚酸 A 组、氯沙坦组血肌酐值下降明显,有统计学差异($P<0.01$)。黄芪甲苷组、大黄酚组、丹酚酸 A 组与氯沙坦组比较血肌酐值无显著差异($P>0.05$)。单体组间比较:丹酚酸 A 组降低血肌酐作用优于大黄酚组,有统计学差异($P<0.05$)。

治疗前后比较,模型组显示血肌酐明显上升($P<0.05$),肾功能损伤逐渐加重;丹酚酸 A 组、氯沙坦组血肌酐水平较治疗前比较改善明显($P<0.01$);而黄芪甲苷组、大黄酚组血肌酐水平较治疗前亦有明显下降($P<0.05$)。

3) 治疗前后血清尿素氮水平比较:结果显示:各造模组和正常组比较,血清尿素氮值显著升高,有统计学差异($P<0.01$),说明造模成功。黄芪甲苷组、大黄酚组、齐墩果酸组、氯沙坦组、丹酚酸 A 及模型组之间两两比较无显著性差异($P>0.05$),说明 6 组间无差异,具有可比性。

治疗后,黄芪甲苷组、丹酚酸 A 组尿素氮水平下降明显,与模型组比较具有统计学差异($P<0.01$);大黄酚组尿素氮水平也有下降,与模型组比较具有统计学差异($P<0.05$);氯沙坦组对尿素氮水平无明显改善。

治疗前后比较,模型组显示尿素氮明显上升($P<0.05$),肾功能损伤逐渐加重;大黄酚组、齐墩果酸组、氯沙坦组均无统计学差异,而黄芪甲苷组、丹酚酸 A 组尿素氮值均明显下降($P<0.05$),肾功能有一定的改善。

4) 治疗后各组大鼠尿蛋白定量水平比较:造模后,与假手术组比较,模型组尿蛋白定量明显升高($P<0.05$);治疗后,黄芪甲苷组、丹酚酸 A 组尿蛋白定量较模型组显著下降,有统计学差异($P<0.05$);单体组间比较,黄芪甲苷组、丹酚酸 A 组尿蛋白定量无差异。氯沙坦组尿蛋白定量无改变。

5）肾组织病理：肾组织一般观察。

肉眼观察：正常组大鼠肾脏形态规整，呈蚕豆样，正常红褐色，质地坚实，体积正常无肿大，有光泽；切面皮质呈正常红褐色，髓质区颜色略浅，皮髓质分解清楚；被膜光滑。模型组和各治疗组残肾呈代偿性肥大，颜色黯红，表面不光滑，有多数隆起，和周围组织无明显粘连，残肾易分离。切面可见皮质变薄，皮髓质分界不清。光镜观察（HE 和 MASSON 染色）：正常组肾小球未见明显异常，系膜细胞无增生，毛细血管襻开放，血管壁正常，间质无明显炎性细胞浸润。模型组：5/6 肾切除组大鼠可见肾小球增生、肥大，系膜细胞轻度增生，可见局灶节段性球囊粘连和硬化，基质增宽不明显，肾小管偶有轻中度变性，偶见小管内蛋白管型，间质有炎性细胞浸润。蓝染纤维在系膜区、小球周围明显增加；黄芪甲苷组、大黄酚组、丹酚酸 A 组：病理改变明显轻于模型组，可见肾小球轻度增生，系膜细胞轻度增生。齐墩果酸组可见系膜细胞轻度增生，间质有少量炎性细胞浸润。氯沙坦组：有不同程度的肾小球萎缩，囊壁增厚，肾小管细胞胞质肿胀，系膜细胞增生。

（2）讨论与分析。实验研究结果显示：黄芪甲苷、丹酚酸 A 能显著降低慢性肾衰大鼠的尿素氮、肌酐水平（$P < 0.05$ 或 $P < 0.01$）。且黄芪甲苷、丹酚酸 A 对尿蛋白定量水平有显著降低作用（$P < 0.05$），疗效优于氯沙坦组（$P < 0.01$）。大黄酚可降低慢性肾衰大鼠的肌酐水平（$P < 0.05$），而对尿素氮无明显改善作用；对照组氯沙坦组血肌酐值也有所下降（$P < 0.01$），对尿素氮无明显改善。4 个单体中齐墩果酸对尿素氮、肌酐、尿蛋白定量无明显作用。

研究证实了黄芪甲苷、丹酚酸 A、大黄酚中药单体对慢性肾衰大鼠的肾功能具有保护作用，其具体作用机制及齐墩果酸是否有抗纤维化作用在接下来的实验中有待进一步验证。

2. 中药有效成分对慢性肾衰大鼠细胞外基质的影响　肾纤维化是多种慢性进行性肾脏疾病进展至终末期引起肾功能衰竭的共同病理改变，肾脏受到炎症、损伤等各种因素刺激后，引起基质蛋白合成和降解失衡，而造成细胞外基质（extracellular matrix，ECM）成分的过度堆积，纤维瘢痕形成、肾组织重构，肾实质毁损和肾功能丧失，最终导致肾小球硬化和小管间质的纤维化。ECM 过度沉积是肾纤维化的主要特征之一，也是判断肾纤维化的直接指标。细胞外基质主要由Ⅰ型胶原（collagen type Ⅰ，Col1）、Ⅲ型胶原（collagen typeⅢ，Col Ⅲ）、层粘连蛋白（laminin，LN）、纤维连接蛋白（fibronectin，FN）等成分组成。这类成分的增加或进行性积聚是导致肾组织纤维化的主要物质基础，也是肾小球硬化早期形态学改变的一个重要标志。延缓和阻断肾纤维化是慢性肾衰竭治疗的关键，也是目前国内外肾脏病研究的热点。而如何减少 ECM 在肾脏的过度沉积是治疗肾间质纤维化的一个重要靶点。前期实验证实了黄芪甲苷、丹酚酸 A、大黄酚 3 个中药单体能降低 5/6 肾切除大鼠的尿素氮、肌酐水平，具有保护肾功能、减轻肾脏组织损伤的作用。本实验进一步运用蛋白免疫印迹法和 RT - PCR 法，观察 4 个中药单体对 5/6 肾切除大鼠肾组织

Col1、ColⅢ、LN、FN蛋白及基因表达的影响，探讨中药单体对慢性肾衰大鼠细胞外基质的调节作用，明确中药单体抗肾纤维化，进而保护肾功能的实验依据。

（1）研究结果

1）Western Blot法测定各组大鼠肾组织Collagen蛋白的表达：与模型组比较，各单体组均可明显降低Collagen Ⅰ蛋白水平有显著统计学差异（$P<0.01$）。中药单体对Collagen Ⅰ抑制作用的趋势：丹酚酸A＞黄芪甲苷＞大黄酚组＞齐墩果酸组。单体之间比较无差异。与氯沙坦组比较，无统计学差异。

2）Western Blot法测定各组大鼠肾组织CollagenⅢ蛋白的表达：与模型组比较，各单体组均可明显降低CollagenⅢ蛋白水平，有显著统计学差异（$P<0.01$）。对CollagenⅢ抑制作用依次是氯沙坦钾片、丹酚酸A、黄芪甲苷、齐墩果酸、大黄酚。丹酚酸A、黄芪甲苷、齐墩果酸与氯沙坦组比较无显著差异。氯沙坦组与中药单体组比较，作用仅优于大黄酚组，有显著统计学差异（$P<0.01$）。中药单体组间比较：齐墩果酸组、黄芪甲苷组、丹酚酸A组作用均优于大黄酚组（$P<0.05$）；齐墩果酸组、黄芪甲苷组、丹酚酸A组比较无显著差异。

3）Western Blot法测定各组大鼠肾组织LN蛋白的表达：与模型组比较，各治疗组均可明显降低LN蛋白水平，有显著统计学差异（$P<0.01$）。各组降低LN作用的趋势：丹酚酸A组＞齐墩果酸组＞氯沙坦组＞大黄酚组＞黄芪甲苷组。与氯沙坦组比较，丹酚酸A组、齐墩果酸组作用与氯沙坦组相当，而大黄酚组、黄芪甲苷组降低LN蛋白水平的作用差于氯沙坦组，有显著统计学差异（$P<0.01$）。单体组间比较：大黄酚组与黄芪甲苷组比较无差异；齐墩果酸与丹酚酸A组比较无差异。丹酚酸A、齐墩果酸对LN的降低作用优于黄芪甲苷和大黄酚（$P<0.05$）。

4）Western Blot法测定各组大鼠肾组织FN蛋白的表达：与模型组比较，各治疗组均可明显降低FN蛋白水平，均有显著统计学差异（$P<0.01$）。各治疗组降低FN蛋白趋势：丹酚酸A＞大黄酚＞齐墩果酸＞氯沙坦＞黄芪甲苷。与氯沙坦组比较，无统计学差异。单体组间比较黄芪甲苷组表达低于齐墩果酸组、大黄酚组和丹酚酸A组（$P<0.05$）。单体组间比较：黄芪甲苷组与大黄酚组、丹酚酸A组、齐墩果酸组比较有差异（$P<0.05$），其他单体两两比较无差异。

5）RT-PCR法测定各组大鼠肾组织细胞外基质基因的表达RT-PCR法测定各组大鼠肾组织Collagen Ⅰ mRNA表达：与模型组比较，各单体组Collagen Ⅰ基因水平均有不同程度的降低（$P<0.01$）。对Collagen Ⅰ基因降低作用：氯沙坦＞丹酚酸A＞黄芪甲苷＞大黄酚＞齐墩果酸，与氯沙坦组比较，其他用药各组均无统计学差异。单体组间比较：丹酚酸A与齐敦果酸比较有差异（$P<0.05$）。其他单体比较无意义。

RT-PCR法测定各组大鼠肾组织Collagen ⅢmRNA表达：与模型组比较，各单体组Collagen Ⅲ基因水平均有不同程度的降低。有显著统计学差异（$P<0.01$）。对Collagen Ⅲ基因降低作用依次为氯沙坦＞丹酚酸A＞黄芪甲苷＞齐墩果酸＞大黄酚。各

单体组与氯沙坦组比较,均无统计学差异。单体组间比较无差异。

RT-PCR 法测定各组大鼠肾组织 LN mRNA 表达:与模型组比较,各单体组 LN 基因水平均有不同程度的降低。均有显著统计学差异($P<0.01$)。对 LN 基因降低效果丹酚酸 A>齐墩果酸>氯沙坦>大黄酚>黄芪甲苷。与氯沙坦组比较,其他用药各组均无统计学差异。单体组间比较无差异。

RT-PCR 法测定各组大鼠肾组织 FN mRNA 表达:与模型组比较,各单体组 FN 基因水平均有不同程度的降低。对 FN 抑制效果最好的是丹酚酸 A 组、大黄酚组、齐墩果酸组($P<0.01$)、其次是黄芪甲苷组($P<0.05$)。治疗组对降低大鼠肾组织 FN mRNA 表达趋势:丹酚酸 A>齐墩果酸>氯沙坦>大黄酚>黄芪甲苷。与氯沙坦组比较,其他用药各组均无统计学差异。单体组间比较无差异。

(2) 研究与讨论:以往研究表明抗纤灵方、健脾清化方能较好降低作用。低 CRF 大鼠肾组织 FN、Col-Ⅳ胶原的表达,降低血清 LN、Col-Ⅲ的水平。在 UUO 模型中发现大鼠肾间质胶原纤维、TGF-β1、FN 及 PAI-1 的表达较假手术组显著增加,ECM 在肾间质过度积聚与沉积,而在抗纤灵方基础上增加黄芪制作的抗纤灵二号方能够通过下调 TGF-β1、FN 及 PAI-1 的表达,抑制 ECM 的合成,促进 ECM 的降解,改善肾间质纤维化的程度。通过蛋白印迹法、PCR 法观察了中药单体对 5/6 肾切除大鼠肾组织 Col-Ⅰ、Col-Ⅲ、LN、FN 蛋白及基因的表达,结果显示:与假手术组比较,模型组大鼠肾组织 Col-Ⅰ、Col-Ⅲ、LN、FN 蛋白水平均有显著升高,具有统计学意义($P<0.05$ 或 $P<0.01$)。且两种检测方法结果一致,说明 5/6 肾切除大鼠肾组织 ECM 过度沉积,肾纤维化明显。丹酚酸 A 组大鼠肾组织 Col-Ⅰ、Col-Ⅲ、LN、FN 蛋白表达值均有下降,其作用优于其他单体治疗组,说明丹酚酸 A 能显著抑制 ECM 的过度沉积,改善肾纤维化。黄芪甲苷组大鼠肾组织 Col-Ⅰ、Col-Ⅲ蛋白表达值也有明显的下降,其作用大于大黄酚和齐墩果酸组,而对 LN、FN 虽有抑制作用,但作用较其他单体要差。中药单体可不同程度的降低肾组织中 Col-Ⅰ、Col-Ⅲ、LN 蛋白及基因的表达,具有减轻肾组织纤维化的作用。齐墩果酸虽然对尿蛋白定量、尿素氮、肌酐无明显改善作用,但 Western Blot 和 RT-PCR 结果均显示,其对 5/6 肾切除大鼠肾组织 Col-Ⅰ、Col-Ⅲ、LN 蛋白及基因的表达具有一定的抑制作用,说明其也具有减轻肾组织纤维化的作用。

从实验结果中我们可以看到益气活血的黄芪甲苷与丹酚酸 A 对细胞外基质的抑制作用较好。这与以往的研究益气活血可以改善肾纤维化的结论相符合。细胞外基质在肾脏内的过度沉积,属于中医学"肾络病""癥积病"的范畴。慢性肾衰日久以致脾肾气虚,气虚则行血无力而见血瘀,与慢性肾衰细胞外基质沉积的病理特点相符合。因此益气活血治疗可有效改善肾络瘀阻,也就是说可以改善细胞外基质的过度沉积。黄芪甲苷、丹酚酸 A 是中药黄芪、丹参的有效单体。而黄芪、丹参是益气活血的代表药物,这也可以说明黄芪甲苷、丹酚酸 A 对细胞外基质的作用效果较好的原因。

3. 中药有效成分对慢性肾衰大鼠 BMP-7/Smads/TGF-β 信号通路的影响　FF 发

生机制复杂,"基质浸润学说""免疫损伤反应学说""炎症学说"等从不同角度对 RF 的形成作出了解释。但迄今没有一个学说可以完全解答 RF 的发病机制。细胞因子在慢性肾衰的发生发展过程中起着重要的作用,有促肾纤维化因子和抗肾纤维化因子,通过与靶细胞膜上的受体结合通过各种信号传导通路参与 RF 形成。目前研究 RF 信号通路主要涉及转化生长因子 β/Smad 信号转导通路、丝裂原激活蛋白激酶级联信号通路、腺苷信号通路。各信号通路之间存在交互关系,其中以 TGF-β/Smad 信号转导通路和 MAPK 级联的信号转导系统研究最多。研究表明,Smad 是导致肾纤维化的关键信号分子,在上述交错复杂的信号通路中,阻断 Smads 环节比阻断 TGF-β 环节能更加显著地减少组织胶原形成,从而抑制肾纤维化的发生。抗 RF 因子 BMP-7 与 TGF-β 有着相似的下游 Smad 信号通路,彼此反馈调节,具有拮抗肾纤维化,保护肾脏的作用,是近年来研究的热点。

中药单体能有效抑制细胞外基质的过度沉积,具有抗纤维化作用。为了进一步阐明其抗纤维化作用的可能机制,本实验采用蛋白免疫印迹法检测各组大鼠肾组织 TGF-β1、CTGF、BMP7、p-Smad2/3、p-Smad1/5/8 蛋白的表达,采用 RT-PCR 法检测肾组织 TGF-β1、CTGF、BMP7、Smad6、Smad7 基因的表达,从细胞因子角度探讨中药单体对 5/6 肾切除大鼠 BMP-7/Smads/TGF-β 信号通路的干预作用来研究其抗纤维化机制。

(1) 研究结果

1) Western Blot 法测定各组大鼠肾组织 CTF 蛋白的表达:与假手术组比较,模型组大鼠肾组织 CTGF 蛋白的表达显著升高,具有统计学差异($P<0.01$);与模型组比较,各治疗组大鼠肾组织 CTGF 蛋白的表达有不同程度的降低,均有显著统计学差异($P<0.01$)。治疗组抑制大鼠肾组织 TGF-β1 蛋白表达的趋势:齐墩果酸>氯沙坦>大黄酚>丹酚酸 A>黄芪甲苷。与氯沙坦组比较,黄芪甲苷组抑制大鼠肾组织 CTGF 蛋白表达作用差于氯沙坦组,有显著统计学差异($P<0.01$)。

2) RT-PCR 法测定各组大鼠肾组织 TGF-β1mRNA 的表达:与假手术组比较,模型组肾组织 TGF-β1 蛋白的表达显著升高,具有统计学差异($P<0.05$);与模型组比较各治疗组大鼠组织 TGF-β1 蛋白的表达降低,具有显著统计学差异($P<0.01$)。各治疗组降低大鼠组织 TGF-β1mRNA 表达的趋势:丹酚酸 A>氯沙坦>大黄酚>齐墩果酸>黄芪甲苷,与氯沙坦组比较,各单体组均无统计学差异。

3) RT-PCR 法测定各组大鼠肾组织 CTGF mRNA 的表达:与假手术组比较,模型组大鼠肾组织 CTGFmRNA 的表达显著升高,具有统计学意义($P<0.01$);与模型组比较,齐墩果酸组大鼠肾组织 CTGFmRNA 的表达显著降低($P<0.01$),大黄酚组、黄芪甲苷组、丹酚酸 A 组大鼠肾组织 CTGFmRNA 的表达均呈现不同程度的降低,有显著统计学差异($P<0.05$)。各治疗组降低大鼠组织 CTGFmRNA 表达的趋势齐墩果酸>氯沙坦>大黄酚>丹酚酸 A>黄芪甲苷。中药单体组与氯沙坦组比较,均无统计学差异。

4) Western Blot 法测定各组大鼠肾组织 BMP7 蛋白的表达:与模型组比较,黄芪甲苷组、丹酚酸 A 组、氯沙坦组大鼠肾组织 BMP7 蛋白的表达均升高,有显著统计学差异($P<0.01$ 或 $P<0.05$)。与氯沙坦组比较,黄芪甲苷组、丹酚酸 A 组大鼠肾组织 BMP7 蛋白的表达无统计学差异。

5)RT‐PCR 法测定各组大鼠肾组织 BMP7mRNA 的表达:与假手术组比较,模型组大鼠肾组织 BMP7mRNA 的表达降低,具有统计学意义($P<0.05$)。与模型组比较,丹酚酸 A 组、氯沙坦组大鼠肾组织 BMP7mRNA 的表达升高,有显著统计学差异($P<0.01$),其他用药各组无统计学差异。与氯沙坦组比较,丹酚酸 A 组优于氯沙坦组并有统计学差异($P<0.05$)。

6)RT‐PCR 法测定各组大鼠肾组织 Smad6mRNA 的表达:与假手术组比较,模型组大鼠肾组织 Smad6mRNA 表达降低,具有统计学差异($P<0.05$)。与模型组比较,黄芪甲苷组、氯沙坦组、丹酚酸 A 组大鼠肾组织 Smad6mRNA 表达升高,均有显著统计学差异($P<0.01$ 或 $P<0.05$);齐墩果酸组无统计学差异。与氯沙坦组比较,黄芪甲苷组丹酚酸 A 组对大鼠肾组织 Smad6mRNA 表达的升高与氯沙坦组无统计学差异。

7)RT‐PCR 法测定各组大鼠肾组织 Smad7mRNA 的表达:与模型组比较,各组对大鼠肾组织 Smad7mRNA 的表达均升高,具有显著统计学差异($P<0.01$ 或 $P<0.05$)。与氯沙坦组比较,氯沙坦组 Smad7mRNA 表达增加优于齐墩果酸组、大黄酚组、黄芪甲苷组且有显著统计学差异($P<0.05$);而丹酚酸 A 组有 Smad7mRNA 表达高于氯沙坦组的趋势但无统计学差异。

8)Western Blot 法测定各组大鼠肾组织 p‐Smad2/3 蛋白的表达:与模型组比较,各组大鼠肾组织 p‐Smad2/3 蛋白的表达均下降,有显著统计学差异($P<0.01$)。与氯沙坦组比较,氯沙坦组大鼠肾组织 p‐Smad2/3 蛋白的表达明显下降优于齐墩果酸组、大黄酚组,有显著统计学差异($P<0.05$)。单体组间比较:丹酚酸 A 组大鼠肾组织 p‐Smad2/3 蛋白的表达的降低优于大黄酚组、齐墩果酸组、黄芪甲苷组,有统计学差异($P<0.05$)。余组间比较无差异。

9)Western Blot 法测定各组大鼠肾组织 p‐Smad/5/8 蛋白的表达:与模型组比较,黄芪甲苷组、丹酚酸 A 组、氯沙坦组大鼠肾组织 p‐Smad/5/8 蛋白的表达升高,有显著统计学差异($P<0.05$)。与氯沙坦组比较,黄芪甲苷组、丹酚酸 A 组大鼠肾组织 p‐Smad/5/8 蛋白的表达无显著统计学差异。单体组间比较:黄芪甲苷组、丹酚酸 A 组大鼠肾组织 p‐Smad/5/8 蛋白的表达无显著统计学差异。

(2)讨论与分析。研究结果显示:模型组大鼠 BMP‐7 蛋白与基因的表达较假手术组明显降低,TGF‐β1、CTGF 蛋白与基因的表达较假手术组明显升高,这与文献报道相一致。

黄芪甲苷组、丹酚酸 A 组、氯沙坦与模型组比较,慢性肾衰竭大鼠肾组织中 Smad6、Smad7、BMP‐7、p‐Smad1/5/8 的表达增高($P<0.01$ 或 $P<0.05$),p‐Smad2/3、TGF‐β1、CTGF 表达降低($P<0.01$ 或 $P<0.05$),实验结果证实黄芪甲苷、丹酚酸 A、氯沙坦可

以通过增高慢性肾衰竭大鼠肾组织中 Smad6、Smad7、BMP－7、p－Smad1/5/8 的表达,降低 p－Smad2/3 的表达,影响 BMP－7/Smads/TGF－β1 信号通路,抑制了 TGF－β1 信号向细胞核内转导的通路,抑制细胞外基质增生,起到延缓肾间质纤维化的作用。

齐墩果酸组、大黄酚组 BMP－7、p－Smad1/5/8 的表达与模型组比较无显著差异,但对 Smad7 的表达增高($P<0.01$ 或 $P<0.05$),p－Smad2/3、TGF－β1、CTGF 的表达降低($P<0.01$ 或 $P<0.05$),表明齐墩果酸、大黄酚可以通过增高 Smad7 的表达,抑制 p－Smad2/3、TGF－β1CTGF 的表达,影响 TGF－β/Smads 信号通路,抑制了 TGF－β1 信号向细胞核内转导,从而抑制细胞外基质增生,起到延缓肾间质纤维化的作用。其作用并不依赖于 BMP－7/Smads 信号通路在前期通过体外中药单体的筛选,初步得出抗纤灵方对肾纤维化起关键作用的药物基础上,本研究从体内研究该方有效单体:黄芪甲苷、丹酚酸 A、大黄酚、齐墩果酸对 5/6 肾切除大鼠的抗纤维化作用及可能机制,明确了中药单体的抗纤维化作用。但是还有很多工作需要进一步完善:肾纤维化是一个复杂的疾病,多种因素参与疾病的进程,单一中药单体治疗效果有限,如何对中药单体进行不同配伍,来进行抗纤维化研究力求找出治疗肾纤维化的最佳配伍组合,及最佳配伍剂量如何,配伍后的协同作用如何都是我们下一步需研究的内容。

目前对中药单体的治疗局限在体内和体外实验,尚缺乏临床的实验数据,需进行临床研究以进一步明确中药单体在人体内的作用效果,为中药新药开发提供有力的依据。肾纤维化的机制复杂,目前已知的就包括炎症、免疫应激、血流动力学改变等,中药治疗肾纤维化具有多靶点、多途径的优势,本次对中药单体抗纤维化作用的研究仅着眼于其对 BMP－7/Smads/TGF－β1 信号通路的调节作用,不能全面反映中药单体抗纤维化的作用机制,需在今后的工作中进行序列研究加以完善,为中药抗纤维化治疗提供更有力的科学依据。

总之,中药单体黄芪甲苷、丹酚酸 A 能降低 5/6 肾切除大鼠血肌酐、尿素氮水平,大黄酚可降低血肌酐水平,对肾功能具有明显的保护作用,而齐墩果酸对大鼠肾功能指标无明显改善。中药单体黄芪甲苷、丹酚酸 A、大黄酚、齐墩果酸对 5/6 肾切除大鼠肾组织细胞外基质的沉积成分 Col1、Col－Ⅲ、LN、FN 蛋白及基因的表达具有一定的抑制作用,说明这些中药单体具有减轻肾组织纤维化的作用。黄芪甲苷、丹酚酸 A、氯沙坦可以通过增高慢性肾衰竭大鼠肾组织中 Smad6、Smad7、BMP－7、p－Smad1/5/8 的表达,降低 p－Smad2/3 的表达,通过 BMP－7/Smads/TGF－β1 信号通路,抑制了 TGF－β1 信号向细胞核内转导的通路,抑制细胞外基质增生,起到延缓肾间质纤维化的作用。齐墩果酸、大黄酚可以通过增高 Smad7 的表达,抑制 p－Smad2/3、TGF－β1、CTGF 的表达,通过影响 TGF－β1/Smads 信号通路,抑制了 TGF－β1 信号向细胞核内转导,从而抑制细胞外基质增生,起到延缓肾间质纤维化的作用。其作用并不依赖于 BMP－7/Smads 信号通路。中药单体黄芪甲苷、丹酚酸 A 通过影响 BMP－7/Smads/TGF－β1 信号通路的转导,齐墩果酸、大黄酚通过影响 TGF－β1/Smads 信号通路的转导,进而减轻肾纤维化可能是益气活血中药单体延缓慢性肾衰竭的机制之一。

　　中药单体的研究是中药由整体到局部的研究,但中医提倡的是整体观念,辨证论治是中医治疗的基础,我们对中药单体疗效的研究,其最终目的仍要回到整体,以期指导现代中医处方配伍,使中药配伍更合理精简、效果更明确。为广大的肾脏病患者服务,为中医现代化研究和评价提供有力的科学依据。

参考文献

［1］王怡,何立群,郑平东.抗纤灵冲剂治疗慢性肾功能衰竭 60 例疗效研究［J］.中医杂志,2003,44(12)：925-927.

［2］王东,张江,陈刚,等.抗纤灵对 5/6 肾切除大鼠骨髓来源的成纤维细胞表型转化的影响［J］.中国中医药信息杂志,2012,19(9)：461-465.

［3］王东,王云满,彭文,等.抗纤灵对 5/6 肾切除大鼠肾组织 α-SMA 和 Ⅰ 型胶原的影响［J］.中华临床医师杂志,2012,6(23)：7790-7793.

［4］符强,何立群.抗纤灵对 5/6 肾切除大鼠肾组织核因子 κB、血管紧张素 Ⅱ 及其受体表达的影响［J］.中医药信息杂志,2010,27(1)：65-68.

［5］符强,何立群.抗纤灵对 5/6 肾切除大鼠肾组织核因子 κB 及肿瘤坏死因子 α,白细胞介素-6mRNA 表达的影响［J］.时珍国医国药,2008,19(11)：2684-2686.

［6］余柯娜,麻志恒,钟利平,等.抗纤灵对 5/6 肾切除小鼠转化生长因子-β 及其下游因子表达的影响［J］.北京中医药,2016,35(8)：730-733.

［7］麻志恒,钟利平,余柯娜,等.抗纤灵对 5/6 肾切除诱导的慢性肾纤维小鼠 Akt-mTOR 信号通路的影响［J］.上海中医药杂志,2015,49(11)：67-70.

［8］麻志恒,钟利平,余柯娜,等.抗纤灵对 5/6 肾切除诱导的慢性肾纤维化小鼠模型不同时期 Col1、α-SMA、FN 的影响［J］.中成药,2017,39(1)：181-184.

［9］麻志恒,钟利平,余柯娜,等.抗纤灵对 5/6 肾切除诱导慢性肾脏纤维化小鼠模型细胞外基质的影响［J］.分子影像学杂志,2016,39(1)：40-43.

［10］张悦,李靖,刘克剑,等.抗纤灵对阿霉素肾病大鼠 Smads 通路分子的影响［J］.中国中西医结合杂志,2007,27(12)：1094-1098.

［11］董飞侠,张新志,吴锋,等.抗纤灵对单侧输尿管梗阻大鼠肾脏纤维化基因与蛋白表达的影响［J］.中华中医药学刊,2010,28(7)：1380-1382.

［12］陈中萍,何立群.抗纤灵对慢性肾功能衰竭骨代谢影响的临床研究［J］.上海中医药杂志,2006,40(12)：34-35.

［13］麻志恒,钟利平,余柯娜,等.抗纤灵对慢性肾功能衰竭小鼠模型肾组织相关炎症因子的干预作用［J］.武汉大学学报(医学版),2017,38(3)：357-360.

［14］夏嘉,王颖,高雅婵,等.抗纤灵对慢性肾衰竭小鼠心脏 TGF-β1/Smad 通路的影响［J］.中西医结合心血管病杂志,2019,17(3)：361-364.

[15] 符强,何立群.抗纤灵对肾小球硬化大鼠脂质代谢和 24 h 尿蛋白定量的影响[J].中华中医药学刊,2008,26(3):542-543.

[16] 钟利平,麻志恒,余柯娜,等.抗纤灵方对 5/6 肾切小鼠肾组织中基质金属蛋白酶 2 及基质金属蛋白酶组织抑制因子 1mRNA 表达的影响[J].中医杂志,2015,56(16):1425-1428.

[17] 蒋宇峰,朱尧焙,陈潇,等.抗纤灵方对阿霉素肾病大鼠肾纤维化指标的影响[J].吉林中医药,2018,38(12):1429-1433.

[18] 蒋宇峰,朱尧焙,唐英,等.抗纤灵方对阿霉素肾病大鼠肾纤维化作用机制的研究[J].上海中医药杂志,2018,52(12):72-77.

[19] 朱尧焙,陈潇,唐英,等.抗纤灵方对阿霉素肾纤维化大鼠 TGF-β 信号通路的影响[J].中医药导报,2019,25(4):22-25.

[20] 陈建,曾莉,陈刚,等.抗纤灵方对高血压肾损害模型小鼠肾功能的影响[J].上海中医药杂志,2015,49(12):65-67.

[21] 陈建,应汝炯,盛昭园,等.抗纤灵方对肾纤维化小鼠肾组织 CD68、CD45、VCAM-1 表达的影响[J].中医杂志,2018,58(9):781-785.

[22] 王东,张长明,王云满,等.抗纤灵方药物血清对骨髓来源成纤维细胞表型转化的影响[J].中医杂志,2013,54(5):420-423.

[23] 王瑞鑫,陈刚,何立群.抗纤灵方抑制肾络病慢性肾衰竭大鼠 TGF-β/PI3K/Akt 信号旁路的实验研究[J].中国中西医结合肾病杂志,2017,17(6):480-483.

[24] 刘煜敏,张悦,何立群,等.抗纤灵抗大鼠肾间质纤维化的实验研究[J].中国中西医结合肾病杂志,2007,27(10):901-904.

[25] 麻志恒,钟利平,余柯娜,等.抗纤灵水煎剂对慢性肾衰模型小鼠 PI3K-Akt1-mTORmRNA 表达的影响[J].中国实验方剂学杂志,2016,22(20):96-100.

[26] 王东,张江,陈刚,等.抗纤灵药物血清对骨髓来源的成纤维细胞转化生长因子-β 和 I 型胶原的抑制作用[J].中国中医药信息杂志,2012,19(10):29-32.

[27] 麻志恒,钟利平,余柯娜,等.抗纤灵治疗慢性肾功能衰竭的动物实验研究述评[J].河南中医,2017,37(4):605-608.

[28] 陆海英,刘克剑,张悦,等.中药抗纤灵方含药血清对 TGF-β1 刺激的 HK-2 细胞 c-Met 及其下游 MAPK 信号分子的调控作用[J].中国病理生理杂志,2010,26(1):154-157.

第三章　风邪理论在慢性
肾脏病中的应用

风邪是引起各种疾病的一个重要因素。在《素问·风论》中说道："故风者,百病之长也,至其变化,乃为他病也,无常方,故致有风气也。"而且风与人的关系甚密。大凡人皆生息于天地气交之中,因风气而生长,因风气而衰殃,感受风邪致病者甚多。

第一节　古代风邪理论与肾脏疾病

一、古代肾病风邪理论

在《内经》中就已有因风邪导致肾病的论述。在《素问·奇病论》中提到,肾风的临床症状为面目浮肿,脉搏大而紧,身无痛处,无消瘦,但不思饮食。因风为百病之长、六淫之首,故风邪最容易从人体的卫表入袭,然后由表及里,直接危及肾,产生肾病。《素问·水热穴论》和《素问·风论》中也都有关于风邪是肾病病因的阐述。

清代著名医家张志聪曰："风邪干肾,则水气上升,故面庞然浮肿,风行则水涣也。肾主骨,故脊痛不能正立。肾主藏精,少阴与阳明会于宗筋,风伤肾气,故隐曲不利。肾之精气受伤故也,水气上升,故黑在肌上,水乘土位也。"对风邪致肾病的症状作了病机分析。

查阅古籍发现,唐宋时期例如《圣济总录》中即有肾脏风毒的相关记载,并对肾脏风毒的症状作了系统概述,主要表现为全身浮肿伴有瘙痒,皮肤出现瘾疹或疮疡,关节拘急疼痛,其病机主要归纳为风毒犯肾、毒损肾络、肾虚毒滞。糖尿病肾病病程中一系列临床症状与风毒相吻合。

二、古代肾病风邪理论的运用

由于"风"起着主导作用,所以临床医家治疗水肿,多应用宣肺祛风之品,宣散风邪以孤立水势,选用风药,借风药之动以行水邪。《素问·汤液醪醴论》在治疗水肿时提出了"开鬼门"的法则,张仲景倡导"腰以上肿当发汗",张介宾指出"其标在肺"。临床上多遵循这些原则,用越婢汤加减或用银翘散加减治疗"风水肿"确有良效。

李东垣《脾胃论》中可谓是对风药的最早命名。风药具有升、散、透、窜、燥、动等多种特性,广义"风药"泛指一切味辛性轻、治疗风病的药物。临证治疗肾病时配伍辛味风药,往往会起到意想不到的功效。

《金匮要略·痉湿暍病脉证治》中治风水有数方。本篇第 2 条中提到风水表证不显,水停较重,阳气已虚,以防己黄芪汤益气固表、利水除湿。临床应用再分别加重补气和行水的药物方可奏效。临床上属于风寒袭肾,寒水逗留,治宜温肾散风寒,宣发肾中寒气,而常以麻黄附子细辛汤为主方,佐以五苓散、五皮饮及前胡、杏仁等宣肺运脾理气行水之品。

第二节　现代风邪理论与肾脏疾病

一、IgA 肾病

全国名老中医药专家曹式丽认为随着病变的发展,IgA 肾病的病机变化往往遵循由"外风侵袭"至"内风为患"的发展过程,而"风湿相搏"则贯穿 IgA 肾病病变过程始终。故在治则治法上强调疏邪宁关,外风宜散,内风宜息,同时权衡脏腑开阖启闭状态。对于内风为患甚者,强调从肝调理,根据病情施以疏肝、清肝、平肝、温肝与养肝之法。临床用药上针对外感风邪为病,强调疏散解表,祛邪外出,以防入里伤及他脏,加重病情。临床若蕴结于内,肆虐为患之内风,则多从肝着手,主要采用羚羊角、钩藤、白蒺藜平肝息风。

王永钧多年来致力于慢性肾病风湿证候的研究,他通过 1148 例 IgA 肾病患者中医证候学研究发现,风湿证是常见证候,与肾虚证、瘀痹证患者比较,风湿证的患者尿蛋白、血压显著升高,肾功能显著下降,肾脏病理活动性指数总积分、慢性化指数总积分等显著升高。有学者探讨 IgA 肾病风湿内扰证与临床病理相关性研究,发现风湿内扰证组系膜增生、炎性细胞浸润、肾小管总积分和慢性指数均显著高于非风湿内扰证组,提示这些指标均与风湿内扰证关系密切。故在 IgA 肾病治疗过程中,加以祛风化湿之药对延缓病情进展非常有利。例如雷公藤就是中医风湿类药物的典型,功效就在于它的免疫调控作用,此类祛风除湿等药物治疗 IgA 肾病有效,使 IgA 肾病风湿内扰证越来越受到重视。

二、糖尿病肾病

现代研究证实风邪与西医学的免疫炎症反应相关,慢性肾脏疾病的发生、发展与风邪的关系非常紧密,临床从风论治,采用风药辨证施治,疗效显著。中医肺合皮毛、肺肾相关理论已有现代研究,从西医角度印证了肺受风及风邪扰肾导致糖尿病肾病水肿的病理基础。糖尿病肾病皮肤瘙痒是临床上典型并发症之一。中医认为风毒郁表,风能胜湿,皮肤干燥瘙痒难忍;糖尿病肾病肾虚为本,毒滞为标,血虚生风,毒损肾络加风毒聚结导致气血运行不畅血不荣肤则痒。

张建平认为糖尿病肾病的免疫炎症反应与风邪直中肾脏的机制必然相关,其临床症状亦具有风邪致病的特点,如病程日久患者常见皮肤瘙痒、干燥脱屑,肢体窜痛,或尿中泡沫等表现,此乃肾病日久,损伤肾阴,燥热内生,虚风内盛,风盛则痒;风邪窜扰肾络,其"开泄"之性致肾主封藏功能受损,固摄失司,精气下泄,早期形成微量蛋白尿,日久出现大量蛋白尿。张建平将其总结为风窜肾络、气虚失摄的病机特点。治疗上灵活运用虫类药,认为通常的祛风散邪草木之品势单力薄,需加搜风通络之血肉有情之品才能奏效。

赵进喜最早提出"伏风致病说",临床上把糖尿病肾病患者诸多症状如泡沫尿、皮肤瘙痒、眩晕等与"风毒"和"内风"相提并论,并在分子生物水平上利用糖尿病肾病动物与体外细胞印证中医风邪致病、风邪证候及风类药与免疫反应及炎症致病的相关性。孙万森擅用经方治疗肾病,以风伏肾络理论为指导创制的祛风通络方可保护足细胞相关蛋白,有效降低蛋白尿,抑制氧化应激及炎症反应过程产生的损伤因子。

三、肾小球肾炎

已有研究证实中医风邪致病、风邪证候以及风类药与西医学的免疫反应及炎症致病等密切相关,风类药已经广泛用于与免疫及炎症相关的各种慢性肾炎和风湿、类风湿等疾病,具有良好的疗效。

何氏认为慢性肾炎多起于外感风邪,临床辨证多为脾肾亏虚,其善于从风论治,在补肾的原则上,常用风药,以祛风除湿治疗蛋白尿等。何氏在健脾益肾的基础上加入祛风清热、通络利湿的"四蚕汤"(蝉蜕、蚕茧壳、僵蚕、蚕沙),加苏叶、浮萍和防风,常获良效。方中蝉蜕疏风清热,僵蚕祛风化痰散结,蚕茧壳祛风利水化瘀,蚕沙祛风除湿。四味药皆性咸,而咸能入肾,既能祛外风,又能搜内风,既有引药入肾之意,又能起到通络化痰、利水化瘀之效。

中医肾脏病专家叶景华在肾脏病的治疗中注重祛"风",其统计分析了420例急性肾炎,大多数病例与外感风邪有关,叶老善用的祛风中药主要有徐长卿、炙僵蚕、鹿衔草等。徐长卿功能主治祛风化湿、止痛止痒。僵蚕功效熄风止痉,祛风止痛,化痰散结。现代药理证实僵蚕粉可显著降低肾脏病大鼠蛋白尿,升高血清白蛋白,降低血清胆固醇及尿素氮,减轻肾脏病理损害,具有良好的控制蛋白尿的作用。

第三节　何氏经验方——四蚕汤

一、组方原则

1. 立方依据　肾病与风邪的关系密切,急性肾炎多有发热恶寒、脉浮、头面水肿等风邪袭表的临床表现,且慢性肾病常因感受风邪复发或加重。同时,慢性肾病大量蛋白尿患者尿中常有泡沫,是由于风激水遏而成,辨证属风。故临证从风论治刻不容缓,而肝为风木之脏,治风重调肝,风药为先。

(1) 风能鼓荡,沉疴始生。《临证指南医案》曰:"风能流动鼓荡,其用属阳",在外"鼓荡五气而伤人",在内"激扬脏腑之风而损身",故"风为百病之长"。肝脏具有风木之功,正如《素问·水热穴论》云:"春者,木始治,肝气乃生",唐构宇认为:"肝的主要功能,与'东方''风木''春气'共性。"风邪,常合邪形成"风湿""风热",成为慢性肾病的常见诱因,藏于皮肤之间,内不得通,外不得泄,或入营血,或循经入脏腑,首先犯肺,百病肇始,外风入体鼓荡,因风与肝共性,恐有影响肝脏风木生发之嫌。

何氏认为,水肿、蛋白尿乃风邪为病,慢性肾病风证治需从肝,并利湿热,兼调肾阴。《素问·风论》谓:"肾风之状,多汗恶风,面庞然浮肿,背痛不能直立,其色炲,隐曲不利,诊在肌上,其色黑。"《症因脉治》云:"面色惨白,或肿或退,小便时闭。"两者描述与今之慢性肾炎水肿、癃闭之症颇为相似。《黄帝内经灵枢集注》曰:"肝主疏泄,小便不利者,厥阴之气逆也",道明了水肿的病因多为肝失疏泄、肾失开阖。风邪扰动肾阳,其主水气化之职失焉,若遇肝之疏泄渎职,每况愈下,则小便不出,风水乃生也。肝主疏泄,肾主闭藏,二脏共济相火,相互为用。今风邪入体,鼓荡肝阳肆起,疏泄过度,厥阴横逆,则肾之封藏失职,精微乃泄,故为蛋白尿。然尿中蛋白的泡沫之状,是由风火相煽。

(2) 法以风药酌以疏肝。吴鞠通《温病条辨》云:"肝主疏泄,风湿相为胜,风胜则湿行,湿凝则风息,而失其疏泄之能",阐明了针对风湿之邪施治需重肝之疏泄平衡。难治性水肿、蛋白尿证属中医风湿之候,何氏谓:"以风药调肝用,使其疏泄有度,则肾之开阖闭藏有功,肾风乃去,而恐风挟湿,应疏肝有度"。

2. 配伍分析　临床治风代表方为四蚕汤:蝉蜕、僵蚕、蚕茧壳、蚕沙。四蚕汤共治内外之风,四味均归肝经。《本草求原》言:"原蚕沙,为风湿之专药",蚕沙善治外风,泄浊,和中焦则气机斡旋。蝉蜕善散肝经风热,僵蚕、蚕茧壳息风止痉,《本草思辨录》云:"僵蚕劫痰湿而散肝风。"此外,何氏喜用防风、荆芥炭、羌独活、豨莶草、青风藤等治外风,只二三味,每每奏功。防风祛风胜湿,升脾阳之气,配枳实能通便,使浊毒走后阴。而荆芥炒炭入血,善治肝经风证,不仅能祛风解表,其转涩、收敛之性对蛋白尿缠累难驱者有"收涩""塞源"之功。豨莶草善去风湿,归肝肾二经,酒制后寓补肝肾之功,《本草图经》谓其:"治肝肾风气。"除祛风湿外,青风藤可通利小便,与白术合用治疗水肿。以风药调肝,或有不及,或恐太过,临床常以牛蒡子平补肝气,以黄芪、山茱萸等补肝阳,或以川楝子、桑叶清肝泄浊。至此肝之疏泄有度,湿行风息。

二、临床研究

(一) 临床资料

1. 一般资料　本组病例共 120 例。治疗组(以下称四蚕汤组)80 例,男性 44 例,女性 36 例;12～20 岁 20 例,21～30 岁 24 例,31～40 岁 26 例,40 岁以上 10 例;肾病综合征Ⅰ型 24 例,肾病综合征Ⅱ型 56 例,占 70%;病程最短 1 年,最长 14 年,有激素治疗史 38

例,占 47.5%。西药组(简称对照组)40 例,男性 23 例,女性 17 例;12~20 岁 8 例,21~30 岁 18 例,31~40 岁 10 例,40 岁以上 4 例;肾病综合征 I 型 14 例,肾病综合征 II 型 26 例,占 65%;病程最短 1 年,最长 10 年,有激素治疗史 18 例,占 45%。

2. 诊断标准 ① 大量蛋白尿(尿蛋白大于 3.5 g/d);② 低白蛋白血症(血浆白蛋白少于 35 g/L);③ 明显水肿;④ 高脂血症(血中胆固醇高于 5.7 mmol/L)。其中①②两项为必备,并排除红斑狼疮、糖尿病及其他原因引起的继发性肾病综合征。

3. 临床表现 四蚕汤组:高度浮肿 28 例,中度浮肿 34 例,有胸腹水 18 例;24 h 尿蛋白定量 3.5~4.5 g 30 例,4.6~5.5 g 38 例,5.5 g 以上 12 例。对照组:高度浮肿 14 例,中度浮肿 19 例,有胸腹水 7 例;24 h 尿蛋白定量 3.5~4.5 g 16 例,4.6~5.5 g 18 例,5.5 g 以上 6 例。

全部患者的总蛋白都少于 60 g/L;胆固醇 5.7 mmol/L 以上者,四蚕汤组 62 例,对照组 30 例;三酰甘油 1.72 mmol/L 以上者,四蚕汤组 60 例,对照组 31 例;尿素氮 7.1 mmol/L 以上者,四蚕汤组 68 例,对照组 30 例;肌酐 120 μmol/L 以上者,四蚕汤组 60 例,对照组 26 例。

(二)治疗方法

1. 四蚕汤组 蚕茧壳、僵蚕各 12 g,蚕沙(包煎)15 g,蝉蜕 4.5 g。偏脾肾气虚,加党参、生黄芪、淮山药、云茯苓;偏脾肾阳虚,加淡附片、淫羊藿、胡芦巴、补骨脂。

2. 对照组 泼尼松每日 1 mg/kg、双嘧达莫片 50 mg、呋塞米 20 mg、氨苯蝶啶片 50 mg,每日 3 次口服(利尿剂水肿消退后停用)。以上两组均以治疗 2 个月为 1 个疗程,两个疗程后进行疗效评估。

(三)疗效标准

按照 1992 年在安徽举办的原发性肾小球疾病分型治疗及疗效标准专题座谈会通过的标准。完全缓解:水肿等症状与体征完全消失,尿蛋白检查持续阴性,24 h 尿蛋白定量小于 0.3 g,连续 3 日血浆白蛋白大于 35 g/L,肾功能正常。部分缓解:水肿等症状与体征完全消失,24 h 尿蛋白 0.31~2.0 g,连续 3 日肾功能正常。无效:24 h 尿蛋白 2.0 g 以上,肾病综合征表现未消失,肾功能无好转。

(四)治疗结果

四蚕汤组完全缓解 20 例(I 型 6 例,II 型 14 例),部分缓解 46 例(I 型 17 例,II 型 29 例),无效 14 例(I 型 1 例,II 型 13 例),总有效率 82.5%。对照组完全缓解 8 例(I 型 3 例,II 型 5 例),部分缓解 21 例(I 型 9 例,II 型 12 例),无效 11 例(I 型 2 例,II 型 9 例),总有效率 72.5%。

肾病综合征 I 型四蚕汤组总有效率 95.8%,对照组总有效率 85.7%;肾病综合征 II 型四蚕汤组总有效率达 76.7%,对照组 65.3%。追踪观察 6 个月,四蚕汤组复发率 12%,对照组复发反跳率达 52%。两组比较各项疗效,四蚕汤组均明显优于对照组($P<0.05$)。

（五）典型病例

高某，女，40 岁，工人。1996 年 8 月 20 日初诊。患者反复浮肿、腰酸乏力 8 年，某医院诊断为肾病综合征Ⅱ型。口服泼尼松 6 个月、静脉注射环磷酰胺总量 8 g 后症状好转，停药后 1 个月浮肿、蛋白尿又出现，前来我院要求中药治疗。刻下全身浮肿，头面部尤为显著，面色白，畏寒肢冷，纳呆便溏。脉沉细，舌胖，苔白。尿常规：尿蛋白（＋＋＋＋），红细胞（＋），尿蛋白定量 4.6 g/d。血尿素氮 10.2 mmol/L，肌酐 128.4 μmol/L；胆固醇 11.2 mmol/L，三酰甘油 2.50 mmol/L；总蛋白 52 g/L，白蛋白 24 g/L，球蛋白 28 g/L，血红蛋白 10 g/L。中医诊断：水肿，证属脾肾阳虚，风水泛滥。治宜祛风利水，益气温阳。给予四蚕汤加淡附片（先煎）12 g，淫羊藿 15 g，胡芦巴、补骨脂各 20 g。水煎服，每日 1 剂。3 周后患者浮肿明显消退，乃守原法治疗三月余。复查：临床症状及体征完全消失，尿蛋白阴性，尿红细胞消失，尿蛋白定量 0.25 g/d；胆固醇 5.45 mmol/L，三酰甘油 1.02 mmol/L；尿素氮 5.8 mmol/L，肌酐 86 μmol/L。续服四蚕汤 3 个月后，完全缓解。随访 1 年，未见复发。

（六）体会

肾病综合征属中医"虚劳""水肿"等范畴。病机主要有正虚与邪实两个方面，正虚以脾肾两虚为主，尤以肾虚更为突出。因病情迁延缠绵，日久势必耗伤肾气，肾气亏损，精关失固，蛋白等精微之物不摄而长期漏走尿中，使脾肾之气虚损日甚，导致病情加剧，故脾肾气虚、阳虚是肾病综合征演变与转归的必然结果。由于正气虚损，容易反复感受外邪，并难以及时驱除，以至病程迁延，呈现正虚邪恋、虚实互见局面。外邪以风邪为主，主要症状表现为水肿，面部尤甚，再加上反复受邪，导致血尿、蛋白尿等症的加剧。

激素是治疗肾病综合征的首选药物，应用得法，近期疗效也较好，但长期应用难免各种副作用，而且激素依赖性很强，一旦减量或撤除，复发反跳率很高，或导致药源性后遗症。临床观察表明，用中药替代激素治疗肾病综合征，既疗效较好，又克服了激素治疗之弊。方中蝉蜕、僵蚕祛风利咽，蚕沙祛风胜湿，黄芪、党参甘温益气，胡芦巴、补骨脂、淡附片温补肾阳，云茯苓、蚕茧壳利水消肿，全方共奏祛风胜湿、补气温阳、利水消肿之功。本方适用于外感风邪兼有脾肾气阳两虚者，对激素敏感的肾病综合征Ⅰ型疗效显著，对激素不敏感的肾病综合征Ⅱ型也有较好疗效，对撤除激素后反跳病例也有一定效果。

参考文献

［1］何立群.四蚕汤治疗肾病综合征的临床观察［J］.上海中医药杂志，1998，10（12）：8-9.

［2］余柯娜，麻志恒，钟利平，等.何立群从肝论治慢性肾病经验拾萃［J］.中华中医药杂志，2016，31（1）：120-123.

第四章　脾肾亏虚理论在慢性肾脏病中的应用

脾的运化赖于肾阳的温煦和蒸腾,才能使水谷精微得以更好地输布,并濡养脏腑及各经络。同时先天之精必须得以后天之精才能更好地充养,否则肾精匮乏,生化无源。脾肾亏虚,湿浊不化,邪壅滞于三焦,进一步影响脾胃的升清降浊及肾之开阖,使湿浊滞留体内,日久化为浊毒、郁热,脾肾亏虚导致正气虚衰,浊邪、瘀血蕴滞肾络,肾脏失去开阖功能。脾肾衰败,最后可致阳衰阴竭,阴阳不相维系而离决。

第一节　古代脾肾亏虚理论与肾脏疾病

一、古代肾病脾肾亏虚理论

脾肾为先后天之本的关系。《傅青主女科·妊娠》中提到肾藏有先天之精,为构成人体胚胎的原始物,是脏腑阴阳之根,故称为"先天之本";脾的运化水谷精微功能旺盛,则机体的消化吸收功能才能健全,才能为化生精、气、血、津液提供足够原料,使脏腑、经络、四肢,以及筋肉、皮、毛等组织得到充分的营养,故称为"后天之本"。脾生精,肾藏精,则正气存内,邪不可干。无论生理上还是病理上脾肾之间关系密切,既相互资生又相互影响,脾有赖于肾中精气及肾中阴阳的资助,肾中之精有赖于水谷精微,若肾不藏精,脾不升清,则精微物质即随尿下泄出现血尿、蛋白尿。

脾肾共同主司水液代谢。在《素问·经脉别论》中介绍了人体水液代谢的全过程。根据这一理论杨洪涛认为肾虚蒸化失司,脾虚失运,则水湿内蕴,最终导致腰膝酸软、尿少浮肿、腹胀便溏等脾肾两虚、水湿内停之证。高继宁、叶景华等认为尽管各种肾脏疾病的临床表现不尽相同,但就其病机而言,脾肾亏虚是最主要的原因。

二、古代肾病脾肾亏虚理论的运用

脾肾亏虚致病论及脾肾相关理论基础源远流长。明代李中梓《医宗必读》中提到先天之精需要后天脾土提供精微充养,后天脾土根源于肾中先天元气。脾肾相互资生、相互促进,是生命活动之源。清代医家程国彭《医学心悟》指出:"脾肾两脏,皆为根本,不可偏废。须知脾弱而肾不虚者,则补脾为亟,肾弱而脾不虚者,则补肾为先,若脾肾两虚,则并补之。"

中医学中没有现代肾脏病的名称,但对肾脏病基本症状的描述和认识由来已久。《素问·经脉别论》介绍了人体水液代谢的全过程,水液入于胃肠,吸收所得的营养物质传输给脾,脾负责把这些营养物质上传于肺,肺负责把多余的水向下输送到膀胱,膀胱气化水液,分布津液于全身。足见脾与水液代谢密切相关。又脾为后天之本,气血生化之源,脾失健运,统摄无权,亦与血尿、蛋白尿有关;气血化源不足,则加重肾性贫血。《伤寒论》中调和脾胃的半夏、干姜、甘草之泻心汤;又有温中补虚、和胃散寒的小建中汤和理中丸,这些方药在治疗慢性肾脏病的临床实践中都有"用当通神"的作用。《内经》曰:水肿其本在肾,诸湿肿满皆属于脾。指出水肿的发病原因主要是脾肾亏虚所致,治疗主要健脾补肾为主,再根据兼证佐以清热利湿、活血化瘀、祛风通络等。

第二节　现代脾肾亏虚理论与肾脏疾病

一、狼疮性肾炎(LN)

狼疮性肾炎是自身免疫性疾病系统性红斑狼疮(SLE)最常见的并发症之一。欧亚龙认为本病脾肾亏虚为其本,气阴两虚为其渐,热毒、血瘀贯穿本病始终。黄世林认为本病在脾肾亏虚的基础上,当外感或温毒内发,内灼阴血,瘀血阻络。故根据温毒犯肾病机,确立清温解毒、健脾益肾总治则,在慢性期自拟清温益肾方清温益肾、补脾祛浊。

脾肾亏虚型多见于LN,临床表现为肾病综合征和LN的慢性病变。治予温补脾肾、活血利水,方选济生肾气丸、理中汤、实脾饮。药用肉苁蓉30 g,淫羊藿25 g,菟丝子30 g,或制附片10 g,桂枝10 g,干地黄10 g,山药30 g,山茱萸15 g,茯苓10 g,泽泻10 g,丹参30 g,绿萝花10 g,人参10 g,干姜5 g,白术30 g,蜈蚣3 g,白花蛇舌草30 g,甘草5 g,蕨麻15 g。加减:若偏于脾肾气虚,可用参芪地黄汤或大补元煎;若偏于脾肾阳虚,用实脾饮。

国家级名老中医周乃玉指出首要辨证结合辨病,要区分诱导缓解期、维持缓解期,然后结合脏腑辨证、六经辨证、八纲辨证共同辨证论治。临床上,以补肾解毒为治疗大法,其中急则治标,重在清热凉血解毒,兼用祛湿、润燥之法,缓则治本,围绕强肾补肾,兼以补益心脾、健脾调肝,益气养阴、活血通络。

二、糖尿病肾病

糖尿病肾病多由消渴病病久及肾而来,其病机特点为本虚标实。先天禀赋不足、脾肾亏虚是消渴病肾病发病主要病机。脾肾亏虚日久体内水湿潴留,日久化热,久则气血运行不畅,脉络瘀阻,故湿热和瘀血常在消渴病患者的病程中出现,此乃脾肾亏虚的病理产物。

国医大师邹燕琴继承其父学术思想,认为五脏之伤,穷必伤肾,脾肾亏虚是糖尿病肾病发病的先决条件,湿瘀阻络贯穿病程始终。脾肾二脏在生理上相互资助,相互充养,在病理上相互影响,互为因果。邹氏常云:"补肾必健脾","得胃气则生,无胃气则死"。糖尿病肾病患者早期易发生脾失健运、胃失和降,而失去升清降浊之功能。在调理脾胃时邹氏用药强调以下几点:① 调补脾胃之气:因糖尿病肾病患者日久脾胃气虚证候居多,常用参苓白术散加减。② 调畅中焦气机:气虚者常气滞,故调畅气机非常重要,补气方宜加陈皮、佛手、砂仁或枳壳等。③ 注意顺应脾胃的特性:脾宜升则健,胃宜降则和,脾喜燥恶湿,胃喜润恶燥。故治疗中若见脾虚湿困为主者,宜运脾化湿,以藿香正气散加减治疗。

国医名师曹恩泽弟子胡顺金治疗糖尿病肾病中期即临床蛋白尿期,对于脾肾亏虚兼湿夹瘀型予以黄芪、白术、党参、茯苓、山茱萸、益智仁、川芎、莪术、泽泻、桑螵蛸、鬼箭羽等治以健脾益肾、化瘀利水。黄雅兰等运用补阳还五汤合三仁汤加减治疗早期糖尿病肾病脾肾亏虚兼湿热瘀血证,以体现健脾益肾、活血解毒、清热利湿之法。补阳还五汤合三仁汤加减方由黄芪、薏苡仁、八仙草、当归、赤芍、川芎、三七粉、制大黄、甘草片组成。

三、尿酸性肾病

尿酸性肾病是一种以高尿酸血症为发生基础的代谢性肾脏疾病。现代多数医家认为尿酸性肾病病机以正气不足,或脾肾亏虚,或肝脾肾虚损为本,痰湿浊瘀是主要病理因素。

国医大师朱良春依据经典结合西医学及本病临床特点总结其病因病机为脾肾亏虚,湿浊、痰瘀痹阻,饮邪淫溢,诸症并发。治宜调益脾肾,清泄湿浊,化瘀推新,清源正本。朱氏临证特注重调益脾肾,从本而治,其健脾药多选苍白术,生熟薏苡仁、云茯苓、山药、黄芪、党参等较为常用;益肾药选以何首乌、淫羊藿、生地黄、熟地黄、补骨脂、泽泻、山茱萸肉、肉苁蓉最为常用,以温润肾府,调节肾脏泄浊清源功能。

全国名老中医赵振昌认为,尿酸性肾病的病机关键以脾肾亏虚为本,湿热瘀毒为标。赵氏治疗用药注重标本兼顾。本在于脾肾亏虚,治疗注重补脾气,助运化;补肾精,潜相火;标在于湿热内蕴,瘀毒阻络,治疗注重清热解毒、利湿通络,临床善用《丹溪心法》上中下通用痛风方加减。赵氏补脾气用药清淡,常用黄芪、当归、党参;补脾的同时注意旋动脾的运化功能,故常用苍术一味,苍术辛、苦、温,可运脾除湿,同时辛胜酸,有助于排泄尿酸。补肾精常用山茱萸、生地黄、熟地黄,妙在善用一味鳖甲,可滋肾阴、潜相火,使热势不起。

另外诸多医家运用防己黄芪汤治疗脾肾亏虚型尿酸性肾病。韩洪等研究结果显示,防己黄芪汤加减治疗脾肾亏虚、湿瘀内阻型慢性尿酸性肾病临床疗效肯定,腰酸、乏力、浮肿、夜尿增多、苔腻症状较治疗前改善,且无不良反应。法文喜等将 60 例脾肾亏虚、瘀浊阻络型慢性尿酸性肾病患者均分为两组,对照组予别嘌醇片治疗,试验组加用防己黄芪汤合济生肾气汤加减,结果表明联合用药更能有效降低尿酸水平和 24 h 尿蛋白定量,有效提高临床疗效。

四、膜性肾病

膜性肾病(MN)是导致成人肾病综合征的一个常见的病因。本病的发生多由脾肾亏虚,加之风湿、水湿、湿热、瘀血胶着于肾所致,采用补肾健脾、祛风清热利湿、活血化瘀通络为主。

全国名中医陈以平认为本病的发病原因关乎内外两端。内因多为禀赋不足、七情内伤等损伤人体正气,致脾肾亏虚;外因多由湿热之邪乘虚侵袭人体,内外合邪,致机体水液气化障碍而发水肿、腰痛、尿浊。本病多为本虚标实之证,脾肾亏虚为其本,湿热侵袭为其标。治宜健脾补肾、益气活血。方选陈氏补肾膜肾方,药用黄芪、党参、白术、山药、淫羊藿、肉苁蓉、薏苡仁、苍术、丹参、益母草、红枣等。

此外尚有诸医家按脾肾论治膜性肾病。李翔等认为 MN 早期多以脾气虚为主,后期常波及到肾,呈现脾肾亏虚的证型,采用健脾益肾、活血祛风之法治疗特发性膜性肾病。方中选用黄芪、党参、当归、桃仁、丹参、白术、薏苡仁、杜仲、桑寄生、菟丝子、金樱子、芡实等药物,不但补脾化湿、益肾固精,更治疗血瘀、夹风等兼证。李良等认为脾肾亏虚是蛋白尿形成的根本原因,脾、肾两脏皆为水液代谢主要脏器,认为湿浊是其最常见的标实兼症之一,再结合“久病必瘀”的原则,拟用固肾化瘀汤治疗 MN,首选黄芪补益脾肾之气,配合杜仲、益智仁、菟丝子、山茱萸补肾,又佐以茯苓、白术、淮山药等既能益气又能健脾化湿行水之药物,加上泽泻、厚朴泄浊利水,丹参、当归、川芎,既能补益又能活血化瘀,共奏补益脾肾、祛湿化瘀之功效,并且结合临床辨证加减药物,既能健脾益肾治本,又能化瘀泄浊兼治其标,无明显不良反应,且在临床上取得了较满意疗效。

第三节　何氏经验方——肾病1号方

慢性肾脏病(chronic kidney disease, CKD)是指各种原因引起的肾损害≥3 个月(包括肾脏结构或功能异常),有或无 GFR 降低;或 GFR<60 ml/(min·1.73 m²)超过 3 个月。临床症状主要有蛋白尿、血尿、高血压、水肿等,可因不同方式起病,起病大多隐匿,好发于任何年龄段,男性居多,病情多迁延难愈。在慢性肾脏病的临床表现中,蛋白尿这一症状贯穿整个病程,病机较复杂,是肾脏损害的主要指标,也是临床公认提示肾脏疾病预后情况的独立危险因素之一。虽然激素、免疫调节剂的治疗经验已经成熟,但中医药的特色和优点仍不可忽视。因此,何氏创制了治疗肾病蛋白尿的经验方肾病1号方。肾病1号方的组成:党参 30 g、黄芪 30 g、地黄 15 g、山药 15 g、茯苓 15 g、山茱萸 15 g、枸杞子 15 g、知母 12 g、黄柏 12 g、蝉蜕 6 g、蚕茧壳 9 g、薏苡根 30 g、僵蚕 12 g。

一、配伍分析

该方中党参、黄芪共奏补脾益肺、利水消肿之效；地黄、山药、山茱萸、枸杞子共奏补肺脾肾、益气养阴、清热利尿、酸甘止遗之效；茯苓、薏苡根共奏利水消肿、健脾益气之效；知母、黄柏共奏清热润燥、滋阴降火之效；蝉蜕、蚕茧壳、僵蚕共奏祛风和表之效。全方补涩兼用，寓补于收，以达益气祛风、补肾健脾、利湿泄浊之效，可以有效治疗慢性肾脏病的蛋白尿症状。

二、临床研究

本次临床研究观察肾病 1 号方治疗 CKD2 期脾肾气虚型蛋白尿的临床疗效，现将研究结果报道如下。

（一）资料与方法

1. 临床观察对象　患者来源：来自 2017 年 1 月至 2019 年 6 月，在上海中医药大学附属曙光医院肾病科门诊及住院病房的患者。选取明确诊断为慢性肾脏病的患者，eGFR 60～90 ml/(min · 1.73 m²)，24 hUpro 在 0.5～2.5 g/24 h，共 90 例。根据统计学随机区组分组原则，将 90 例患者分别纳入治疗组[肾病 1 号方＋科素亚（氯沙坦甲片）组]和对照组（科素亚组）。

（1）临床诊断标准

1）西医诊断标准：参照国际肾脏病组织"肾脏病：改善全球预后"（Kidney Disease：Improving Global Outcomes，KDIGO）2012 年颁布的 CKD 评估及管理临床实践指南，CKD 诊断标准，表现为下列任意一项指标持续超过 3 个月：

肾损伤标志，表现为下列之一：① 白蛋白尿（AER ≥ 30 mg/24 h；ACR ≥ 3 mg/mmol）；② 尿沉渣异常；③ 肾小管相关病变；④ 组织学异常；⑤ 影像学所见结构异常；⑥ 肾移植病史。

GFR≤60 ml/(min · 1.73 m²)。

注：GFR：肾小球滤过率；AER：尿白蛋白排泄率；ACR：尿白蛋白肌酐比。

CKD 临床分期标准：

1 期：GFR≥90 ml/(min · 1.73 m²)，正常或增高；

2 期：GFR 60～89 ml/(min · 1.73 m²)，轻度下降；

3 期：GFR 30～59 ml/(min · 1.73 m²)，轻至重度下降；

4 期：GFR 15～29 ml/(min · 1.73 m²)，重度下降；

5 期：GFR<15 ml/(min · 1.73 m²)，肾功能衰竭。

2）中医诊断标准：参照 1986 年第二届全国中医肾病专题学术讨论会（南京会议）通过的《慢性原发性肾小球疾病中医辨证分型试行方案》及 1996 年第十二届全国中医肾病学术讨论会（无锡会议）专题讨论稿修订中：脾肾气虚证诊断标准。① 主症：腰脊酸痛，疲倦乏力,浮肿,纳少或脘胀;② 次症:大便溏,尿频或夜尿多;③ 舌:舌质淡红,有齿痕,苔薄白;④ 脉:脉细。诊断需具备两项主症或一项主症、二项次症即可。

中医症状根据程度的不同分级量化:倦怠乏力和腰酸膝软证候,无此症状者则计为 0 分、轻度者计 4 分、中度者计 8 分、重度者计 12 分;大便不实、食少纳呆、气短懒言、脘腹胀满证候,无此症状者则计为 0 分、轻度者计 2 分、中度者计 4 分、重度者计 6 分。舌脉具体描述,不参与记分。具体见下文中医证候积分表。

(2) 纳入标准:① 年龄 18～80 岁;② 确诊为原发性肾小球疾病,符合慢性肾脏病 CKD2 期;③ 24 h 尿蛋白定量 0.5～2.5 g/24 h;④ 符合中医脾肾气虚证型;⑤ 近 6 个月未使用过激素及其他免疫抑制治疗;⑥ 自愿加入本次研究,并签署知情同意书。

(3) 病例排除标准:① 不符合纳入标准者;② 合并有心、脑、肺、肝、造血系统等严重原发性疾病的患者;或患有恶性肿瘤、结核病等慢性消耗性疾病;或伴有严重感染、水液电解质、酸碱平衡紊乱者;或有重要脏器疾患或功能障碍者;③ 对中药过敏者;精神病患者或既往有精神病史的患者;不能配合者;④ 经检查证实由系统性红斑狼疮、药物性肾损害等继发性因素所致者;⑤ 妊娠期或准备妊娠、哺乳期女性;⑥ 正在参加其他临床试验者。

(4) 病例剔除标准:① 不符合纳入标准的患者;② 对中药过敏者;③ 患者依从性差,不能按照临床实验设计规定随访,不能完成治疗;④ 资料不全影响疗效判断。

(5) 病例脱落标准:① 访视过程中因各种情况自然脱落;② 发生严重不良事件。

2. 一般资料 选取 2017 年 1 月至 2019 年 6 月上海中医药大学附属曙光医院肾病科门诊及住院病房患者 90 例,随机分为治疗组和对照组各 45 例。治疗组中男性 21 例,女性 24 例;年龄 19～80 岁,平均(49.51±15.95)岁。对照组中男性 18 例,女性 27 例;年龄 26～76 岁,平均(50.96±15.89)岁。两组患者一般情况比较,差异无统计学意义($P>0.05$),具有可比性。

3. 治疗方法

(1) 基础治疗。基础治疗方案主要包括:饮食营养、控制血压。在临床实验期间如果发生其他合并症状,允许对症用药处理。

1) 饮食营养:参照我国《慢性肾脏病蛋白质营养治疗专家共识》,蛋白质摄入量为每日 0.8～1.0 g/kg。在低蛋白饮食的同时,热量的摄入应维持在每日 30～35 kcal/kg。肾功能正常的患者应酌情处理。

2) 控制血压:对血压增高者,参照 JNC VII 和 K/DOQI 推荐标准,根据尿蛋白定量,分别将血压降至 130/80 mmHg 及 125/75 mmHg 以下,如不能将血压控制在靶目标者,则可加用 CCB 类制剂,中枢或受体拮抗剂等降压药物。

(2) 治疗组分组及疗程

1) 治疗组:在基础治疗的情况下加用肾病 1 号方(党参 30 g、黄芪 30 g、地黄 15 g、山药 15 g、茯苓 15 g、山萸萸 15 g、枸杞子 15 g、知母 12 g、黄柏 12 g、蝉蜕 6 g、蚕茧壳 9 g、薏苡根 30 g、僵蚕 12 g),3 个月为 1 个疗程,共治疗 2 个疗程。

2) 对照组：在基础治疗的情况下加用氯沙坦钾片 100 mg/d(杭州默沙东制药有限公司出品),3 个月为 1 个疗程,共治疗 2 个疗程。

3) 疗程：治疗组与对照组治疗观察时间均为 6 个月,3 个月为一个疗程,共访视 3 次：0 w、12 w±14 d、24 w±14 d。

4. **临床观察指标**　比较治疗组和对照组患者治疗前后的 24 h 尿蛋白定量(24 hUpro)、血肌酐(Scr)、尿素氮(BUN)、eGFR、胱抑素 C 指标的变化水平。

(1) 临床疗效评价：分别于治疗前后,根据 2002 年《中药新药临床研究指导原则(试行)》中相关内容进行疗效判定。临床缓解：24 hUpro≤0.3 g;显效：与基值相比,24 hUpro 下降≥50%,eGFR 维持在基值(波动≤5% 或上升);有效：与基值相比,24 hUpro 下降 30%～50%,eGFR 维持在基值(波动≤5% 或上升);无效：未达上述疗效标准。

(2) 中医证候积分：分别于治疗前、治疗 1 个疗程、治疗 2 个疗程,根据 2002 年《中药新药临床研究指导原则(试行)》中相关内容进行中医证候积分,并根据中医证候积分的变化情况判断临床疗效。临床痊愈：临床症状、体征消失或基本消失,证候积分减少≥90%;显效：临床症状、体征明显改善,证候积分减少≥70%;有效：临床症状、体征均有好转,证候积分减少≥30%;无效：临床症状、体征均无明显改善,甚或加重,证候积分减少<30%,计算公式(尼莫地平法)为：[(治疗前积分－治疗后积分)÷治疗前积分]×100%。

5. **统计学方法**　采用 SPSS21.0 统计软件进行统计分析。

统计资料的描述：服从正态分布的计量资料采用均数±标准差描述,不服从正态分布的计量资料采用中位数描述。计数资料、等级资料采用频数描述。

统计方法：服从正态分布的组间比较采用独立样本 t 检验,多个时间点比较用重复测量方差分析。不服从正态分布的组间比较用独立样本的非参数检验,多个时间点用广义估计方程。计数资料采用卡方检验,等级资料采用独立样本非参数检验。

上述所有统计方法均采用双侧检验,$P<0.05$ 认为差异有统计学意义。

(二) 结果

1. **临床疗效评价**　治疗组总有效率为 84.44%,对照组总有效率为 51.11%,两组临床疗效比较有显著差异,差异具有统计学意义($P<0.05$)。见表 4-1。

表 4-1　两组患者治疗后西医疗效对比(例)

组别	n	显效	有效	无效	总有效率	P
治疗组	45	23	15	7	84.44%	<0.05
对照组	45	5	19	21	51.11%	

2. **中医证候积分评价**　① 组内比较：两组患者各时间点的中医证候积分较治疗前

均有显著改善($P<0.05$)。② 组间比较：与同期对照组比较，治疗 1 个疗程时无显著差异($P>0.05$)，治疗 2 个疗程时有显著差异，差异具有统计学意义($P<0.05$)。见表 4-2。

表 4-2　两组患者治疗后中医证候积分对比

组　别	n	时　点	$\bar{x}\pm S$	总体有效率
治疗组	45	治疗前	32.04±3.39	80%
		1 个疗程	14.71±8.55*	
		2 个疗程	9.60±10.33*#	
对照组	45	治疗前	29.69±8.45	60%
		1 个疗程	19.51±11.62*	
		2 个疗程	19.87±13.01*	

注：与本组治疗前比较，* $P<0.05$；与同期对照组比较，# $P<0.05$。

3. 尿蛋白评价　24 hUpro：① 组内比较：治疗组患者各时间点的 24 hUpro 较治疗前均有显著改善($P<0.05$)；对照组无显著差异($P>0.05$)。② 组间比较：与同期对照组比较，两组患者各时间点的 24 hUpro 变化均有显著差异($P<0.05$)。见表 4-3。

尿微量白蛋白：① 组内比较：治疗组患者第 1 个疗程的尿微量白蛋白较治疗前有显著改善($P<0.05$)。② 组间比较：与同期对照组比较，第 2 个疗程的尿微量白蛋白变化有显著差异($P<0.05$)。见表 4-3。

尿转铁蛋白：① 组内比较：治疗组患者第 2 个疗程的尿转铁蛋白较治疗前有显著改善($P<0.05$)。② 组间比较：与同期对照组比较，第 2 个疗程的尿转铁蛋白变化有显著差异($P<0.05$)。见表 4-3。

尿 $\beta2$-MG：① 组内比较：治疗组患者第 2 个疗程的尿 $\beta2$-MG 较治疗前有显著改善($P<0.05$)。② 组间比较：与同期对照组比较，第 2 个疗程的尿 $\beta2$-MG 变化有显著差异($P<0.05$)。见表 4-3。

表 4-3　两组患者治疗后尿蛋白对比

组别	n	时　点	24 hUpro	尿微量白蛋白	尿转铁蛋白	尿 $\beta2$-MG
治疗组	45	治疗前	1.07±0.66	774.29±790.48	35.57±42.96	0.98±2.04
		1 个疗程	0.75±0.52*#	538.37±771.62*	30.16±44.48	0.50±0.90
		2 个疗程	0.69±0.60*#	550.14±728.51#	23.28±33.08*#	0.41±0.71*#
对照组	45	治疗前	1.10±0.69	652.13±670.14	62.97±149.54	0.73±1.12
		1 个疗程	1.06±0.74	805.86±739.10	44.46±58.05	0.68±0.88
		2 个疗程	1.19±0.79	937.43±927.63	49.33±56.52	0.73±0.73

注：与本组治疗前比较，* $P<0.05$；与同期对照组比较，# $P<0.05$。

4. 肾功能相关指标评价 胱抑素C：① 组内比较：治疗组各个疗程较治疗前均无显著改善（$P > 0.05$）；对照组第2个疗程与治疗前比较有上升趋势，且差异具有统计学意义（$P < 0.05$）。② 组间比较：与同期对照组比较，各个时间点均无显著差异（$P > 0.05$）。见表4-4。

肌酐、尿素氮、eGFR：两组患者各时间点组内、组间比较均无显著差异（$P > 0.05$）。见表4-4。

表4-4 两组患者治疗后肾功能对比

组别	n	时 点	肌 酐	尿素氮	eGFR	胱抑素C
治疗组	45	治疗前	85.40±18.16	6.36±1.34	76.44±10.32	1.05±0.39
		1个疗程	86.38±28.11	6.55±1.77	77.56±20.40	1.10±0.38
		2个疗程	82.84±28.70	6.57±1.89	82.71±26.69	1.10±0.38
对照组	45	治疗前	86.18±17.35	6.99±1.66	72.93±10.91	1.07±0.35
		1个疗程	90.16±27.87	6.78±1.98	76.11±23.07	1.12±0.38
		2个疗程	93.20±32.16	7.08±2.22	74.53±23.50	1.22±0.39*

注：与本组治疗前比较，$* P < 0.05$。

（三）讨论

中国目前仍是发展中国家，医疗水平和物资的公平分布等问题仍有待解决，而社会经济地位较低的个体是易患慢性疾病的主要弱势群体。早期慢性肾脏病未伤及根本，尚可控制。若发现及治疗不及时，纵容其进展至终末期肾病，不仅患者晚期生存质量较差，且耗费大量经济资源，会给家庭经济及心理带来沉重负担。在日本一项统计数据显示，2006年至2011年之间，先发性肾脏移植的患者人数增加到21.9%。因此，探讨慢性肾脏病的诱发因素、治疗方法、预防措施和预后，对延缓慢性肾脏病进展以及该类疾病的致死率非常重要。

在慢性肾脏病的临床表现中，蛋白尿这一症状贯穿整个病程，是衡量肾脏损害的主要指标之一。正常的肾脏，白蛋白无法通过肾小球滤过膜。当肾脏受损时，变大的肾小球的滤过膜孔隙使白蛋白外漏，经尿液排出形成尿微量白蛋白，也是所有尿蛋白中最敏感的指标。反之，蛋白尿会促进系膜细胞增生，引起系膜硬化，从而加重肾脏负担，加速肾功能恶化。β2-MG是由淋巴细胞、血小板、多形核白细胞产生的一种小分子球蛋白。β2-MG可以从肾小球自由滤过，99.9%在近端肾小管被重吸收，并在肾小管上皮细胞中分解破坏；故而正常情况下尿β2-MG的排出是很微量的。尿液中排出β2-MG增高，则提示肾小管重吸收功能受到损害或滤过负荷增加；近年临床上主要用尿β2-MG作为监测近端肾小管功能的敏感性指标。

慢性肾脏病在中医学里并没有明确对应的病名，但根据其临床表现，当属中医学"水肿""腰痛""虚劳""血尿"等范畴,同时中医学认为蛋白尿主要为是机体水液精微物质外泄而成。上海中医药大学附属曙光医院肾病科何立群对肾脏病见解独到,认为肾病与"风"关系紧密,肺脾肾又是参与完成水液输布的三个重要脏器。根据多年临床经验拟定出肾病1号方,组方如下:党参30 g、黄芪30 g、地黄15 g、山药15 g、茯苓15 g、山茱萸15 g、枸杞子15 g、知母12 g、黄柏12 g、蝉蜕6 g、蚕茧壳9 g、薏苡根30 g、僵蚕12 g。该方中党参、黄芪共奏补脾益肺、利水消肿之效;地黄、山药、山茱萸、枸杞子共奏补肺脾肾、益气养阴、清热利尿、酸甘止遗之效;茯苓、薏苡根共奏利水消肿、健脾益气之效;知母、黄柏共奏清热润燥、滋阴降火之效;蝉蜕、蚕茧壳、僵蚕共奏祛风和表之效。全方补涩兼用,寓补于收,以达益气祛风、补肾健脾、利湿泄浊之效,可以有效治疗慢性肾脏病的蛋白尿症状。

本研究结果表明,肾病1号方治疗蛋白尿疗效显著,能有效改善患者的临床症状,降低蛋白尿水平,延缓肾功进展,稳定病情。

参考文献

[1] 陈香美.临床诊疗指南·肾脏病学分册[M].北京:人民卫生出版社,2010:12.

[2] 郑筱萸.中药新药临床研究指导原则(试行)[M].北京:中国医药科技出版社,2002:157-158.

[3] 国家药品监督管理局.中药新药临床研究指导原则(试行)[M].北京:中国医药科技出版社,2002:159-160.

[4] Mark Canney. Socioeconomic Position and Incidence of Glomerular Diseases[J]. CJASN ePress,2020.2,2215(10):1-8.

[5] Hataya H. Current State of Peritoneal Dialysis in Children[J]. Contrib Nephrol, 2018,196(24):129-134.

[6] 朱建锋,瞿亚红,陈佳英.尿微量白蛋白和血清胱抑素C检测对糖尿病肾病早期诊断的意义[J].中国基层医药,2010,17(4):491.

[7] 李平,谢院生.糖尿病肾病中西医结合研究基础与临床[M].上海:上海科学技术出版社,2009:152-157.

[8] 李东风.不同指标的联合检测在妊娠高血压患者早期肾脏损伤诊断中的价值[J].检验医学与临床,2016,13(18):2666-2668.

[9] 刘珏,周建斌,张群锋.妊娠高血压疾病患者血流变学、凝血及D-二聚体变化的临床意义[J].中南医学科学杂志,2011,39(5):541-543.

[10] 陈国新,陶珊花,洗小珍,等.血清胱抑素-C、尿β2微球蛋白和尿微量白蛋白水平对妊娠高血压早期肾损伤的临床意义[J].中国现代医生,2015,53(5):92-94.

[11] 徐达,吴颢昕.从气阴两虚论治慢性肾脏病蛋白尿[J].中国中医基础医学杂志,2017,23(05):714-716.

第五章 气血亏虚理论在慢性肾脏病中的应用

中医认为,血是由营气和津液组成。慢性肾功能衰竭的形成是肾气由虚及损,由损及劳的结果。其病机为脏腑功能衰惫,水湿、浊毒、瘀血内停。因其以肾气虚为基础,又因气血关系密切,最终导致气血双亏。

第一节 古代气血亏虚理论与肾脏疾病

一、古代肾病气血亏虚理论

肾中精气作为先天之本,既是机体生命活动的原动力,也是血液化生之源。《类经》和《张氏医通》均提出"精血互生"之说。若肾精充盛,精血互化,则血气充盛,可输布、营养全身各脏腑,故气血的充足与否决定于肾精的盛衰。南宋杨士瀛《仁斋直指方》在血论中提出以血气分阴阳,且阴阳具有互根互用、相互转化的作用,此为气能生血,故也称为"气为血之帅",当气虚时气化功能失常,气机失调,肝失疏泄,导致血液生成受阻。

《医宗必读·乙癸同源论》中记载:"血不足者濡之,水之属也。壮水之源,木赖以荣,精能生血,血亦充养脏腑之精,以不断补充滋养肾之所藏,精血互生互化,此之谓精血同源。"精血同源即肝肾同源,乙癸同源。肝肾为精血所藏之脏,当肾气亏虚时,精失所藏,精少则血虚,使肝无所藏。肾为肝之母,肝为肾之子,母脏之病累及子脏,故肾精不足不能资助肝血即出现血虚症状。由此可见,肾气亏虚则会导致肝无所藏之血。

二、古代肾病气血亏虚理论的运用

《难经》针对"精难成而易亏"的生理病理特点提出了"损其肾者,益其精"的治疗法则,故临床上用纯甘填补,及血肉有情之品添精补血,以形补形。肾精充足自能生髓化血。方用右归丸加减应用。药用:肉桂、鹿角培补肾中之元阳,熟地、山茱萸、枸杞子填精补髓,佐以菟丝子、杜仲壮腰强肾,最后加之当归、阿胶养血补血,诸药合用共奏填精补血之功。

"气为血之帅,血为气之母",久病气虚不得以生血,血虚不得以载气,进而发展气愈虚则血亦虚。肾病日久即可致气血两虚,故治以气血双补,方用十全大补丸加减。药用人参、熟地益气养血,白术、茯苓补脾生血,当归、白芍养血和营,佐以川芎活血行气使气血补而不滞,后加黄芪补气健脾生血,诸药合用气血双补。

津血同源,阴液耗则阴血生化乏源。症多见:面色无华,头重如裹,肢体酸重疼痛,胸膈闷胀,脘痞泛恶,舌多胖大,苔白厚腻,脉多沉濡。治当以健脾化湿之法,可用四君以健脾,当归、阿胶养血补血,半夏、陈皮、大腹皮、泽泻、茯苓等利水湿。诸药合用共奏健脾养血除湿之功。水湿渐去,脾运复常,气机顺畅,血虚之证有望改善。所谓"祛邪即扶正",虽不直接补血,却可通过救治脾胃助生营血之源,亦可达到改善血虚证的目的。

第二节 现代气血亏虚理论与肾脏疾病

肾性贫血

肾性贫血作为慢性肾脏病重要并发症之一。中医学认为慢性肾脏病表现为肾气亏虚,水湿、浊毒、瘀血内壅,久之出现血虚证,即肾性贫血。

叶景华认为脾肾亏虚是肾性贫血的基本病理基础,而气血亏虚是肾性贫血病情加重的重要病理因素,湿浊、瘀血为肾性贫血的主要病理产物。因此治疗上注重以健脾补肾法固本培元,同时益气活血法贯穿始终,利湿泄浊以祛邪,标本同治。杜雨茂认为各种肾脏疾患日久不愈,邪留正虚,致气血亏损较著,治疗应注意补气养血,在辨证施治的基础上,适当加入西洋参、黄芪、当归、生地黄等。但这种病情时因病致虚,当主要治肾病,佐以扶正补虚。叶任高治疗肾性贫血一是从肾论治,因"肾藏精",而"精血互化";一是从脾论治,因"脾为气血生化之源"。慢性肾功能衰竭时,脾肾衰败,瘀阻浊滞,脾伤则气血不足,不能施精之于肾;肾损又失脾精的资助,从而造成肾精亏耗,精不化血,久则其血更虚。故其基本治法是温补脾肾、补气生血,基本方用红参、黄芪、菟丝子、茯苓、当归、白术、鹿角胶、补骨脂、何首乌。董志刚治疗肾性贫血方法之一为气血双补法,方用十全大补丸加减,药用人参、熟地黄益气养血,白术、茯苓补脾生血,当归、白芍养血和营,佐以川芎活血行气,使气血补而不滞,后加黄芪补气健脾生血,诸药合用气血双补。

目前肾性贫血的治疗各家有所侧重,临床组方亦各有所长,张蕾等通过专家咨询,总结出肾性贫血的治则主要采用补益气血、健脾补肾、填精、活血化瘀、泻浊排毒,基本方药:党参、黄芪、当归、熟地、何首乌、菟丝子、白术、枸杞子、阿胶、淫羊藿、白芍、紫河车。苏国彬等总结治疗肾性贫血的常用药物,归类为补气、补血、补阳、滋阴、祛湿浊毒、活血类药物。常用补气药:人参、西洋参、党参、黄芪等;补阳药:附子、菟丝子、补骨脂、杜仲等;滋阴补血药:何首乌、当归、生地黄、山茱萸、枸杞子、女贞子等;血肉有情之品:鹿角胶、阿胶、龟甲等;活血药:赤芍、川芎、丹参等;祛邪(痰湿浊邪)药:半夏、陈皮、砂仁、大黄、黄连、藿香、苏梗等。

第三节 何氏经验方——糖肾宁

一、组方原则

1. 立方依据 通过对临床患者的观察,认为气阴两虚、瘀血阻络是本病的病机特点,益气养阴、补肾活血是本病的基本治则。根据长期临床经验总结的自拟方糖肾宁由太子参、生黄芪、生地、泽兰等组成,方中黄芪味甘性温,能益气补损,生地甘寒质润,气味俱厚,性沉而降,滋补肾中真阴,两药相配,升降相合,阴阳同用,益气补阴;太子参味甘性微温,补肺健脾,益气生津,在方中以助黄芪补中益气之力;泽兰味苦辛、性微温具有活血化瘀、利水消肿之功,再加上一些具有温阳作用药物的应用,既有阳中求阴又有防止疾病传变至阴阳两虚之意,且水得温则化,应用温阳药物尚可起到利水消肿的作用。

2. 现代药理研究 现代药理学实验证明,益气养阴之品可提高胰岛素受体敏感性,恢复胰岛细胞功能,活血化瘀之品可以降低血黏度,改善微循环。中药黄芪具有益气健脾、利水消肿作用,黄芪对治疗糖尿病肾病患者及糖尿病肾病大鼠有减少尿蛋白等肾脏保护作用。药理研究证实,黄芪具有调整体液免疫和细胞免疫,调节脂质代谢,促进水钠排泄,改善高凝状态,促进蛋白质合成的作用,有明确的改善胰岛素抵抗和抗炎的作用。在对单味药的研究中发现:黄芪具有双向调节血糖作用,并能提高抗病能力,抑制 DM 大鼠肾皮质转化生长因子-β 的过度表达,减少 DM 大鼠血、尿肿瘤坏死因子-α 含量,且对大鼠注射兔抗鼠肾血清及注射氯化高汞所致的蛋白尿均有明显的治疗作用,用黄芪治疗可使糖尿病大鼠肾脏增高的一氧化氮合酶表达明显下调,从而认为黄芪可部分纠正糖尿病大鼠早期肾血流动力学异常。黄芪还能有效地降低血小板活化程度,抑制血小板 P 选择素的合成,抑制血小板内 5-羟色胺的合成和释放,降低血小板的聚集性,减少血栓形成,改善血液高凝状态,从而达到抗凝、减少尿蛋白的排出。

西医学认为,生地含黄低聚糖,在降低实验性糖尿病大鼠血糖的同时使肝糖原含量增加,葡萄糖-6-磷酸酶活性下降,血浆胰岛素水平明显升高,伴血浆皮质醇下降,故生地通过对胰岛素加强拮抗激素和糖皮质激素相互作用,进而影响到肝糖原代谢及糖代谢的其他环节,使异常或紊乱的糖代谢向正常转化。

现代研究表明泽兰可能具有减少 TNF-α,改善肾脏纤维化,从而减缓肾衰的进展,黄连主要成分黄连素(berberine,BBR,又名小檗碱)具有降血糖、降血脂、降血压作用,可以抑制醛糖还原酶、抗氧化、降低系膜细胞纤维连接蛋白的蛋白表达水平,抑制 p38MAPK 及其下游核转录因子 CREB 的磷酸化,从而抑制肾脏纤维化,保护肾功能。另有现代药理中也提示:生地、泽兰具有降糖作用。

西医学认为，黄连改善糖耐量异常及空腹血糖可能与小檗碱的作用有关。一些研究表明，小檗碱对于影响细胞对糖的消耗有着类似于胰岛素的直接作用，它能通过增加肝细胞和脂肪细胞的葡萄糖消耗量来降低血糖；且发现脂肪细胞对葡萄糖的转运能力在小檗碱的作用下有明显提高。两者都是不依赖于胰岛素的独立作用结果。动物实验也证明黄连可以改善胰岛素抵抗。

二、临床研究

1. 研究方法

(1) 病例选择：全部病例来源于上海中医药大学附属曙光医院肾内科门诊病房诊治的患者。

(2) 纳入标准：糖尿病诊断标准按 1999 年 WHO 修订的糖尿病诊断标准；空腹血糖≥7.0 mmol/L 或随机血糖≥11.1 mmol/L 或 OGT(2 h 血糖)≥11.1 mmol/L。糖尿病肾病的西医诊断标准参照国际公认的丹麦学者 Mogensen 的糖尿病肾病诊断分期方法进行临床糖尿病肾病诊断：糖尿病患者，尿白蛋白排泄率(UAE)＞200 $\mu g/min$(相当于＞300 mg/24 h)或持续尿蛋白每日＞0.5 g，并排除原发性高血压、心力衰竭、泌尿系感染、酮症酸中毒等引起尿白蛋白增加的因素者。年龄 20～75 岁。

中医证型：中医辨证为气阴两虚，兼有血瘀，其诊断标准参照中华中医药学会糖尿病分会制定的《糖尿病中医防治指南》。

主症：尿浊，神疲乏力，气短懒言，咽干口燥，头晕多梦，或尿频尿多，手足心热，心悸不宁，舌体瘦薄，质红或淡红，苔少而干，脉沉细无力。

次症：舌色暗，舌下静脉迂曲，瘀点瘀斑，脉沉弦涩。

(3) 排除标准：近 3 个月曾参加其他临床试验者；妊娠或哺乳期妇女；合并有心血管、肝和造血系统等严重原发性疾病；精神病患者；梗阻性肾病。

(4) 剔除病例标准：不符合纳入标准者；对本药过敏者；未按规定用药；患者的依从性差；无法判断疗效或资料不全等影响疗效或安全性判断者。

(5) 分组方法：将患者按治疗先后顺序编号，随机取样的原则分组。共有 68 例患者纳入本课题临床观察，其中 8 例未完成治疗而剔除，最终有 60 例符合病例分析，其中中药组 30 例，对照组 30 例。

中药组包括男性 15 例，女性 15 例；年龄最大 73 岁，最小 30 岁，平均 55.1±15.2 岁；病程从确诊为 DKD 起，最长为 11 年，最短为 3 个月。治疗前空腹血糖最高为 7.80 mmol/L，最低为 5.00 mmol/L，平均 7.10±0.18 mmol/L；餐后 2 h 血糖最高为 15.40 mmol/L，最低为 5.50 mmol/L，平均 9.20±0.31 mmol/L；HbA1c 最高为 6.80%，最低为 4.60%，平均 6.21±1.23(%)；24 h 尿蛋白定量最高为 2.30 g，最低为 0.15 g，平均 1.86±1.55 g；24 h 尿微量白蛋白排泄量最高为 916.2 mg，最低为 264.6 mg，平均 537.78±137.51 mg。

对照组包括男性 15 例,女性 15 例;年龄最大 75 岁,最小 33 岁,平均 51.9±11.7 岁;病程从确诊为 DKD 起,最长为 10 年,最短为 1 年 1 个月。治疗前空腹血糖最高为 6.30 mmol/L,最低为 5.10 mmol/L,平均 7.29±0.23 ml;餐后 2 h 血糖最高为 9.03±0.27 mmol/L,最低为 5.20 mmol/L,平均 9.10±0.29 mmol/L;HbA1c 最高为 7.50%,最低为 5.12%,平均 6.81±0.90(%);24 h 尿蛋白定量最高为 3.20 g,最低为 0.37 g,平均 1.98±1.69 g;24 h 尿微量白蛋白排泄量最高为 934.3 mg,最低为 339 mg,平均 562.85±173.38 mg。

两组患者在年龄性别、病程、尿蛋白量、血糖、糖化血红蛋白等一般资料方面无明显差异($P>0.05$),具有可比性。

(6) 治疗方法

1) 一般治疗:所有患者均给予糖尿病饮食。降糖治疗:根据患者情况选用口服降糖药(磺酰脲类、双胍类或两者合用)或胰岛素治疗。要求使患者血糖控制尽可能达到良好。即空腹血糖控制在 8.0 ml 以下,餐后 2 h 血糖控制在 11.1 mmol/L 以下,糖化血红蛋白控制在 8% 以内。降压治疗:根据患者情况选用各类降压药物,使患者血压尽可能控制在 135/80 mmHg,不使用血管紧张素受体拮抗剂、血管紧张素转换酶抑制剂,低蛋白血症加复方 α 酮酸片,降脂,纠正酸中毒和电解质紊乱。

2) 分组治疗:对照组,在一般治疗的基础上加用福辛普利每日 10 mg 口服,疗程 2 个月。福辛普利为上海施贵宝制药公司生产。

中药组,在一般治疗的基础上加用糖肾宁方,每次 1 包,每日 2 次口服疗程 2 个月。

糖肾宁方组成:太子参 30 g、生黄芪 30 g、生地 15 g、泽兰 12 g、黄连 6 g、鹿角片 12 g,由上海中医药大学附属曙光医院中药制剂室(国家中医药管理局三级实验室)加工成冲剂,每包 10 g,每克含生药 6 g。

(7) 观察指标及检测方法

1) 生化指标:空腹血糖(FBG)、餐后 2 h 血糖、HbA1c、血肌酐(Scr)、尿素氮(BUN)、血脂(胆固醇、三酰甘油、高密度脂蛋白、低密度脂蛋白),采用 BECKMAN CX4 生化自动仪测定。24 h 尿蛋白定量(24 hPro)用常规生化方法检测。24 hU - Alb,尿系列微量蛋白。

2) 血流动力学指标:血管紧张素Ⅰ、血管紧张素Ⅱ(AngⅠ、AngⅡ):用放射免疫法测定,药盒由苏州医学院提供。血液流变学:全血黏度(高切、低切)、血浆黏度、纤维蛋白原,采用 LBY - N6A 型旋转式血液黏度计测定。

(8) 统计学方法:所有数据输入电脑,采用 SPSS 统计分析软件进行计算。数据用均数±标准差($\bar{x}±S$)表示,组间比较采用 t 检验,用软件包统计。

2. 研究结果

(1) 生化指标

1) 血肌酐(Scr)、尿素氮(BUN):见表 5 - 1。对患者 Scr,中药组治疗后与治疗前比较有改善（$P<0.05$）。同时，对 BUN 也有一定程度的改善，但没有统计学意义。对照组没有改善。

表 5 - 1　治疗前后两组血 Scr、BUN 值（$\bar{x}\pm S$,$n=30$）

项目 组别	n	BUN(mmol/L)		Scr(μmol/L)	
		治疗前	治疗后	治疗前	治疗后
对照组	30	8.97±4.03	9.11±4.01	92.82±35.43	95.29±36.21
中药组	30	8.92±4.36	8.51±3.62	93.38±36.56	80.77±30.72*

注：与本组治疗前比较，* $P<0.05$。

2) 血 FPG、2 hPG、HbA1c：见表 5 - 2、表 5 - 3。两组在 FPG、2 hPG、HbA1c 上治疗前后均没有变化，显示血糖稳定。

表 5 - 2　治疗前后两组 FPG、2 hPG 的变化（$\bar{x}\pm S$,$n=30$）

项目 组别	n	FPG(mmol/L)		2 hPG(mmol/L)	
		治疗前	治疗后	治疗前	治疗后
对照组	30	7.29±0.23	7.32±0.15	9.10±0.29	9.32±0.48
中药组	30	7.10±0.18	7.53±0.39	9.20±0.31	8.78±0.21

表 5 - 3　治疗前后两组糖化血红蛋白的变化（$\bar{x}\pm S$,$n=30$）

组　别	n	治疗前	治疗后
对照组	30	6.81±0.90	6.00±0.68
中药组	30	6.21±1.23	6.79±1.23

3) 24 h 尿蛋白定量、24 h 尿 U - Alb 的变化：见表 5 - 4。两组在 24 h 尿蛋白定量 24 h 尿 U - Alb 治疗后均有显著改善。以治疗更为明显。

表 5 - 4　24 h 尿蛋白定量、24 h 尿 U - Alb 的变化（$\bar{x}\pm S$,$n=30$）

项目 组别	n	24 h 尿蛋白定量(g/24 h)		24 h 尿 U - Alb(mg/24 h)	
		治疗前	治疗后	治疗前	治疗后
对照组	30	1.98±1.69	1.71±1.05*	558.37±169.95	524.49±152.84*
中药组	30	1.86±1.55	1.54±1.21**	537.78±137.51	498.81±168.43**

注：与本组治疗前比较，* $P<0.05$，** $P<0.01$。

4) 血脂变化：见表 5 - 5。中药组在 LDL、TG 较治疗前下降显著（$P<0.05$），TC、HDL 治疗前后无显著差别（$P>0.05$）。

表 5-5　血脂的变化($\bar{x}\pm S,n=30$)

组别 项目	n	对　照　组		中　药　组	
		治疗前	治疗后	治疗前	治疗后
TC(mmol/L)	30	5.31±1.18	5.10±0.98	5.48±1.09	5.29±1.12
TG(mmol/L)	30	2.23±1.23	2.39±1.40	2.20±1.00	1.65±0.89**△
HDL(mmol/L)	30	1.32±0.43	1.29±0.44	1.48±0.71	1.48±0.65
LDL(mmol/L)	30	3.05±1.00	2.89±0.73	2.69±1.03	2.28±0.82**△△

注：与本组治疗前比较，$*P<0.05$，$**P<0.01$；与对照组治疗后比较，$\triangle P<0.05$，$\triangle\triangle P<0.01$。下同。

（2）血流动力学指标

1）Ang Ⅰ、Ang Ⅱ变化：见表 5-6。两组在 Ang Ⅱ 较治疗前下降显著（$P<0.05$），Ang Ⅰ 治疗前后无显著差别，略有升高（$P>0.05$）。

表 5-6　血清 Ang Ⅰ、Ang Ⅱ($\bar{x}\pm S,n=30$)

组别 项目	n	Ang Ⅰ（ng/ml）		Ang Ⅱ（pg/ml）	
		治疗前	治疗后	治疗前	治疗后
对照组	30	1.47±2.87	1.51±3.09	101.29±58.40	78.25±40.33**
中药组	30	1.50±2.38	1.57±3.01	100.35±63.12	77.89±48.12**

注：与本组治疗前比较，$*P<0.05$，$**P<0.01$。

2）血液流变学变化：见表 5-7。中药组治疗前后在血浆黏度、纤维蛋白原改善上有统计学意义（$P>0.05$），全血黏度没有改变。

表 5-7　血液流变学变化($\bar{x}\pm S,n=30$)

组别 项目	n	对　照　组		中　药　组	
		治疗前	治疗后	治疗前	治疗后
全血高切	30	5.09±0.18	5.28±0.20	5.10±0.19	4.69±0.17
全血低切	30	9.47±0.81	9.07±0.43	9.10±0.47	7.60±0.36
血浆黏度	30	1.65±0.40	1.91±0.81	1.69±0.20	1.28±0.11*
纤维蛋白原	30	3.74±0.24	4.00±0.60	3.34±0.17	2.43±0.08*

注：与本组治疗前比较，$*P<0.05$。

3.讨论与分析

1）糖肾宁对气阴两虚兼阳虚血瘀证型改善的作用：糖尿病肾病的基本病机为禀赋不足、饮食不节发为消渴。消渴日久，耗气伤阴而致气阴两虚、气虚则见神疲乏力，气短懒言；脾气亏虚，运化乏力，故见食少纳呆，大便不实；脾主升清，脾气亏虚，水谷精微运化乏力，不能荣养四肢，腰为肾府，肾气亏虚，腰府失养，故见腰膝酸软。气虚日甚，损及脾肾阳气,温煦失常,故见畏寒肢冷,夜尿清长。"久病入络",瘀血内阻,故见面色晦暗、舌边瘀点或瘀斑。脉络瘀阻,故见肢体麻木;瘀血停于腰府,故见腰部刺痛。

从临床观察可见,糖肾宁治疗组与基础治疗的对照组治疗后阳虚血瘀症状都有不同程度的改善。而糖肾宁可以显著改善神疲乏力、腰膝酸软、畏寒肢冷、腰部冷痛或刺痛、大便不实、夜尿清长的临床症状。

2) 糖肾宁可能通过保护肾小管,增加对尿白蛋白的重吸收发挥作用:中医学认为肾主水,肾气亏虚,水液运化失常;肾气(阳)不足,肾失温煦,故见夜尿肾主封藏,肾气亏虚,肾失固摄,故见夜尿清长。在临床观察中我们发现,糖肾宁可显著改善夜尿清长的临床症状,而尿液的重吸收功能是由肾小管发挥的。提示糖肾宁可能具有保护肾小管功能的作用。尿 NAG、RBP、尿 β2 - MG 是能够敏感地反映肾小管功能的指标。尿 N - 乙酰 - B - D 氨基葡萄糖苷酶(NAG)是分子量为 160 kDa 的细胞内溶酶体水解酶,分布于肾小管及尿道上皮中,在肾近曲小管上皮细胞内含量最高,主要为肾小管溶酶体所释放。当肾实质性损伤时使细胞内溶酶体酶释放;或肾小球滤过膜功能受损,蛋白质滤出增加,在近曲小管上皮细胞重吸收激活溶酶体酶,使尿 NAG 排泄增加。

RBP 主要由血浆中特异结合维生素 A(视黄醇)的结合蛋白-全 RBP(holo - RBP)在维生素 A 的代谢中起重要作用。人血浆 RBP 是一种单链蛋白质,分子量约 21 KD,生物半衰期约为 16 h,属于一种快速转运蛋白。RBP 在血中绝大部分与前白蛋白结合形成蛋白复合体,从而不能通过肾小球滤过,当 holo - RBP 向目的脏器供给视黄醇变为脱视黄醇 RBP(apo - RBP)后,与前白蛋白的亲和性降低而解离,又称游离 RBP,其分子量小,可通过肾小球滤过,滤过系数为 60%,滤过负荷达 430 mg/d。因此原尿中 RBP 浓度很高。但是,在正常情况下,原尿中的 RBP 几乎全部被肾小管重吸收降解,当感染或肾脏疾患等导致肾小管重吸收功能障碍时,尿 RBP 浓度升高,血清 RBP 浓度下降,可敏感准确地反映肾小管功能。尿 RBP 与肾脏病变程度有关,随病情好转,尿 RBP 也可逐渐降低并恢复至正常水平。因此尿 RBP 测定是诊断早期肾功能损伤和疗效判定敏感指标。

β2 - MG 是分子量为 11 800 的小分子蛋白质,机体每日的产生量和血浓度相当稳定,血中 β2 - MG 可自由经肾小球滤过,在肾小管几乎(9.6%)全部重吸收,局部分解代谢。正常情况下在血清中浓度很低,尿排泄亦甚微。近端小管是 β2 - MG 在体内处理的唯一场所,当肾小管轻度受损时,尿 β2 - MG 明显升高。

3) 糖肾宁可能通过改善血流动力学发挥保护作用:糖尿病肾病早期,肾脏即存在高灌注、高内压、高滤过,血流动力学改变是糖尿病微血管病变重要的启动因素,肾脏组织的血流动力学改变有多种因素参与其发生。如肾素-血管紧张素系统、前列腺素系统、内皮素(ET)、一氧化氮(NO)等。而中药复方糖肾宁,同时具有益气、养阴、温阳、活血的作用,可同时作用于多个靶点,产生多系统的协同作用,以调节糖尿病肾病大鼠体内的血流动力学指标改善,进而可能使糖尿病肾病大鼠肾脏局部的血流动力学发生改变,保护肾功能。

4) 糖肾宁可能通过调节 RAS 系统而发挥作用:AngⅡ主要通过与肾组织中的Ⅰ型

受体结合而发挥作用,它在引起肾脏血流动力学变化。足细胞上表达 AT Ⅰ 和 AT Ⅱ 受体,为 AT Ⅱ 损伤足细胞提供了物质基础;同时 AT Ⅱ 又可以促进足细胞凋亡。足细胞损伤亦同高脂、糖基化终末产物沉积和氧化应激有关。正常情况下,足细胞细胞体和足突漂浮在肾小球包曼囊中,不直接与基底膜接触,两相邻组突间的裂隙孔,裂孔上覆有一层 4～6 mm 厚的裂孔膜可阻挡血浆大分子物质滤过。足细胞具有蛋白滤过的分子屏障、电荷屏障功能。除此之外,足细胞还有抵抗肾小球内压力、维持肾小球毛细血管襻的空间结构的功能,分泌、合成 VEGF 从而维持肾小球内皮细胞的功能完整性。足细胞损伤常见于: ① 基底膜的改变和(或)基底膜同足细胞连接的改变;② 裂孔膜成分的改变或结构改变;③ actin 骨架蛋白的改变;④ 足细胞表面负电荷的改变,有研究表明,高血糖状态可直接损伤足细胞,高表达 Ang Ⅱ 可以使大鼠肾小球足细胞的 *nephrin* 基因和蛋白表达都下降,从而破坏裂孔膜的完整引起足细胞足突融合、肾小球滤过率增加,进而尿白蛋白排泄增加。高糖可通过线粒体途径导致足细胞凋亡。

研究结果显示糖肾宁能够减少血浆 Ang Ⅰ、Ang Ⅱ 的含量,且可减少肾组织中 Ang Ⅱ-1R 的含量,从而改善糖尿病肾病肾小球高血流、高灌注状态,保护肾小球足细胞减少尿白蛋白排泄量,从而发挥保护肾功能的作用。

三、实验研究

1. **实验材料**　实验动物:采用健康雄性 SD 大鼠 60 只,体重(180±20)g,由上海西普尔-必凯实验动物有限公司提供。

2. **实验方法**

(1) 模型制作与分组:在上海中医药大学实验动物中心 SPF 级饲养,人工光照、阴暗各 12 h,45% 左右相对湿度的普通设施中,自由饮食,适应性饲养 1 周,随机取 8 只为正常组,给予普通饲料喂养,其余为糖尿病造模组,应用高脂饲料(普通饲料加 10% 猪油、10% 豆油、10% 蔗糖)喂养加腹腔多次小剂量注射链脲佐菌素(STZ,美国 Sigma)建立糖尿病肾病模型。

造模组大鼠禁食 12 h 后,每只大鼠腹腔内注射 0.5 ml 福氏佐剂,第 2 日再按 25 mg/kg 体重腹腔内注射 STZ(溶于 0.1 mol/L 的枸橼酸钠缓冲液中,pH4.2),正常组腹腔内注射等量枸橼酸-枸橼酸钠缓冲液作对照。每周 1 次,连续 2 周重复上述步骤。造模完成 72 h 后尾静脉采血测血糖,血糖＞16.7 mmol/L 作为糖尿病造模成功。糖尿病造模成功 1 周后,留取大鼠即刻尿,测尿微量蛋白及尿肌酐,模型组的尿微量白蛋白/尿肌酐比值(ACR)显著高于正常对照组,即为糖尿病肾病造模成功,未成功的大鼠予以剔除(有 6 只被剔除,在此期间还有 6 只大鼠死亡),造模成功后根据 ACR 值选取 32 只大鼠随机分为模型组、糖肾宁组、福辛普利钠片组、糖肾宁＋福辛普利钠片 4 组,各组均 8 只。

(2) 试剂配制。pH 为 4.2 的枸橼酸-枸橼酸钠缓冲液的配制:分别称取枸橼酸 4.2 g,枸橼酸钠 5.9 g,溶于 200 ml 蒸馏水中,制成枸橼酸液(A)和枸橼酸钠液(B);取 A

液 180 ml＋B 液 110 ml 混匀,用电子 pH 测试仪测定,结果略酸,继续滴加 B 液混匀,调至 pH 为 4.2;将配置好的枸橼酸-枸橼酸钠缓冲液经滤菌器过滤后置洁净生理盐水瓶中保存。

STZ 注射液的配制:现用现配,将 100 mgSTZ 粉剂溶于 pH 为 4.2 的枸橼酸-枸橼酸钠缓冲液 8 ml 中,配成 12.5％的 STZ 溶液,30 min 内用完。

(3) 分组处理:自由进食、饮水,不使用胰岛素及其他降糖药物。药物根据人鼠剂量换算约为人剂量的 20 倍。

治疗组分别予以糖肾宁(7 g/200 g 大鼠)、福辛普利钠片(0.67 mg/200 g 大鼠)、糖肾宁＋福辛普利钠片灌胃,正常组和模型组予以等量的蒸馏水灌胃,每日 1 次。均连续观察 8 周后处死。

糖肾宁方流浸膏:太子参 30 g、生黄芪 30 g、生地 15 g、泽兰 12 g、黄连 6 g、鹿角片 12 g。由上海中医药大学附属曙光医院中药制剂室(国家中医药管理局三级实验室)加工,中药每剂水煎 2 次,合液浓煎,每毫升含生药 3.5 g。

3. 检测指标及方法

(1) 尿液检测指标:灌胃第 8 周最后 1 日代谢笼收集即刻尿和 24 h 尿。检测 24 h 尿蛋白定量,采用化学比色法测定;尿 N－乙酰－Β－D－氨基葡萄糖苷酶(NAG),采用对硝基酚比色法测定,测定试剂盒由南京建成生物工程研究所提供;尿微量白蛋白(mAlb)、尿 α1－微球蛋白(α－MG)、尿 β2－微球蛋白(β2－MG),采用放射免疫法测定,测定试剂盒由北京北方生物技术研究所提供;尿转铁蛋白(TRF)、尿视黄醇结合蛋白(RBP),测定采用酶联免疫抑制法(ELSA),测定试剂盒由上海麦约尔生物技术有限公司提供。

(2) 血液检测指标:腹主动脉采血,分离血清测定血糖及 IL－1β,采用 OneTouch Utra 血糖仪测定血糖;用放射免疫法测定血清 IL－1β,测定试剂盒由北京北方生物技术研究所提供。

(3) 肾组织检测指标:禁食 8 h 后,称重、麻醉、无菌操作,剖取肾脏,去除包膜后沿状线正中切开,取 1/2 肾脏用 10％甲醛溶液固定,取小块皮质,脱水、石蜡包埋,切片,HE 和 PAS 染色,光镜下观察肾脏病理形态。用免疫组化法观察纤维连接蛋白(FN)、Ⅳ型胶原(Col－Ⅳ)、转化生长因子 β1(TGF－β1)、血小板源生长因子(PDGF)在各组大鼠肾小球组织中的表达。测定试剂盒由上海麦约尔生物技术有限公司提供。

HE 染色:60℃烘片 30 min;二甲苯Ⅰ 10 min;二甲苯Ⅱ 10 min;无水乙醇Ⅰ 3 min;无水乙醇Ⅱ 1 min;95％乙醇 1 min;85％乙醇 1 min;70％乙醇 1 min;自来水冲洗 3 次;双蒸水冲洗 3 次;苏木素染色 15 min;自来水冲洗 3 次;双蒸水冲洗 3 次;盐酸乙醇分化 2～3 min,自来水、双蒸水洗至核为蓝色;伊红染色 2 min;95％乙醇Ⅰ 1 min;95％乙醇Ⅱ 1 min;无水乙醇 1 min;无水乙醇Ⅱ 1 min;二甲苯透明;滴上中性树胶,封片。

PAS 染色:常规脱蜡至水,入 0.5％高碘酸氧化 10 min,自来水洗 5 min,蒸馏水洗 2 次;Schi 氏液避光染色 20 min,0.5％偏重亚硫酸钠滴洗 2 min,自来水洗 5 min,蒸馏水洗 2

次；Harris 苏木素染 2～5 min，自来水洗；1‰盐酸乙醇分化，自来水充分冲洗，常规脱水、二甲苯透明、滴上中性树胶，封片。

4. 研究结果 实验期间，正常组大鼠重按正常生理增长，饮食、饮水均正常，反应敏捷，动作自如，毛色平伏有光泽。各造模组大鼠第 3 周大多出现多饮、多食、多尿，体重增长减缓，精神萎靡，反应迟钝，耸毛弓背等表现。随着实验的进展，各治疗组大鼠体重缓慢增长，多饮、多尿现象缓解，而模型组大鼠体重下降明显，饮水量、摄食量和尿量较多。

结果表明：模型组 24 h 尿蛋白、尿 NAG 和正常组比较，明显高于正常组，各治疗组和模型组比较，均明显降低（$P<0.01$）。24 h 尿蛋白各治疗组组间比较无统计学意义（$P>0.05$）；尿 NAG 糖肾宁＋福辛普利钠片组、糖肾宁组与福辛普利钠片组比较均明显低于福辛普利钠片组（$P<0.01$），糖肾宁组与糖肾宁＋福辛普利钠片组比较无统计学意义（$P>0.05$）。尿 mAlb、$\alpha1$ - MG、$\beta2$ - MG 模型组和正常组比较，均明显高于正常组（$P<0.01$），各治疗组和模型组比较，治疗组均明显低于模型组（$P<0.01$），3 项指标各治疗组组间比较均无统计学差异（$P>0.05$）。尿 TRF、RBP 模型组和正常组比较，均明显高于正常组（$P<0.01$），各治疗组和模型组比较，治疗组均明显低于模型组（$P<0.01$），但两项指标各治疗组组间比较均无统计学差异（$P>0.05$）。

血液检测指标：结果表明：模型组血糖和正常组比较，明显高于正常组，各治疗组和模型组比较，均明显降低（$P<0.01$），糖肾宁组低于福辛普利钠片组，但无统计学差异（$P>0.05$）。血清 IL - 1β 模型组和正常组比较，明显高于正常组（$P<0.01$），各治疗组和模型组比较，治疗组均明显低于模型组（$P<0.01$），血清 IL - 1β 糖肾宁＋福辛普利钠片组低于糖肾宁组和福辛普利钠片组，糖肾宁组亦低于福辛普利钠片组，但均无统计学差异（$P>0.05$）。

肾组织检测指标：各组大鼠肾组织病理形态的观察。

正常组：（HE×200）肾小球结构正常，肾小球包曼氏囊腔清晰，基底膜厚度正常，毛细血管襻开放，肾曲管结构清楚。（PAS×400）肾小球毛细血管襻结构正常，基底膜呈线状无增厚。

模型组：（HE×200）肾小球系膜细胞局部增生，基底膜增厚，系膜区增宽，基底膜增厚，部分区域出现局灶性肾小球硬化，球囊部分粘连，囊腔增大。（PAS×400）肾小球基底膜增厚，肾小球与包曼氏囊壁粘连，肾小管管腔见有大量蛋白管型。

治疗组：（HE×200）经糖肾宁、福辛普利钠片及糖肾宁＋福辛普利钠片治疗后，大鼠肾组织系膜细胞和系膜基质增生减轻，肾小球硬化明显减少，少数肾小管扩张。（PAS×400）局部毛细血管襻壁轻度增厚，偶见肾小管管腔内有少量蛋白管型并以糖肾宁＋福辛普利钠片组改善明显，糖肾宁组次之。

观察 FN、Col - Ⅳ、TGF - $\beta1$、PDGF - β 在各组大鼠肾组织中的表达。

结果表明：正常组的大鼠肾组织中 FN 免疫组化染色，仅可见极少量的棕色颗粒，且着色非常浅淡。模型组大鼠肾组织和正常组比较可见明显的广泛的棕褐色颗粒存在

（$P<0.01$）。3个治疗组染色强度介于正常组和模型组之间（$P<0.01$），组间比较无统计学差异（$P>0.05$）。

结果表明：正常组的大鼠肾组织中 Col - Ⅳ 免疫组化染色，仅可见极少量的棕色颗粒，且着色非常浅淡。模型组大鼠肾组织和正常组比较可见明显的广泛的棕褐色颗粒存在（$P<0.01$）。3个治疗组染色强度介于正常组和模型组之间（$P<0.01$），组间比较无统计学差异（$P>0.05$）。

结果表明：正常组的大鼠肾组织中 TGF - β1 免疫组化染色，仅可见极少量的棕色颗粒，且着色非常浅淡。模型组大鼠肾组织和正常组比较可见明显的广泛的棕褐色颗粒存在（$P<0.01$）。3个治疗组染色强度介于正常组和模型组之间（$P<0.01$），组间比较无统计学差异（$P>0.05$）。

结果表明：正常组的大鼠肾组织中 PDGF - β 免疫组化染色，仅可见极少量的棕色颗粒，且着色非常浅淡。模型组大鼠肾组织和正常组比较可见明显的广泛的棕褐色颗粒存在（$P<0.01$）。3个治疗组染色强度介于正常组和模型组之间（$P<0.01$），组间比较无统计学差异（$P>0.05$）。

5. 讨论与分析

（1）糖肾宁治疗糖尿病肾病的研究基础：糖肾宁方是在多年临床经验的基础上，依据糖尿病肾病气阴两虚、瘀血阻络之病机特点拟成，依据目前临床用药的特点和现代药理研究成果而拟定的复方。该方由太子参、生黄芪、鹿角片、泽兰、生地黄、川黄连等组成。以往研究结果表明糖肾宁可明显改善 DN 患者的肾功能、蛋白尿，动物实验显示该方能改善 DN 大鼠的血流动力学、提高机体抗氧化能力，抑制肾组织 TGF - β1 过度表达、改善肾组织纤维化，体外实验表明该方可抑制猪肾小管上皮细胞 TGF - β1 的表达。结合临床经验，约有 80%～90% 的患者兼有痰的症状，故此次实验用方我们在以往糖肾宁方基础上加减，增强活血健脾化痰之功。故原方去生地黄鹿角片，加白术、丹参、全瓜蒌，增强健脾化痰活血药物。方中黄芪味甘、性温，益气补虚；太子参味甘、性微温，补益元气、补肺健脾，佐助黄芪益气补中之力；黄连用量少，清热，起佐制之效；泽兰活血利水，白术健脾益气，燥湿利水；丹参味苦，性微寒，入血分，活血祛瘀；全瓜蒌性甘，微苦、寒，润肺，化痰，散结，润肠。该方依 DN"虚、痰、瘀"病机特点拟成，健脾化痰，益气活血。本课题即在以往研究的基础上，进一步从 AGEs - RAGE 信号通路来阐述糖肾宁改善 DN 肾脏病理变化的机制，以期为临床提供疗效确切的治疗药物。

（2）糖肾宁对糖尿病肾病的影响及机制探讨

1）减少蛋白尿排泄，保护肾脏：DN 的主要病理特征是肾小球细胞外基质堆积、基质增宽、基底膜增厚、肾小球硬化及肾间质纤维化，通过光镜我们可见，模型组大鼠肾小球囊壁轻度纤维性增厚，部分肾小管上皮细胞空泡变性，肾间质可见以淋巴细胞为主的炎细胞浸润；而糖肾宁组肾小球未见任何病理改变，仅见肾小管轻度扩张。模型组大鼠血糖、尿蛋白、肌酐与正常组比较呈显著性差异（$P<0.01$），提示模型组大鼠存在肾脏损害，造模成

功,可能进入终末期肾病。治疗后,各药物组蛋白尿水平明显低于模型组,且差异显著($P<0.01$ 或 $P<0.05$);其中糖肾宁组低于格列喹酮组,但两者之间差异不显著($P>0.05$)。说明糖肾宁具有降糖以外兼降蛋白尿的作用,改善肾小球硬化,进而改善肾功能。

糖肾宁组的血肌酐和尿素氮水平较模型组相比均有所下降,说明糖肾宁一定程度上可改善肾功能,延缓肾功能衰竭的进展,但并不能逆转。

2) 可能通过影响炎症因子发挥作用:C 反应蛋白(CRP)大量升高显示机体处于炎性状态,研究显示,CRP 的升高与 2 型糖尿病患者的蛋白尿可能有关。CRP 增多致糖尿病肾病的可能发病机制为炎性反应诱导机体氧化应激,促使低密度脂蛋白(LDL)氧化为 OX-LDL,而后者直接损伤肾小球内皮细胞增强单核细胞对血管内皮的黏附及浸润,损害血管壁,导致血管炎性反应。研究提示,慢性炎性反应在微量白蛋白尿和血管病变之间起着潜在的媒介作用。

白细胞介素-6(IL-6)是由 T 细胞、巨噬细胞和成纤维细胞等产生的多功能细胞因子,通过释放继发性细胞因子或活化宿主细胞免疫来间接或直接实现其效应,在造血神经系统和免疫中起重要作用。实验研究发现,在多种肾脏疾患模型中 IL-6 的水平与肾小管萎缩及系膜增生都成正相关性,糖尿病肾病患者血液中 IL-6 的水平高于正常人,肾脏活检发现肾间质 IL-6 水平反映肾间质损伤程度。

模型组的 CRP、IL-6 含量与正常组比较有显著性差异($P<0.01$);经治疗后,各药物组较模型组相比均有所下降,除格列喹酮组 IL-6 无统计学意义外,其余药物组差异均有统计学意义($P<0.05$),且与正常组比较差异不显著($P>0.05$)。说明糖肾宁能够直接下调 CRP、L-6 含量,进而减轻炎症反应,改善肾间质损伤的程度,延缓 DN 的进程。

参考文献

[1] 张新志,曹和欣,吴锋,等.从糖肾宁对糖尿病肾病大鼠糖脂代谢的影响研究其肾脏保护作用[J].中国中西医结合肾病杂志,2014,15(8):672-675.

[2] 张新志,曹和欣,吴锋,等.糖肾宁保护糖尿病肾病大鼠肾小管功能的研究[J].上海中医药杂志,2014,48(9):80-83.

[3] 孙峰俐,曹和欣,何立群.糖肾宁对糖尿病肾病大鼠肾组织 AGEs 与 ROS 的影响[J].上海中医药大学学报,2014,28(5):57-60.

[4] 李屹,曹和欣,张新志,等.糖肾宁对糖尿病肾病大鼠肾组织 AT1R 及细胞因子表达的影响[J].上海中医药杂志,2014,48(6):83-85.

[5] 刘楠楠,何立群.糖肾宁对糖尿病肾病大鼠血浆 ET、CGRP 含量的影响[J].中国医药指南,2009,7(23):5-7.

[6] 符强,曹和欣,何立群.糖肾宁对糖尿病肾病大鼠脂质代谢及氧自由基的影响[J].上海中医药大学学报,2005,19(3):52-54.

［7］曹和欣,何立群.糖肾宁对早期糖尿病肾病大鼠肾脏高滤过的影响[J].上海中医药杂志,2001,5(9):19-21.

［8］王东,吴同茹,谢婷婷,等.糖肾宁对早期糖尿病肾病大鼠肾组织非酶糖基化终产物的影响[J].四川中医,2013,31(1):53-55.

［9］何立群,曹和欣,沈雅静.糖肾宁对早期糖尿病肾病大鼠微量白蛋白尿的作用及其机制研究[J].中西医结合学报,2003,7(1):119-121.

［10］孙玉霞,黄迪,李林,等.糖肾宁方对早期糖尿病肾病患者尿蛋白及尿足细胞的影响[J].时珍国医国药,2008,19(11):778-780.

［11］曹和欣,黄迪,何立群.糖肾宁结合西医常规疗法治疗气阴两虚型早期糖尿病肾病35例[J].上海中医药杂志,2010,44(6):65-67.

下　篇

医　案

第一章　蛋　白　尿

第一节　健　脾　祛　风　法

一、医案简述

林某,女,55 岁。

初诊时间:2018 年 1 月 17 日。

主诉:腰酸伴泡沫尿 3 年余,加重 1 周。

3 年前患者因过度劳累后出现腰酸伴泡沫尿,遂至当地医院就诊,西医诊断慢性肾炎,服用西药治疗后症状减轻,未予重视。一周前因劳累,出现腰痛、双眼睑、双下肢浮肿,逐渐加重,来院查尿常规:尿蛋白(＋＋＋),24 h 微量蛋白 2.273 g,肾功能正常。有糖尿病病史 5 年余,目前胰岛素治疗;高血压病史 30 年,目前服用拜新同。空腹血糖 13.2 mmol/L。

刻诊:患者腰痛腰酸,神疲乏力,肢体浮肿,乏力明显,小便短少,大便溏稀,舌胖大,质淡,苔黄腻,舌下络脉青紫,脉沉细无力。

西医诊断:慢性肾炎。

中医诊断:水肿病。

证型:脾肾两虚,兼风湿瘀滞证。

治则:健脾化湿,温肾固精,祛风通络。

处方:

党参 30 g	黄芪 30 g	山茱萸 15 g	山药 15 g
生地 15 g	枸杞子 15 g	茯苓 15 g	知母 12 g
黄柏 12 g	炒白术 15 g	防风 12 g	蝉蜕 6 g
蚕茧壳 6 g	薏苡根 30 g	僵蚕 12 g	炒牛膝 15 g
桃仁 12 g	丹参 30 g	川断 15 g	杜仲 15 g
芡实 12 g	覆盆子 15 g	荆芥 12 g	

14 剂。每日 1 剂,水煎 2 次,取汁混合,分 2 次早晚温服。并嘱其饮食调理,低脂、低糖、低盐、优质蛋白质饮食,避免劳累和感冒,不要熬夜、按时起卧,适度节制性生活。

二诊(2018 年 2 月 3 日):腰酸及双下肢浮肿较前改善,胃纳欠佳,时有胀气,小便增多,大便成形,舌胖大,质淡,苔黄腻,舌下络脉青紫,脉沉细。尿常规检查:尿蛋白

（＋＋），24 h 微量蛋白 1.973 g。前方加藿香梗 15 g，紫苏梗 15 g。14 剂。

三诊（2018 年 3 月 20 日）：腰酸症状缓解，偶有下肢浮肿，胃纳可，偶有胃胀。舌胖大，质淡，苔腻，舌下络脉青紫，脉沉细。尿蛋白（＋），24 h 微量蛋白 0.764 g。前方加佛手 12 g。14 剂。

三诊后，随证加减，每日 1 剂，随访至今，目前患者病情稳定。

二、医案分析

1. 中医对该疾病的认识 在中医学中并无"肾炎"病名，根据其临床表现及发展，本病例归属中医"水肿""风水"范畴。对水肿的认识，最早可以追溯到《黄帝内经》，其中虽然没有成方，但明确提出了水肿病治疗原则，如《素问·汤液醪醴论》曰"平治于权衡，去菀陈莝""开鬼门""洁净府"。至东汉年间，医圣张仲景在《伤寒杂病论》一书中，描述许多关于泌尿生殖系统疾病的诊断和治疗。在《金匮要略·水气病脉证并治》中对水肿列专篇进行讨论，对于水肿分风水、皮水、正水、石水等，并在治则上指出"诸有水者，腰以下肿当利小便，腰以上肿当发汗乃愈"。对风水、皮水的具体治法上则侧重于解表，结合利水，如越婢汤、越婢加术汤、防己黄芪汤、防己茯苓汤等。同时认为痰饮与水肿有转化关系，当痰饮病发展到某一阶段时，也可并发水肿，如痰饮病篇的溢饮证，并列有苓桂术甘汤、十枣汤、己椒苈黄汤、葶苈大枣泻肺汤等方治。在《伤寒论》中，水气病治法有温阳利水、育阴利水、化气利水、调畅气机、散结逐水、化饮利水等 6 法。隋唐时期，巢元方的《诸病源候论》中，首次把"水肿"作为各种水病的总称，认为"水病者，由脾肾俱虚故也。肾虚不能宣通水气，脾虚又不能制水，故水气盈溢，渗液皮肤，流遍四肢，所以通身肿也"。唐代药王孙思邈的《千金要方》在继承《内经》"开鬼门、洁净府、去菀陈莝"理论与张仲景学说治疗水肿病经验的基础上，有了新的发展。其发汗法每以麻黄、防风类发汗解表，并配伍以健脾补肾、益气固表、淡渗利湿、化痰理肺之类药物应用，表里同治或上下分消等方法消水退肿。利水法结合辨证，配伍不同治法而用药，泻下消肿的方剂有猪苓散等。张从正素以"攻邪派"著称，故其治疗水肿之病亦多遵此法，以汗吐下三法为主，但因水肿多与脾肾相关，故其待水肿消退后，尚能补益脾肾以固本，从而绝水湿产生之源。其于《儒门事亲》中有此论述："可用独圣散吐之。如时月凉寒，宜于燠室不透风处，用火一盆，借火力出汗；次以导水、禹功，量病患虚实，泻十余行，湿去肿减则愈矣。是汗、下、吐三法俱行。三法行毕，脏腑空虚，先宜以淡浆粥，养胃肠三两日；次服五苓、益元同煎，或灯心汤调下亦可。如大势未尽，更服神功散，可以流湿润燥，分阴阳，利水道。既平之后，宜大将息。"由此可见，张氏治病之法度。其常用方剂有五苓散、葶苈木香散、白术木香汤、益元散、大橘皮汤、神助散、桂苓白术丸、桂苓白术散、白术调中汤、木通散等。李东垣为金元时期"补土派"的代表人物，认为水肿的产生多与脾胃气虚，水湿内蕴有关，其于《兰室秘藏》云："诸湿肿满，皆属脾土"。因脾为后天之本，主运化水谷精微，从而使水精四布，濡养五脏六腑，而实际中常饮食劳倦，损伤脾胃，导致脾胃之气虚弱，不能运化精微而制水谷，水湿聚而不散，而成湿浊，进而形成水肿。明代李中梓在《医宗必读·水肿胀满论》说："肾水主五液,凡五气所化之液,悉属于肾。"肾阳虚弱、气化作用失常,蒸腾、固摄不力,可发生小便量特多,以及遗尿、小便失禁等症。

2. **病机分析** 本医案中患者感受风邪,内舍于肺,肺失宣降,水道不通,以致风遏水阻,风水相搏,泛滥肌肤,故见双眼睑及下肢浮肿。患者中阳不振,健运失司,运化失常,以致下焦水邪泛滥,脾升清运化功能失调,则体内水湿代谢异常,日久湿邪内停,且湿性重浊黏腻,极易困脾,故见腰以下尤甚,脾虚生湿,运化无力,故见大便溏薄,舌苔厚腻;脾虚气血生化乏源,阳不温煦,故见神疲乏力;水湿之邪,浸渍肌肤,壅滞不行,以致肢体浮肿不退,水湿日增而无出路,横溢肌肤,所以肿势日重。二脾肾两虚,水液运行失其常道,故见双足浮肿,日久血瘀,故见腰痛腰酸,舌下络脉青紫;脉沉细无力,乃是脾肾两脏亏虚,湿热瘀滞之象。

3. **现代药理学研究** 现代药理研究证实祛风类药物具有抑制炎症反应、调节免疫功能的作用,能改善微循环,促进肾小球修复,减轻肾脏硬化,改善肾功能。西医学多从调节免疫着手治疗慢性肾炎,近年来的研究表明风药治疗慢性肾炎效果肯定,机制就在于其免疫调控作用。祛风药不仅对免疫功能紊乱具有调整作用,还有抑制抗体、清除抗原或中和介质等其他免疫调节作用,为从风论治慢性肾炎即通过调节免疫反应的过程而起到治疗作用提供了科学依据。如方中所用防风,其主要含有色原酮类、香豆素类、酸性多糖等化学成分,近代以来防风的实验主要以分离其主要有效成分、增加有效成分提取率以及建立相关质量鉴定标准等为研究目的。防风可通过影响体内发热炎症因子表达及相关疼痛因子释放,达到解热、镇痛的作用;通过抑制相关致炎因子或炎症介质产生,达到抗菌、抗炎作用;通过降低相关抗过敏因子的表达,达到抗过敏的作用;通过抑制相关肿瘤因子的生长,达到抗肿瘤的作用;通过有选择性地增加巨噬细胞释放相关因子,从而达到提高机体免疫力的作用。紫苏含多种化学成分,主要有挥发油、脂肪酸、酚酸类化合物、黄酮类化合物、三萜类、花青素类和苷类化合物,以及蛋白质及微量元素。近年来研究发现,紫苏除具有抗肿瘤、抑菌、抗氧化、提高免疫功能等药理作用。僵蚕主要有蛋白质、多肽、氨基酸、核苷、挥发油、有机酸和衍生物、甾体、香豆素、黄酮、多糖、微量元素等。现代药理发现僵蚕具有抗凝、抗血栓、促进微循环、抗菌、神经营养和保护等作用。蝉蜕的化学成分主要含有甲壳质、蛋白质、氨基酸、微量元素,尚有极大的研究空间。药理实验证明蝉蜕有抗炎、镇咳祛痰平喘、镇静止痛、解痉、抗惊厥、抗凝等作用。广藿香主要含有广藿香醇、广藿香酮等挥发性成分和黄酮类等非挥发性成分,其具有保护胃肠道、抗病原微生物、抗炎、镇痛、解热、镇叶、止咳、化痰、通便、抗氧化、抗肿瘤和调节免疫系统等药理作用。紫苏除具有抗肿瘤、抑菌、抗氧化、提高免疫功能等药理作用外,还具有降脂、治疗心脑血管疾病、改善肾功能、行气安胎等多种用途。

4. **目前该疾病相关文献研究** 现代医家治疗蛋白尿,各有侧重。著名肾病学专家沈庆法十分重视在固精的基础上运用祛风通络中药治疗肾病蛋白尿。擅长运用中医药治疗自身免疫性疾病,在治疗红斑狼疮性蛋白尿时喜欢运用祛风利湿、涤痰祛瘀中药,如金雀根、青风藤、接骨木、岗梅根、山豆根、天南星、半夏等,治疗各种较顽固的蛋白尿取得较好的疗效。研究证实多数肾小球肾炎是免疫介导炎症疾病。王永均提出"风湿"是慢性原发性肾病最常见、最重要的病因,亦是疾病在慢性进展过程中的独立危险因素。他同时指出泡沫尿的成因,与肾的封藏职能被风的开泄所扰有关。陈洪宇等指出风湿扰肾所致的泡沫尿与肾虚、肾痹、肝风具有相关性,并认为风借湿势直袭于肾是慢性肾病缠绵而难愈的根源。周庆华等指出风有内外之别,一般初中期以外风为主,后期以内风为主,并强调抗风药主要属于西医的抗变态反应。王耀光认为慢性肾炎蛋白尿当从脾论治,脾升清运化功能失调,则体内水湿代谢异常,日久湿邪内停,且湿性重浊黏腻,极易困脾,进一步加重脾的功能失调,湿又为阴浊之邪,可迫精下泄,故除脾湿对于蛋白尿之治疗亦非常重要。常用茯苓、防风、苍术、薏苡仁、玉米须、芡实、豆蔻、伏龙肝、蛇床子、花椒等药物除脾湿。

5. 用药特点　何氏则认为蛋白尿(中医称水肿病)虽然是一个复杂发展过程,但是总体而言,发病在于内外邪共同作用的结果,是一个"本虚标实"的疾病,虚实夹杂,因虚致瘀,因瘀进一步加重病情。本病例病机以脾肾两虚为本,风湿瘀壅遏为标。理论上说肾为"先天之本",脾胃为"后天之本",脾胃与肾相互资助、相互依存。水谷精微培育充养肾之精气,使之充盈、成熟,而脾胃通过肾阳的温煦作用转化水谷精微。故"非精血无以立形体之基,非水谷无以成形体之壮"。何氏治疗慢性肾炎时善用风药,知常达变,在健脾补肾原则上,根据其独特的治疗经验,以祛风除湿法治疗蛋白尿,研制出四蚕汤治疗慢性肾炎蛋白尿,疗效甚显。

何氏对该患者的治则,立法于"健脾化湿,温肾固精,祛风通络",药用黄芪、炒白术补中益气,健脾化湿;生地甘而寒凉,性润滋阴,凉血生津;菟丝子、覆盆子、怀山药、续断,皆为补肾要品,以益肾助阳,固摄精血;续断尚有壮筋骨,调血脉,兼治腰膝酸痛的作用;川牛膝、桃仁、丹参为理血药,用此以凉血活血,散瘀止血,芡实、覆盆子等收涩之品,协同减轻蛋白尿;防己、蝉蜕、蚕茧壳、僵蚕疏风清热;陈皮、佛手健脾运气;薏苡根淡渗利湿,通淋消肿;茯苓甘淡性平,甘以益脾培土,淡以利水渗湿,补而不滞,利而不峻,治生湿之源。诸药合用,共奏脾肾健、湿瘀化、气血和、阳通浊消之功效。

何氏临床诊治肾脏疾病善用祛风法,尤其是对于慢性肾脏病蛋白尿的治疗更加重视祛风法的使用,取得了较好的临床疗效。何氏临床喜欢补肾与祛风两法组合。补肾按阴阳属性可分为温肾法与滋肾法,分别与祛风法配伍组成温肾祛风法和滋肾祛风法,如温肾法常用药物:巴戟天、杜仲、续断、淫羊藿、川怀牛膝等,其中淫羊藿亦有祛风之效;滋肾祛风法常用生地黄、熟地、山药、山茱萸等,常用与蝉蜕、苏叶配伍。适用于慢性肾脏病表现为肾虚证患者。何氏认为风邪潜伏肾络,暗耗肾精肾气,导致慢性肾脏病迁延难愈,反复发作,故须祛风与补肾并行,组成补肾祛风法,甚合慢性肾脏病的病机。

何氏治疗慢性肾脏病常用健脾化湿祛风法,常用方剂有参苓白术散与防风、苏叶等祛风药配伍。适用于慢性肾脏病蛋白尿脾虚湿阻证患者。中医学认为脾性静,可以制约风善行而数变的动性。脾主卫,培土可以生金,治脾可以除去风邪着附之源。慢性肾脏病既存在风邪为患,又多伴有脾虚表现,治脾一方面可以扶正祛风,一方面可以杜绝风邪侵犯之源。祛风药因其具有升散宣透之性,能够升发脾气,发挥运脾之功。

6. **点睛之笔** 何氏在临床诊治时主张追本溯源,勤于思考,遵循《素问·宝命全形论》中"人生有形,不离阴阳"之论,治疗疾病,坚守"阴平阳秘,精神乃治"的思想,在诊治过程中注重阴阳的调和,特别是在肾脏治疗方面,他认为肾阴肾阳为一身阴阳之根本,治疗过程务必注意阴阳的平衡。何氏针对此型疾病先治其表,治疗时喜用风药,如荆芥、防风。所谓风药是指善于治中医"风证"的药物,风药包括祛风类、解表类及镇肝熄风类药物,其性温味辛,具有升、浮、发、散、窜、通等作用,常用于治疗内外诸风,外感表证及内伤杂病等。风药除具有祛风、胜湿、散寒的作用外,还有疏肝解郁、升发阳气、调理气机等多种功用。在治疗脾虚湿阻时,配伍应用风药可收到较好疗效。何氏方中取荆芥、防风两味,寓意有二:一为祛风解表;二为健脾燥湿。这正是本方的一大亮点。关于风药的应用历史悠久,如东汉著名医家张仲景桂枝汤中运用的桂枝,麻杏石甘汤中所用的麻黄,葛根芩连汤中的用葛根,唐代医家孙思邈的小续命汤中麻黄、防风的运用等。风药之所以可以燥湿止溏与其作用机制不无关系,对于风药的作用机制,目前以风药是临床最常用、最有效的一类开通玄府的药物。风药禀性轻灵,得风气之先,可上行下达,彻内彻外,有走而不守的特点。其辛散、开发、走窜、宣通之性,不仅能开发肌表的毛孔(发汗解表),而且能开通体内脏腑组织的玄府。基于治风顺气之则,临床除喜用理气祛风之品外,最喜用陈皮、佛手解中焦之郁。佛手疏肝理气、陈皮健脾化湿理气,如此肝脾同调,气郁乃去。

总之,何氏治疗慢性肾脏病思想:慢性肾脏病之治,尤以水肿之治为殊,水肿之为病,其势多变,情形纷杂,需细辨正邪,才能用药精当。故何氏治病,以补剂和泻剂指导慢性肾脏病辨证、处方和用药全过程。

参考文献

[1] 李玉和,李军.虫类对药治疗难治性肾病探析[J].四川中医,2006,24(12):25-26.

[2] 孙艳淑.略论肾病从风论治[J].辽宁中医杂志,2006,33(2):165-166.

[3] 周庆华,顾翔华,鲍玉芳,等.从风论治慢性肾小球肾炎[J].上海中医药杂志,2009,43(7):33-35.

[4] 沈庆法.中医药治疗肾脏病的几个临床问题思考[J].辽宁中医杂志,2001,28(9):518-519.

[5] 王永钧.慢性原发性肾小球疾病的风湿证候[J].中国中西医结合肾病杂志,2007,8(12):683-685.

[6] 陈洪宇,俞东容.试述祛风湿药在慢性肾小球肾炎中的应用[J].浙江中医杂志,2010,8(8):574-576.

[7] 周庆华,顾翔华,鲍玉芬,等.从风论治慢性肾小球肾炎[J].上海中医药杂志,

2009,43(7):33-35.

[8] 侯英华,王耀光.王耀光教授从脾论治慢性肾炎蛋白尿[J].吉林中医药,2011,10 (10):947.

[9] 吴锋,何立群.何立群教授治疗慢性肾脏病学术思想及经验浅析[J].中国中西医结合 肾病杂志,2013,14(7):568-569.

第二节　清热祛湿法

一、医案简述

张某,男,62岁。

初诊时间:2017年3月26日。

主诉:反复泡沫尿5年余,加重2日。

5年来患者反复出现泡沫尿,遇劳加剧,遂至医院就诊,西医诊断慢性肾炎,服用西药治疗后症状减轻。2日前因劳累,出现遍身浮肿,皮肤绷紧光亮,伴腰膝酸软,逐渐加重,来院查尿常规:尿蛋白(＋＋＋),24 h微量蛋白2.779 g,肾功能正常。追问病史,患者有高血压病史10年,不规则服用降压药,血压控制不理想,目前血压150/100 mmHg,患者为出租车司机,有长期憋尿史,饮食不规律,好食油炸类食物。

刻诊:患者腰痛腰酸,神疲乏力,遍身浮肿,脘腹痞闷,口渴烦热,口中黏腻,面黄油腻,小便短赤,大便黏滞不爽,里急后重,肛门灼热,苔黄腻,脉沉数。

西医诊断:慢性肾炎。

中医诊断:水肿病。

证型:脾肾两虚,湿热壅盛。

治则:健脾益肾,分利湿热。

处方:

党参30 g	黄芪30 g	茯苓15 g	炒白术15 g
山茱萸15 g	山药15 g	生地15 g	枸杞子15 g
知母12 g	黄柏12 g	黄芩12 g	紫草15 g
川断15 g	杜仲15 g	泽泻15 g	大腹皮15 g
赤小豆15 g	苍术15 g	茵陈15 g	蒲公英15 g
厚朴9 g	郁金12 g	浙贝母9 g	

14剂。每日1剂,水煎2次,取汁混合,分2次早晚温服。并嘱其饮食调理,低脂、低盐、优质蛋白质饮食,避免劳累和感冒,不要熬夜、按时起卧,适度节制性生活,养成不憋尿习惯。

二诊(2017年4月13日):服药3周后,患者自觉腰酸及浮肿较前改善,小便量增多,颜色仍偏黄,大便较前好转,口苦,口中黏腻感,舌苔腻,脉沉数。尿常规检查:尿蛋白（＋＋），24 h 微量蛋白 1.685 g。前方加半边莲 30 g、白花蛇舌草 30 g。14 剂。

三诊（2017 年 5 月 7 日）：患者腰酸及浮肿明显改善，无口黏症状，小便色清，量正常，小便中偶见泡沫，大便软，日行两次，舌淡苔白腻，脉沉数。尿常规检查：尿蛋白（＋），24 h 微量蛋白 0.547 g。前方加薏苡仁 30 g、虎杖 15 g。14 剂。

三诊后，随证加减，每日 1 剂，服药至今，目前患者病情稳定。

二、医案分析

1. 中医对该疾病的认识 中医学中并无"肾炎"病名，根据本病患者临床表现及发展，将本病例归属中医"水肿"范畴，证属"湿热伤肾"范畴。

中医学中湿热概念较为广泛，既可以是病因病邪，也可以是病理产物，同时更是证型、疾病概念。肾脏所主疾病中湿热形成的原因繁多诸杂，既有外感邪毒所致的，又有湿热从内而生的，还有内外合邪为病以及药物、食物等原因，皆可形成湿热证但进一步研究分析其成因，则不难发现无论是感受外邪还是内伤致病，水湿是湿热产生的基础，湿邪的存在是导致湿热证形成的前提条件和关键因素，区别在于形成速度的急缓。徐灵胎有云："有湿则有热，虽未必尽然，但湿邪每易化热。"就外感邪毒而言，并非湿热两邪互结侵及人体才能形成湿热证，即使是单纯的湿邪也可以郁久化热形成湿热之证。内生之湿热也是在湿邪的基础上，或与外感火热之邪互结或单纯郁久化热，湿邪与热邪相互影响而成湿热之证。由此可见，湿邪是湿热之证形成的前提条件，如果不能满足这个前提条件——湿邪存在，单纯的热邪是不能形成湿热之证的，外感、内伤亦是如此。

肾为水脏，主水液，故能调节水液而司开合，有主持和调节人体水液代谢的功能，故《素问·逆调论》说："肾者水脏，主津液。"人体水液代谢是一个比较复杂的过程，是由多脏腑相互协调配合而进行的，除了胃、肠、脾、肺、肾、三焦、膀胱之外，与肝气的疏泄，心气的推动，也有一定关系，但其中以肺、脾、肾三脏关系最大。三脏之中又以肾的作用更为重要，因为肾中的阳气具有气化功能，它能升清降浊，以调节体内水液的输布和排泄。同时，肾之阳气为一身阳气之根，脾的运化，肺的宣降，三焦的通调，膀胱的开阖，无不依赖肾中阳气的作用，才能发挥正常的功能。所以，肾脏在维持人体水液代谢方面起着主导作用。

2. 病机分析 在治疗慢性肾脏疾病时，湿热是蛋白尿难消的主要病理因素，大多数中医认为蛋白尿的形成为肾失封藏，固摄无权，脏腑功能失司，精微不固而下泄，使精微物质不能濡养机体反而从尿液中漏出所致，本虚标实为主要病机。

何氏认为在临床上蛋白尿之所以难消，是因为感受实邪损伤的主要病理因素。在众多实邪之中，当属湿热之邪最多见、最缠绵难愈，将贯穿慢性肾病始终是湿热之邪。湿热是慢性肾脏病过程中最常见的病理产物，是导致肾病蛋白尿逐渐加重、反复发作、长期不愈的主要病理因素。热为阳邪，性主开泄，湿为阴邪，其性重浊黏腻，不易驱除，湿热内蕴，稽留日久，伤津耗气，使脾肾失于滋养，脾失统摄，清浊不分，谷气下流，精微下注，肾受邪热熏灼而失于封藏，固摄无权，致精关开多合少，使精微物质从小便漏出形成蛋白尿，长期存在,迁延难愈。何氏经过大量临床资料研究,发现清利湿热之法可显著降低蛋白尿,发现临床上蛋白尿增多绝大多数与湿热病理密切相关,24 h尿蛋白定量可以作为肾病湿热证型无症状型时的微观辨证参考指标。湿热之邪黏滞,病势常缠绵不愈,病情迁延,致使尿蛋白不易消退,这也是肾病的一大特点,何氏时常教导我们"湿热不除,蛋白难消",让我清楚认识到在治疗蛋白尿时清热利湿的重要性。

3. 现代药理学研究　慢性肾病湿热证组织病理学特点在 IgA 肾病中,湿热影响 IgA 肾病的病理过程,加重肾脏的损害,湿热证时肾脏细胞因子和炎症因子活跃造成了小管和间质的急性损伤,湿热证发生与肾小管间质损害同步。在湿热家兔模型中,肾活检可见肾小球系膜细胞及基质增生,肾系膜区不规则电子致密物沉积,循环免疫复合物(CIC)及红细胞免疫复合物花环率升高,这提示湿热证的病理基础是免疫反应。王新荣对 IgA 肾病的病理研究也得出相似结论。郑凯林等的研究显示,在成人原发性肾病综合征(PNS)患者中,湿热证患者以膜性肾病(MN)、微小病变(MCD)、系膜增生性肾小球肾炎(MsPGN)多见,PNS 患者中医证型与肾脏病理组织学类型存在显著相关性($\gamma = 0.441, P > 0.05$),这对临床诊治过程具有重要参考价值。所以,可以认为肾脏炎症活动加剧时,患者更多表现为湿热证。在病理上,湿热证更多变现为肾小球系膜细胞及基质增生,这可为慢性肾病湿热型提供组织形态学指标和病理辨证依据。

现代药理研究证实清湿热药物具有抑制炎症反应、增强免疫功能的作用,能改善微循环,促进肾小球修复,减轻肾脏硬化,改善肾功能。清湿热药物不仅对免疫功能紊乱具有调整作用,还具有抗氧化、抗痛风、抗癌、利尿等作用。

4. 目前该疾病相关文献研究　现代医家治疗蛋白尿,各有侧重。孟立锋等从"风性开泄"理论探讨风药治疗肾病蛋白尿的机制,认为蛋白尿患者必有风邪,祛风不拘早晚,唯有风邪去,蛋白尿才可消。在辨证治疗的基础上分辨内风和外风,内风加入息风通络之品,如蝉蜕、乌梢蛇等,外风则根据相应外感表症加疏风散邪之品。叶景华认为肾病蛋白尿与风邪关系最为密切。风邪犯肺,肺失于宣肃,水液宣降不利,通调失常,水湿停聚,内伤于脾肾,脾虚不运,统摄失职,清气下陷,肾失封藏则精气下泄。肺为肾之母脏,风邪犯肺,侵及肾脏,即母病及子,加重蛋白尿。并根据虚实寒热,采用疏风散寒、疏风宣肺、清热利咽、搜风剔络等治法。叶景华认为瘀血既是脏腑功能失调的病理产物,又是加重脏腑功能失调的病理因素。蛋白尿日久当属络病血瘀,病位在肾络,病机为血瘀,按肾病蛋白尿瘀血形成的病因主要为气虚致瘀、血寒致瘀、气滞致瘀、血热致瘀、久病致瘀,分别治以益气养血活血、温经活血通络、行气活血、清热凉血活血、活血祛瘀消癥等法治疗血瘀证肾病蛋白尿。刘玉宁认为蛋白尿时轻时重,经久不消,其发生的病理机制涉及虚、实两个方面,因于虚则肾脏病迁延不愈,脾肾亏虚,肾失封藏,精关不固,脾失于固摄精微,而出现蛋白尿,他在治疗时从补益脾肾入手,增强脾之固摄,肾之封藏,取得较好治疗效果。马济佩等提出肾病蛋白尿为肾络之病,从三方面论治肾性蛋白尿:养肾络即通过培补肾之气血阴阳,以荣肾络;固肾络即通过提高抵御病邪能力以维持肾络之形态功能;通肾络即理气化痰逐瘀以祛除实邪通肾络。谢有良等也以中医络病学说为指导,认为肾性蛋白尿的病机为正气不足和邪毒损伤肾络,根据辨证类型分别治以健脾固肾,利湿通络;滋阴降火,活血通络;清热利湿、活血通络;祛风除湿宁络;益气养阴,补肾通络;温肾通络,化气行水;清热解毒,凉血活络;理气化瘀,通络散结等法治疗肾病蛋白尿。

5. **用药特点** 何氏则认为蛋白尿(中医称水肿病)虽然是一个复杂的发展过程,但是总体而言,发病在于内外邪共同作用的结果,是一个"本虚标实"的疾病,虚实夹杂。本病例病机以脾肾两虚为本,湿热内聚为标。何氏治疗慢性肾炎时善用清热、除湿药物,知常达变,在健脾补肾原则上,根据其独特的治疗经验,以清热除湿法治疗蛋白尿。

何氏对该患者的治则,立法于"健脾益肾,分利湿热",药用黄芪、炒白术补中益气,健脾化湿;生地甘而寒凉,性润滋阴,凉血生津;怀山药、续断,皆为补肾要品,以益肾助阳,固摄精血;续断尚有壮筋骨,调血脉,兼治腰膝酸痛的作用;黄柏、黄连清热燥湿;紫草清热凉血、活血解毒;茵陈、虎杖清利湿热,利胆退黄;蒲公英、半边莲、白花蛇舌草清热解毒。诸药合用,共奏脾肾健、湿热清之功效。

何氏临床诊治肾脏疾病善用清热祛湿法,尤其是对于慢性肾脏病蛋白尿的治疗更加重视清热祛湿法的使用,取得了较好的临床疗效。何氏临床喜欢补肾与清湿热两法组合。何氏认为肾为水脏,肾气不足,失于蒸腾气化,不能分清泌浊,以致水湿浊邪内聚,因虚致实。而邪实又常常损伤脾胃,脾为后天之本,脾虚运化失健,水湿内停,日久蕴而成浊,留贮体内。因肾不能藏精泄浊,失于泄浊则肌酐、尿素氮等浊邪难除而堆积。浊邪犯胃则会出现恶心、吐逆,浊邪泛滥肌肤则见水肿。湿、水、痰、浊是慢性肾衰竭的常见病理产物,直接影响慢性肾衰竭的邪正消长和病程进展。何氏创制的肾衰方能有效降低CRF大鼠机体代谢产物潴留,改善贫血,防治肾小球硬化,减轻肾小管损伤及肾间质炎性细胞浸润,延缓肾纤维化。何氏在李东垣脾胃学说中"火与元气不两立,一胜则一负,脾胃气虚则下流于肾,阴火得以乘土位"的主要学术理论基础上,又创制出健脾清化方治疗早中期慢性肾衰之脾虚湿热证型,能显著改善患者的肾功能,降低蛋白尿。

6. **点睛之笔** 何氏认为,湿热之为病,无非湿包外热郁湿中,湿热两分则病解,湿热两合则病剧。故应透热于湿中,渗湿于热外,使其分而不使其合,肾病患者久病必虚,湿热之邪最易伤阴耗液,针对该类患者必须保证"清热不碍湿,除湿不伤阴"这一原则,故而何氏佐以苍术皮、大腹皮、生薏苡仁等健脾利湿,通过补益中焦脾胃,使水湿得以运化,又可防止湿邪进一步凝聚。久病必瘀,况且湿邪黏腻阻碍血行,故有用黄芩、广郁金清解里热,活血化瘀。再者应用浙贝母宣肺祛痰,使肺气得通,水道得以通调湿邪循道而去。纵观何氏该方,从疾病本质出发,考虑病情进展情况,结合患者体质因素,有选择地行方用药,这样才能提高疗效。

参考文献

[1] 孟立锋,李吉武,蓝芳.从"风性开泄"理论探讨风药治疗肾性蛋白尿的机制[J].中医

药通报,2013,12(03):34-35.

[2] 孙建明,叶景华.叶景华治疗肾病注重祛"风"[J].辽宁中医药大学学报,2010,12 (09):144-145.

[3] 刘玉宁,陈以平.从治法在肾脏疾病的临床运用[J].中国中西医结合肾病杂志, 2019,20(02):95-96.

[4] 马济佩,丁玲.从肾络不和论治肾性蛋白尿[J].新中医,2011,43(03):3-4.

[5] 谢有良,徐翠香,高希言.肾性蛋白尿从络病论治的理论与运用[J].中国中医基础医学杂志,2014,20(03):340-341.

第二章 血 尿

第一节 止血不留瘀法

一、医案简述

沈某,女,41 岁。

初诊时间:2018 年 12 月 20 日。

主诉:腰酸伴血尿半年,加重 1 周。

患者半年前无明显诱因下发现肉眼血尿,伴有腰酸乏力,无明显尿频尿涩,无双下肢浮肿等。当时外院就诊,查尿常规提示:尿蛋白(＋),红细胞:500/ul,白细胞:78/ul。当时服用左氧氟沙星片治疗,服药 6 日后复查尿常规:红细胞 100/ul,白细胞 3～5/ul。患者自行停药,未进一步随访。此次发病为 1 周前患者再次出现肉眼血尿,今日来院再次复查尿常规:尿蛋白弱阳性,红细胞:285/ul,白细胞:8～10/ul。患者既往无高血压、糖尿病、冠心病等慢性疾病史。否认药物食物过敏史。

刻诊:患者腰酸乏力,伴有口干,头晕耳鸣,胃纳尚可,偶有腹胀,夜尿频数,无肢体浮肿,小便色深,大便正常,舌淡,苔黄腻,脉沉细。

西医诊断:慢性肾炎。

中医诊断:血尿。

证型:脾气亏虚,肾虚火旺。

治则:健脾益肾,凉血止血。

处方:

党参 30 g	黄芪 30 g	生地 15 g	山茱萸 15 g
淮山药 15 g	茯苓 15 g	枸杞子 15 g	知母 12 g
黄柏 12 g	女贞子 15 g	墨旱莲 30 g	杜仲 15 g
川断 15 g	白术 15 g	陈皮 9 g	佛手 6 g
防风 12 g	小蓟 30 g	荠菜花 15 g	白茅根 30 g
车前子 30 g	芡实 15 g	玄参 15 g	茜草 15 g
蒲黄 6 g	蝉蜕 12 g	僵蚕 12 g	

14 剂。每日 1 剂,水煎 2 次,取汁混合,分 2 次早晚温服。并嘱其饮食调理,低脂、低糖、低盐、优质蛋白质饮食,避免劳累和感冒,不要熬夜、按时起卧,适度节制性生活。

二诊(2019年1月18日)：患者腰酸较前改善,近日少有咳嗽咽痒,胃纳尚可,大便成形,舌淡,苔黄腻,脉沉细。复查尿常规检查：尿蛋白弱阳性,红细胞：306.2/ul。

处方：原方加辛夷6g,牛蒡子12g。14剂。

三诊(2019年2月14日)：患者腰酸缓解,夜尿正常,胃纳可,夜眠欠佳,舌淡,苔黄腻,脉沉细。复查尿常规：尿蛋白阴性,红细胞：250/ul。

处方：原方减芡实,加仙鹤草30g,丹参30g。14剂。

三诊后,随证加减,每日1剂,随访至今,目前患者病情稳定。

二、医案分析

1. 中医对该疾病的认识　血尿属于中医学"血证""溺血""溲血"的范畴,其最早记载于《素问·气厥论》："胞移热于膀胱,则癃溺血。"其主要病机特点为本虚标实,虚实夹杂。其中本虚以气阴两虚为主,标实则以热湿瘀血为主。根据虚实病理不同,临床可分为"下焦湿热""肾虚火旺""脾不统血""肾气不固"四个证型。

2. 病机分析　中医学认为,血尿的发生与五脏失常均有相连,总以脾气不足、肾阴亏虚为基本病机,病位在肾,与心、肝、脾、肺相关并相互影响,为本虚标实之证。心主血、肺主气。心脏化赤生血,阳气充沛,方能鼓动全身血液周而复始;肺朝百脉,主全身气机,气行则血行。心阳不振,肺气不利,血行无力,气滞血停,遇寒而凝,瘀不归经。外感六淫之邪,入侵上焦,肺热毒邪壅盛,下迫膀胱与肾,热伤血络,络破血溢。肝肾同源、藏泄互用。情志不遂,肝失疏泄,肝郁气滞,气血运行不畅;久滞成瘀,瘀而化火,上扰于心,心肝火旺,下移肾与膀胱,均可致尿血的发生。热邪伤阴,肾阴亏虚,阴虚火旺,灼伤肾络,络破血溢,流入膀胱而发肾性血尿。又有脾为气血生化之源,脾虚不能运化水谷精微,气血乏源,血失固摄而外溢;肾主封藏,肾气亏虚,封藏失司,发为血尿。血尿患者虽有共同的临床表现,即尿中带血,但由于其形成机制却不尽相同,故临床辨证论治尤为重要。如患者尿血的同时或伴有小便灼热、心烦口渴、夜寐不安、舌红、脉数等症,当属热迫血溢,治当清热凉血以止血。如血尿患者病程长、难治愈、易复发,则久病必虚。临床常有血尿患者伴神疲懒言、倦怠乏力、舌淡、脉细弱,此时治疗当以补脾益气,统血摄血为主。而症见手足欠温、胸胁、脘腹胀痛者,多属肝气郁滞,阳气不达四末所致,故应以疏肝行气为主。然久病必成瘀。瘀者,因热、因郁、因虚均可致瘀。或邪热耗津煎熬血液形成内停瘀血;或情志失调等使肝失疏泄,致气机郁结不畅,影响及血,血不循经而下溢致尿血;或劳伤、久病者,气虚血滞,瘀血内停阻于络脉,血失常道而致尿血。正如唐容川所云："离经之血,虽清血鲜血,亦有瘀血。"临床患者发病无论寒热虚实,最终亦均表现为血溢脉外,发为血尿。而持续血尿不愈者,久病入络,均伴有血瘀症状。故中医学治疗血尿,无论虚实,方用或健脾益气止血之法,或滋肾养阴止血之法,或清热凉血止血之法,均配之以适当活血化瘀药物,通因通用,则事半功倍。

3. 现代药理学研究　西医学认为,肾性血尿是指由原发或继发的肾小球疾病所引起的肉眼或镜下血尿,临床常见于急、慢性肾小球肾炎,隐匿性肾小球肾炎,紫癜性肾炎,IgA肾病,狼疮性肾炎等。研究表明本病发生与免疫功能障碍、遗传及血液动力学异常等因素有关,西医治疗常采用激素类和免疫抑制剂等,但长期使用糖皮质激素会导致消化道症状、骨质疏松,甚至影响儿童发育等严重不良反应。免疫抑制剂属细胞毒素,在控制病情的同时,对正常细胞也造成了不可逆损伤,并且远期治疗效果不明显。而中医药在肾性血尿的治疗中突显出优势,且疗效肯定。

结合该患者,方中用小蓟,小蓟的止血作用主要是通过使局部血管收缩,抑制纤溶而发挥作用。有研究发现小蓟水煎液及醚提部分,能够缩短凝血时间,而氯原酸和咖啡酸等有效成分,则均有使局部血管收缩,抑制纤溶的作用,其中咖啡酸属于有机酸,具有缩短血凝及出血时间的作用,并可代替凝血酶作血浆纤维蛋白质平板法纤溶实验。而小蓟乙酸乙酯也具有降低凝血、出血时间和出血量的作用。方中用蒲黄,近年来对蒲黄的药理学研究也表明,有学者从蒲黄中分离出一种多糖,此多糖具有抗凝血活性又具有促凝血活性(双重机制,与活性及浓度有关)。该研究表明,蒲黄中多糖浓度低于 100 g/ml 时,可加速血浆复钙时间,较高的血药浓度则抑制血浆复钙时间。《中药大辞典》记载,动物实验证明,蒲黄提取物可有效地增加血小板数目,缩短凝血酶原时间。杨芳等实验证明,蒲黄的促凝血机制可能是因为蒲黄中的黄酮类物质在一定温度下转化成有止血作用的鞣质。而张相宜等更通过对复方蒲黄提取物的研究,发现蒲黄具有明显减少尿中畸形红细胞个数的作用,从而控制血尿。方中另有茜草,动物实验表明,茜草根水浸液可缩短家兔凝血时间。对凝血的三个阶段——凝血活酶生成、凝血酶生成、纤维蛋白形成都有促进作用。还可能与抗肝素效能有关。方中用白茅根,体外凝血实验表明,白茅根对凝血第二阶段(凝血酶生成)有促进作用,白茅根的生品及碳品均能明显缩短出血时间、凝血时间和血浆的复钙时间,炒炭后的白茅根止血作用提高,白茅花也可缩短出血时间及凝血时间,并能降低血管通透性。患者三诊时,考虑其病程日久、迁延,久病必成瘀,故方中加用丹参及仙鹤草两药,意在"止血而不留瘀"。丹参的化学成分主含丹参酮、紫丹素等脂溶性成分,及丹参素、原儿茶酸、原儿茶醛、丹参酚等水溶性成分,其通过扩张微动脉,改善血流速度和流量,加速微循环,抑制血小板聚集和凝血功能,激活纤溶以提高纤溶酶活性,促进纤维蛋白溶解,对抗血栓形成,从而降低全血及血浆黏度以改善血液流变学。仙鹤草临床常用作止血药物,而经动物实验表明,其对血浆凝酶原时间、部分凝血致活酶时间、斯提普文时间均有延长作用,而凝血酶原时间和纤维蛋白原水平没有改变,凝血弹性记录表明反应时间延长,凝块的最大弹性降低,另外,其还抑制了富血小板血浆 ADP 和胶原的聚集作用。由此可推断,出血时间的延长,可能是由于仙鹤草的抗凝血和抗血小板作用。药理和临床评价的不一致,正反映了仙鹤草本身对于血凝系统具有"促凝和抗凝"的双向调节作用,也正与"止血而不留瘀"的治疗目的相匹配。

4. 目前该疾病相关文献研究　现代医家临床对治疗血尿根据分型各有偏重,唯化瘀、止血两点始终贯穿于各家理论治则之中。蔡英奇根据本病的病因病机、临床表现及病势转变将血尿之证分期论治。血尿早期临床证见小便带血，血色鲜红，或伴小便频数短涩，滴沥不爽者，多见于急性肾炎或慢性肾炎急性发作。临证尤以热邪多见，蔡氏认为，此期病机突出一个"热"字，故治疗此期患者应在清热凉血的基础上加用少量止血药。药用白茅根、小蓟、黄芩、牡丹皮、紫草、藕节等加减。《医学衷中参西录》中指出："鲜小蓟根，性凉濡润，善入血分，最清血分之热，凡咳血、吐血、衄血、二便下血之因热者，服着莫不立愈。"中期尿血屡发，色鲜红或淡红，或伴头昏目眩，耳鸣，腰膝酸痛，虚烦不寐，手足心热，神疲乏力者，突出一个"虚"字，治疗应在补肾的基础上加用少量清热凉血止血之药，药用女贞子、墨旱莲、山茱萸、白茅根、小蓟、黄芪、芡实、丹参、侧柏叶等。后期久病尿血，色淡红或血色紫黯，面色萎黄或晦暗，腰膝酸痛或腰痛固定，下肢浮肿，小便清长或尿量减少，手足不温者，突出一个"瘀"字，因此期多患病日久，其病机特点除"瘀"之外，亦表现出"虚"的症状，正所谓"久病多瘀""久病多虚"。治疗应在"通"（活血）的基础上加用补肾益气止血之药。药用丹参、赤芍、三七粉、续断、川牛膝、杜仲炭、黄芪、白芍等加减。然蔡氏在治疗肾性血尿时，一向谨慎，且不可一味大量使用凉血止血药物，以防其寒凉太过，而生"血遇寒则凝"之弊；在止血时亦不宜大量应用炭类止血药，以防其涩滞留瘀，使热邪闭于内，反使出血加重，影响尿液生成和排泄；出现癃闭之证，宜在止血同时适当配伍活血化瘀中药，或选用既有止血又有活血功效的药物，如三七、茜草、蒲黄等。马进则主张，肾炎血尿治疗，补肾以治其本，清热、利湿、化瘀以治其标。马氏认为，热、湿、瘀血是肾炎血尿发生和进展的重要因素。热、湿之邪可单行或交互为患，下迫肾络，迫血妄行，血溢脉外，故见尿中带血。而且湿性黏滞，不易祛除，因此血尿有病程长、易反复的特点。临证常用知母、地骨皮、生地黄、黄柏、栀子等清热、利湿药。其中知母、生地黄甘寒质润，长于清泻下焦之火，生地还可凉血以止血。如《本经逢原》曰："干地黄，内专凉血滋阴。"知母、地骨皮同用常可祛血分之热，热清则血亦安，尿血自止。当尿血症状迁延日久不愈，马氏则常于止血同时适当佐以滋补肾阴类药，如天冬、黄精、墨旱莲、枸杞子等，其中黄精、天冬可入肾经以滋肾阴；墨旱莲、枸杞子善补肝肾之阴，而墨旱莲兼可收凉血止血之效。而当病程长达数年，有舌质暗，甚至出现瘀斑瘀点等明显瘀象者，则应慎用收敛止血之品，如各类炭剂，以防其留瘀之弊，并特别强调，对中青年女性患者更应仔细询问其经期、月经量、色、质及经期伴随症状，如确有血瘀之象，治当化瘀以止血。常用的化瘀止血之品如三七、蒲黄、茜草等，尤以三七之使用最多。《本草求真》曾记载："三七，世人仅知功能止血住痛，殊不知痛因血瘀则痛作，血因敷散则血止。三七性味苦温，能于血分化其血瘀。"国医大师张大宁更是从整体论提出了"肾虚血瘀"是多种慢性肾脏疾病在某一特定时期的共同病机。《素问·六节藏象论》记载："肾者，主蛰，封藏之本，静之处也。"李东垣说"肾无实证"，肾虚是肾病的基本病因。而肾中阴阳气血的不足均可导致瘀血的产生，肾气亏虚，水湿停聚，气血运行不畅，而成瘀血。"离经之血为瘀""寒凝为瘀""血受热则煎熬成块""湿热熏蒸而为瘀"。慢性肾炎患者，肾小球毛细血管内皮细胞增生，血小板聚集，导致毛细血管栓塞，肾小球基底膜增厚、玻璃变性及纤维化肾小球萎缩。此类肾小球病变与中医"瘀血"名称各异,实质相同,符合中医微观辨证对于瘀的认识。张氏认为,慢性肾炎水湿停聚,气血循环不畅,渐至肾脏瘀血。气血瘀滞又可加重水液代谢障碍而成水肿,造成恶性循环,瘀血存于慢性肾炎的全过程。张氏治疗血尿,活血化瘀贯穿始终,常用药物分为三类:一类大剂量应用川芎、丹参、赤芍等,《本草便读》曰:"丹参,功同四物,能祛瘀生新。善疗风而散结,性平和而走血。"张氏认为其改善血运,祛瘀通络,凉血消痈,寓补于消,配伍川芎辛温升散,活血行气祛瘀,为血中气药。另一类则为药力峻猛如三棱、莪术等破血祛瘀之品,意在行气活血,荡涤脏腑经络的瘀滞。更有一类用蝉蜕、僵蚕、地龙、水蛭等虫类药,借其走窜之性以通络,治疗顽固性血尿屡获良效。

5. 用药特点 该名患者,腰酸乏力,头晕耳鸣,是为肾虚之象;偶有腹胀,是为中焦气机不达,中焦气滞,下焦气虚,不通不荣均为瘀,离经之血下注膀胱,发为血尿。气血津液同源,气虚血枯,阴液亏少,虚阳内生,从而口干。而对于该患者的治疗,何氏主要立足于"健脾益肾,凉血止血"。方中党参、黄芪、白术健脾益气;黄柏、知母两药性苦寒降肾火,坚肾阴,相须为用,直达病所;枸杞子滋补肝肾、益精明目;山茱萸补益肝肾、收敛固涩;山药补脾和胃、补肾涩精;诸药合用,补益脾肾。川断、杜仲滋补肾精;女贞子、墨旱莲滋养肾阴;陈皮、佛手健脾运气;茯苓利水渗湿;车前子利尿通淋;生地、玄参共用,清热滋阴;小蓟味甘性凉,归属心肝经,凉血泄热,在止血的基础之上起到良好的利尿效果,擅于治疗尿血症状;白茅根性寒味甘,归属肺、胃以及膀胱经,能够起到良好的凉血和止血的效果,同时辅以有效的清热利尿的效果;茜草苦、寒,治血尿有止血而不留瘀的特点;荠菜花性平味甘,用以清热利水止血;防风、蝉蜕、僵蚕疏风清热;蒲黄活血化瘀;方中更加用收涩之品芡实,固涩夜尿。患者二诊时咳嗽咽痒,病在肺卫,治疗加重疏风清热宣发,故加以辛夷、牛蒡子。而三诊时,患者夜尿正常,方中去芡实。又因患者肺卫之证已除,邪热耗津煎熬血液形成内停瘀血,加之久病致瘀、致虚,故而重用仙鹤草、丹参等止血化瘀之品,以收化瘀止血之效,其中仙鹤草除了收敛止血外,亦能补虚。诸药合参,共奏健脾益肾,凉血止血之效。

6. 点睛之笔 何氏在临床治疗尿血时并不拘泥于传统的"止血"之法,唯恐凉血止血之品苦寒太过,反而伐胃伤肾,止血留瘀。何氏主张血尿是肾本脏疾病,李东垣早有云:"肾无实证",故肾虚是肾病的基本病因。又因"久病及肾""久病致瘀",可见"肾虚血瘀"始终为本病治疗要点。故何氏在临床治疗血尿用药中,常于方中加入活血化瘀之药物,止血而不留瘀,化瘀而不伤正,且无凉血止血药之苦寒伤胃留瘀之弊;且考虑仍需顾护胃气,顾忌生化之源,临床不常用莪术、三棱等破血败气之品,以免气机失达,气逆气陷,反致鼻衄、便血等症。故何氏临证治疗血尿常以仙鹤草、丹参、蒲黄等药物入方,以收活血行气,祛瘀止血之效。

气为血之帅,血为气之母,气虚容易气滞血瘀。肾病日久均有血瘀之象,故选方用药均以活血化瘀为效。但临证用药始终应顾护胃气,调理气机,气行水化则瘀消,以求达到气血同治的效果。而血尿的治疗也在一定程度上更是体现了中医学"整体观"和"辨证论治"思想。

参考文献

[1] 封怡君.复方丹参注射液不良反应30例观察及护理体会[J].中外医疗,2011,27
    (25):283-284.

[2] 张相宜,柳琳.复方蒲黄提取物对肾炎性血尿大鼠模型的影响[J].中国药学杂
    志,2013,48(22):1919-1922.

[3] 于红红,韩峰,田维毅.蔡英奇教授分期论治肾性血尿的经验[J].时珍国医国药,
    2014,25(5):1203-1204.

[4] 贾俊丽.马进教授治疗慢性肾炎血尿的经验[J].广西中医药,2016,39(4):51-52.

[5] 赵亚,周世芬,张苑.国医大师张大宁治疗慢性肾炎临证经验[J].中医药通报,
    2016,15(1):22-23.

第二节 清热养阴法

一、医案简述

王某,女,40岁。

初诊时间:2018年12月20日。

主诉:反复尿色红3年,加重1周。

患者3年前劳累后发现肉眼血尿,自述无明显尿频尿痛等。当时外院就诊,诊断为
"肾小球肾炎",服用黄葵胶囊、肾复康等药物,肉眼血尿消失,镜下血尿一直存在,维持
在20~50个/HP。此次发病为患者1周前连续加班数日后出现肉眼血尿加重,查尿常
规:镜下红细胞100个/HP,潜血(++++),尿蛋白(+)。患者既往有高血压病史3年,
否认其他急慢性疾病史,否认药物食物过敏史。患者平时喜食甜食,体型偏胖。

刻诊:患者尿色红赤,周身乏力,腰膝酸软,腰痛,手足心热、夜间多汗,纳尚可,夜寐
欠佳,尿量正常,无肢体浮肿,大便正常,舌红,苔黄腻,脉滑数。

西医诊断:慢性肾小球肾炎。

中医诊断:血尿。

证型:脾肾两虚、阴虚内热。

治则:健脾益肾,清热化湿,凉血止血。

处方:党参30 g　　黄芪30 g　　生地黄15 g　　山茱萸15 g

　　　淮山药15 g　　茯苓15 g　　枸杞子15 g　　知母12 g

　　　黄柏12 g　　女贞子15 g　　墨旱莲30 g　　杜仲15 g

川断 15 g	白术 15 g	陈皮 9 g	佛手 6 g
牡丹皮 9 g	小蓟 30 g	白茅根 30 g	薏苡仁 30 g
五味子 15 g	半枝莲 30 g	半边莲 30 g	蒲公英 30 g
茜草 15 g	远志 9 g	茯神 20 g	

14 剂。每日 1 剂,水煎 2 次,取汁混合,分 2 次早晚温服。并嘱其饮食调理,低脂、低糖、低盐、优质蛋白质饮食,避免劳累和感冒,不要熬夜、按时起卧,适度节制性生活。

二诊(2019 年 1 月 16 日):患者肉眼血尿较前减少,夜间汗出减少,胃纳稍差,大便溏薄,舌红,苔黄腻,脉滑数。复查尿常规检查:尿蛋白弱阳性,红细胞:40/ul。

处方:原方减半枝莲、半边莲、蒲公英,加砂仁 3 g,白扁豆 15 g,桔梗 9 g。14 剂。

三诊(2019 年 2 月 16 日):患者仍稍有烦热,便溏已止,胃纳可,夜眠佳,舌红,苔黄腻,脉滑数。复查尿常规:尿蛋白阴性,红细胞:40/ul。

处方:原方减远志、茯神、砂仁、白扁豆、桔梗,加黄柏 9 g,知母 9 g,蝉蜕 12 g,僵蚕 12 g。14 剂。

三诊后,随证加减,每日 1 剂,随访至今,目前患者病情稳定。

二、医案分析

1. 中医对该疾病的认识　结合患者各项生命体征辨证论治,该患者属于中医学血尿范畴,证属血尿脾肾两虚、湿热下注型。中医学认为,五脏之气,本于一体,皆相贯通。故肾性血尿的发生与五脏失常均有相连,总以脾气不足、肾阴亏虚为基本病机,病位在肾,与心、肝、脾、肺相关并相互影响,为本虚标实之证。

2. 病机分析　血尿病因病机复杂,变化多端,其发病的内因是正气虚损,其中以脾肾亏虚最为常见,外因为湿、热、毒、瘀。脾为气血生化之源,脾虚不能运化水谷精微,气血乏源,血失固摄而外溢;肾主封藏,肾气亏虚,封藏失司,发为血尿。由此正虚是血尿乃至所有肾脏疾病的发病基础。而湿热则作为最主要的病机贯穿整个疾病的发展全过程。正如徐灵胎所云:"有湿必有热,虽未必尽然,但湿邪每易化热。"或因喜食肥甘厚腻之品,酿成湿热,或因带下湿热,秽浊之邪侵入膀胱,湿热久居下焦,耗损正气及阴液;或因禀赋不足,体质虚弱,年老多病,抗邪无力,导致外邪乘势而入。但无论病程长短,湿热贯穿始终,单纯湿热亦较为少见,正为邪伤,正气已虚,邪气流连,肾阴虚兼有湿热则较为常见,其病机多为肾阴亏虚,下焦湿热。临床诊治可见患者明显由实转虚或转为虚实夹杂的病理转变过程。清代叶天士《临证指南医案》云:"初病湿热在经,久病瘀热入络。"血尿一病,湿热之邪久侵下焦,下迫膀胱与肾,热伤血络,肾络受损,络破血溢,是为血尿。瘀阻肾络则更为常见,湿热内蕴,气机阻滞,血行不畅,可致血瘀;气虚血运无力可为瘀、阴虚脉道滞涩可为瘀,出血亦致留瘀,离经之血瘀积不散,血不归经又是血尿反复发作的重要原因。而久病正虚,肾虚温煦、推动及蒸腾气化功能皆受阻,血尿更迁延难愈。清下焦湿热治疗血尿之大法,更有实热、虚热之别。一方面实热是指外因湿热之邪,深入血分,燔气灼血,湿热下注,扰动血络,内侵肾脏,损伤肾络,迫血妄行而溺血。另一方面虚热则是指虚火内炽,灼伤肾络,血溢脉外,导致血尿。其病位在肾与膀胱。实热证多为急性起病,临床大多由外邪入侵所致,《诸病源候论》:"风邪入少阴则尿血。"虚热证病程比较长,病情持续反复。故治疗血尿应分清标本虚实,按照"急则治其标,缓则治其本"的原则加以施治。

3. 现代药理学研究 该患者方中用女贞子、墨旱莲两药,二者合而为二至丸,二至丸应用在肾病的治疗中,可达到滋阴补肾、补气益血之效,以缓解肾虚所引发的失眠多梦、下肢酸软、腰酸背痛、头晕眼花等症状。西医学研究亦认为,滋阴补肾药大多数具有免疫调节作用。女贞子中含有红景天苷的天然有效成分。而研究表明,红景天苷具有抗炎、抗肿瘤、免疫调节、促进骨和骨骼肌生长、抗氧化、增体质、抗疲劳、抗肌萎缩、抗骨质疏松、抗痴呆和保护肝脏、神经、肺、呼吸道、心脏、血管的作用,以及具有降血糖、调血脂、抗肥胖等药理作用。实验表明,红景天苷是通过其免疫抑制功能,抑制肾组织中热休克蛋白-72和核因子-κB表达,增强肾脏抗氧化能力,减轻肾组织炎性细胞浸润机制,实现肾保护作用。墨旱莲则具有降低血脂、防止动脉粥样硬化、止血和治疗炎症、滋补肝肾等功效。墨旱莲中的香豆草醚类化合物可直接或间接凝聚红细胞,是其凝血活性物质之一。且墨旱莲中含有大量溶血物质,主要是三萜皂苷类化合物,可溶解红细胞和血凝块,红细胞的破裂会导致其中的抗菌物质和其他凝血因子迅速释放,从而促进止血,抑制炎症。现代临床实验研究表明,肾性血尿患者体内或肾脏局部均存在不同程度和不同特点的血液高黏度状态。反应在中医辨证分型上的特点是气虚型患者全血黏度明显增高,阴虚型患者则为血浆黏度明显增高。赵雪莹等通过实验研究发现,二至丸不仅对全血黏度、血浆黏度均有明显影响,能够降低血黏度,显著缩短凝血时间,其促凝作用不仅对内源性凝血系统存在影响,对外源性凝血系统也较为明显,减轻血液高凝状态,防止形成血栓,从而起到止血的功效。并且能够抑制血小板凝聚,促进已凝集的血小板解聚,提高血浆中 C - Keto - PGEla 的含量,防止血小板在血管壁上的黏附聚集,以保护肾小球血管内膜的完整性,促进肾脏疾病的恢复。而临床血尿一证又常常合并蛋白尿、水肿、高血压、骨质疏松等症。在中医理论中,认为骨质疏松是一种药源性骨病,主要是由肾精气损伤、肾阴耗伤、骨枯髓减、骨髓失养等所诱发。现代研究则表明,女贞子和墨旱莲所含单体化合物的抗骨质疏松活性主要体现在其对骨质疏松模型动物骨密度和骨矿物含量的影响,以及在体外对成骨细胞、成骨样细胞 UMR106、破骨细胞和破骨细胞前体增殖和分化的影响。其能够促进增值和分化,从而缓解骨质疏松,避免骨细胞受到破坏。相关研究表明,连续使用二至丸治疗 2 个月以上,能够有效增加动物的骨密度、骨影面积和骨矿含量,提高动物体内的血清雌二醇,延缓骨质疏松的发展。除此之外,两者还能够进一步提高 Ca^{2+} - ATP 的活性,使 Ca^{2+} 含量维持平衡,在治疗急慢性肾脏疾病所引起的腰痛、骨质疏松等肾性骨病症状中收效良好。

临床更有发现以下清热滋阴药物亦在治疗血尿及保护肾脏方面显效:如生地水提取液能明显降低小鼠尿蛋白排泄,改善肾小球上皮细胞足突融合等病理变化;有明显的肾缺血保护作用;更有生地能选择性抑制完整白细胞和血小板 12 -(S)- HHTrE(一个环加氧酶活性的有效标志)产生,表明其具有一定的抗炎作用。如玄参中的苯丙素苷和环烯迷萜苷对炎性介质的产生和体外诱导的血小板聚集都有不同程度的抑制作用,证明了玄参的抗炎和抗血小板聚集作用。而体外对人血小板试验则证明,牡丹皮水提物及芍药酚均能抑制血小板花生四烯酸产生血栓素 A_2,进而抑制血小板聚集;牡丹皮甲醇提取物有抑制内毒素所致实验性血栓的作用,从而起到活血不留瘀的效果。

4. 目前该疾病相关文献研究　二至丸出自《医方集解》,墨旱莲最宜在夏至日采集,而女贞子最宜在冬至日采集,故而两者得名为"二至"。如《医方集解》书中记载,墨旱莲、女贞子两种药物按照1:1的比例所制成,在古代多为丸剂,而在现代多为汤剂和膏方。胡赟、詹继红等用二至丸合三仁汤治疗慢性肾小球肾炎。二至丸中女贞子甘苦凉,滋肾养肝,配合墨旱莲甘酸寒,养阴益精凉血止血,全方药少而性平和,补肝肾养阴而不滋腻,为平补肝肾之剂。三仁汤方中杏仁宣利上焦肺气,盖肺主一身之气,气化则湿亦化;白豆蔻芳香化湿,行气宽中,畅中焦脾气;薏苡仁甘淡性寒,利湿清热而健脾,可以疏导下焦,使湿从小便而去。两方合用,二至丸滋阴而扶正,三仁汤清利湿热以祛邪,是为滋阴而不呆滞,清热而不大苦大寒,泻火而不碍气化,解毒而不伤正气,清利而不损真阴。是为三焦共行,水道通达,化湿补益共施,标本同治。常熟第一人民医院用清心莲子饮合二至丸治疗单纯性肾性血尿颇具心得。清心莲子饮出自《太平惠民和剂局方》,可益气阴、清心火、交心肾、止淋浊,用于心火妄动、气阴两虚、湿热下注、遗精尿浊;二至丸则有补肝益肾、滋阴止血之功效,用于肝肾阴虚、腰膝酸痛、眩晕耳鸣、烦热失眠、月经量多等症。两方与肾性血尿病机有契合之处。方用生地清心固肾;地骨皮、黄芩坚阴清热,且地骨皮清降之中又有补性,故以滋阴清热见长,能"下滋肾水以壮水之下源";白茅根、碧玉散甘寒滑利,性善降泄,能清热利湿止血;茯苓淡渗利湿,兼有补益之性;麦冬养阴清心;党参、黄芪补益脾肾;女贞子、墨旱莲即二至丸,可补益肝肾、滋阴止血。全方共奏益气养阴、清心益肾、清利湿热、凉血止血之效。现代药理研究表明,清心莲子饮更有提高肾病患者血浆白蛋白,改善肾上腺皮质功能,减轻病理损害的功效。远方则另辟蹊径,以清消补三法辨证论治肾性血尿。清为清热,"热淫于内,治以咸寒,佐以甘苦,以酸收之,以苦发之"。消为消瘀化湿,《医学心悟·医门八法》中有言:"消者,去其壅也。脏腑、筋络……本无此物而忽有之,必为消散,乃得其平。"补则为补益,"形不足者,温之以气。精不足者,补之以味"。"清"热利湿,药用小蓟、蒲黄、藕节炭凉血止血,滑石、通草、栀子清热泻火,导热下行;热重于湿多用泽泻、金衣、车前子、翠衣、瞿麦等渗湿之品;湿重于热则多用厚朴、苍术、草豆蔻等化湿药;湿热并重多用黄芩、黄柏、黄连、仙鹤草、火绒草等以清热燥湿。"消"瘀化湿则常用赤芍、牡丹皮,凉血活血祛瘀,茜草、三七止血而不留瘀滞。化湿则用藿香、佩兰芳香化湿降浊,半夏、茯苓、薤白培脾化痰,陈皮、甘草理气和胃。痰浊消脉络通,则血可止。"补"用太子参、黄芪、白术、茯苓益气健脾,充络摄血,以枸杞子、熟地、补骨脂、金樱子、芡实、肉苁蓉补肾养络。

5. 用药特点　该患者病发尿色红赤,无明显尿频尿痛,符合中医学"血尿"范畴。患者手足心热、夜间多汗,一派阴虚火旺之象;患者久病必伴有虚证,脾肾分别为先后天之本,脾肾两虚则表现为全身乏力,腰膝酸软。故对于该患者的治疗,何氏主要立足于"健脾益肾,清热化湿,凉血止血"。方中党参、黄芪、白术健脾益气;黄柏、知母两药性苦寒降肾火,坚肾阴,相须为用,直达病所;枸杞子滋补肝肾、益精明目;山茱萸补益肝肾、收敛固涩;山药补脾和胃、补肾涩精;诸药合用,补益脾肾。川断、杜仲滋补肾精;女贞子补肾滋阴、养肝明目;墨旱莲养肝益肾、凉血止血。两者合为二至丸,滋肾阴,降相火,以达阴平阳秘之效。陈皮、佛手健脾运气;茯苓、薏苡仁、半边莲利水渗湿;半枝莲清热利尿之外,更有祛瘀之效;生地、牡丹皮滋阴清热凉血;小蓟味甘性凉,归属心肝经,凉血泄热,在止血的基础之上起到良好的利尿效果,擅于治疗尿血症状;白茅根性寒味甘,归属肺、胃以及膀胱经,能够起到良好的凉血和止血的效果,同时辅以有效的清热利尿的效果;茜草苦、寒,治疗血尿止血而不留瘀;蒲公英疏风清热;远志安神助眠;茯神除宁心安神外,另有利水通淋之效;方中更用收敛之品五味子,益气生津,滋阴敛汗。患者二诊时纳差明显,大便溏薄,是为脾气亏虚之象,故方中加用砂仁、白扁豆、桔梗,意在配为参苓白术散,调和脾胃,益气止泻。三诊时患者腹泻已止,方中去砂仁、白扁豆、桔梗等药;烦热、舌红、苔黄腻、脉滑数,热象明显,加用蝉蜕、僵蚕疏风清热。诸药合参,共奏健脾益肾、清热化湿、凉血止血之效。

6. 点睛之笔　血尿一证,由于发病过程中常伴有湿、热、毒、瘀等病理产物,故治疗中,不可唯"止血"论之。何氏对于治疗阴虚内热型血尿,常配对使用女贞子、墨旱莲二药。此二药合为二至丸,如上文所述,临床中二至丸运用于血尿的治疗,不仅仅源于其可以有效降低血液黏稠度,促进血液循环,抑制血小板的聚集,防止血小板在动脉血管壁中的聚集,从而起到活血化瘀的功效,更因为二至丸两药共用,临床针对大部分肾脏疾病的治疗,临床均收效显著。对于肾病综合征,西医主要以激素冲击治疗为主。从中医角度讲,激素属于纯阳之品,归肾经,长期服用易致"壮火"副作用,出现阴虚火旺之证。二至丸具有滋阴降火之功,长期使用激素的肾病综合征患者,服之可以补益肝肾,使阴邪充足而虚火自平。对于肾性骨病患者,骨量减少、骨组织微细结构破坏,导致了骨脆性增加和骨折危险性的增加。动物实验数据表明,二至丸连续给药2个月能显著增加肾阴虚骨质疏松模型大鼠骨密度、骨矿含量和骨影面积,提高血清雌二醇水平,从而改善骨质疏松。对于糖尿病肾病,消渴之证,耗伤肾阴,导致肾失固摄、肾精外泄、肾阴损伤。临床二至丸联合水陆二仙丹治疗,其中二至丸滋阴补肾、止血凉血;水陆二仙丹固肾收摄,临床收效颇佳。对于狼疮肾阴这种由先天禀赋不足、肾精不足、肝肾亏损、阴阳失衡、劳累过度、情志内伤所引发的全身性疾病,二至丸与玄参、生地黄、山茱萸等药物合用,可进一步减轻西药所引发的毒副反应,减少患者的并发症表现;与鸡血藤、益母草等药物,可促进骨髓造血功能的恢复,减少肾炎对血细胞的不利影响,改善血液循环,起到对肾脏的保护作用。

综合上文,对于阴虚内热型的血尿治疗,二至丸能够有效减轻临床症状,提高临床疗效,并减少各种肾脏并发症,对肾脏可起到保护作用,临床值得大力推广。而二至丸一剂方药运用于多种肾脏疾病均收效显著,也体现了中医学"辨证论治",而非"辨病论治"的思想。

参考文献

[1] 李增鸣,王小琴.二至丸在治疗肾脏病中的临床应用[J].湖北中医杂志,2009,31(6):58-60.

[2] 高琨,胡美琴,祁洪刚,等.红景天苷对大鼠肾脏缺血再灌注损伤的预防保护时限[J].吉林大学学报:医学版,2012,38(4):687-690.

[3] 赵雪莹,李胜志,李冀.二至丸对衰老大鼠血液流变学影响的实验研究[J].辽宁中医杂志,2008,35(6):945-946.

[4] 胡赘,詹继红.二至丸合三合汤治疗慢性肾炎23例[J].实用中医药杂志,2006,22(5):281.

[5] 清心莲子饮合二至丸治疗单纯性肾性血尿30例临床研究[J].江苏中医院杂志,2006,48(12):23-24.

第三章 水 肿

第一节 从肺论治法

一、医案简述

季某,女,46 岁。

初诊时间：2018 年 8 月 16 日。

主诉：眼睑浮肿 3 日。

患者 3 日前晨起时无明显诱因下出现有眼睑浮肿,伴有右侧头部胀满,自感有气从腰部向胸部上冲,遂就诊于何氏门诊,查尿常规：尿隐血(＋),红细胞：4 个/HP。刻下：患者仍有双侧眼睑浮肿,伴有右侧头部胀满,自感有气从腰部向胸部上冲,怕冷,不怕热,二便可,舌淡红苔薄白稍腻,脉沉。追问病史：患者既往有慢性肾炎病史,常有反复的口腔溃疡病史。

西医诊断：慢性肾炎。

中医诊断：水肿。

证型：脾肾亏虚证。

治则：补益脾肾,宣肺散邪。

处方：肾病 1 号方加减。

党参 30 g	黄芪 30 g	枸杞子 15 g	山药 15 g
生地黄 15 g	茯苓 15 g	知母 12 g	黄柏 12 g
山茱萸 15 g	浮萍 15 g	苏叶 15 g	杜仲 15 g
续断 15 g	怀牛膝 15 g	制香附 15 g	陈皮 15 g
防风 12 g	延胡索 12 g	白术 15 g	广郁金 15 g

14 剂。每日 1 剂,水煎 2 次,取汁混合,分 2 次早晚温服。并嘱其饮食调理,低脂、低糖、低盐、优质蛋白质饮食,避免劳累和感冒,不要熬夜,按时起卧,适度节制性生活。

二诊(2018 年 8 月 30 日)：经治疗后,查尿常规：尿隐血(＋＋),红细胞：4 个/HP,尿蛋白：少量;患者眼睑无水肿,右侧头部偶有微涨,自感有气从腰部向胸部上冲较前好转,舌红苔微黄腻,脉细滑。患者补诉既往头部有一小肿块一年余。予以 2018 年 8 月 16 日方去浮萍、苏叶,加夏枯草 15 g、浙贝母 15 g、川芎 15 g、薏苡根 30 g、芡实 30 g、小蓟

30 g、白茅根 30 g,14 剂(用法同前)。

三诊(2018 年 9 月 16 日):患者右侧头部无胀满;无感有气从腰部向胸部上冲较前好转头部肿块较前有所减小,尿常规:尿隐血(＋),红细胞:3 个/HP,尿蛋白(－),舌红苔微黄腻,脉细滑。予 2018 年 8 月 30 日方去芡实,14 剂(用法同前),随后予以 2018 年 9 月 16 日方加减,2018 年 10 月 31 日,患者头部肿块较前减小,尿常规正常。

二、医案分析

1. 中医对该疾病的认识　水肿是指因感受外邪,饮食失调,或劳倦过度等,使肺失宣降通调,脾失健运,肾失开合,膀胱气化失常,导致体内水液潴留,泛滥肌肤,以头面、眼睑、四肢、腹背,甚至全身浮肿为临床特征的一类病证。

本病在《内经》中称为"水",并根据不同症状分为风水、石水、涌水。《灵枢·水胀》篇对其症状作了详细的描述,如"水始起也,目窠上微肿,如新卧起之状,其颈脉动,时咳,阴股间寒,足胫肿,腹乃大,其水已成矣。以手按其腹,随手而起,如裹水之状,此其候也。"至其发病原因,《素问·水热穴论》指出:"故其本在肾,其末在肺。"《素问·至真要大论》篇又指出:"诸湿肿满,皆属于脾。"可见在《内经》时代,对水肿病已有了较明确的认识。《金匮要略》称本病为"水气",按病因、病证分为风水、皮水、正水、石水、黄汗五类。又根据五脏证候分为心水、肺水、肝水、脾水、肾水。至元代《丹溪心法·水肿》才将水肿分为阴水和阳水两大类,指出:"若遍身肿,烦渴,小便赤涩,大便闭,此属阳水;若遍身肿,不烦渴,大便溏,小便少,不涩赤,此属阴水。"这一分类方法至今对指导临床辨证仍有重要意义。明代《医学入门·杂病分类·水肿》提出疮痍可以引起水肿,并记载了"脓疮搽药,愈后发肿"的现象,清代《证治汇补·水肿》归纳总结了前贤关于水肿的治法,认为治水肿之大法,"宜调中健脾,脾气实,自能升降运行,则水湿自除,此治其本也"。同时又列举了水肿的分治六法:治分阴阳、治分汗渗、湿热宜清、寒湿宜温、阴虚宜补、邪实当攻。分别为完善水肿的病因学说和辨证论治作出了各自的贡献。

2. 病机分析　何氏结合中医四诊认为,该患者病属水肿脾肾亏虚证。人体水液的运行,有赖于气的推动,即有赖于脾气的升化转输,肺气的宣降通调,心气的推动,肾气的蒸化开合。这些脏腑功能正常,则三焦发挥决渎作用,膀胱气化畅行,小便通利,可维持正常的水液代谢。脾为后天之本,肾为先天之本,脾肾之间互资互助。患者素来体质虚弱,年已四旬,脾肾亏虚,母病及子,脾虚影响肺通调水道,肾主水,肾虚影响主水功能,肺失宣发肃降,膀胱气化不利,体内水液潴留,泛滥肌肤,同时风为百病之长,常兼夹他邪合而为病,此外,水为阴邪气,其性沉静趋下,之所以能周运全身,全仗命门之火鼓动,此乃阴中寓阳,太极之理也。命门火衰,失于化气行水之能,则水泛滥于肌肤,发为水肿,故而出现眼睑浮肿;脾虚,脾不统血,故而出现血尿,肾气亏虚,肾不纳气,故而感有气从腰部向胸部上冲;本病是多为虚实夹杂之证,结合患者临床表现和舌脉,患者脾肾亏虚伴有阴阳两虚表现,阴虚则火旺,虚火上炎,故而出现头部胀满、反复有口腔溃疡等表现,肾阳主一身之阳气,肾阳虚则有怕冷的感觉。

本病乃虚实夹杂之证,患者阴虚内热,热灼津液,炼液为痰,患者工作压力大,易肝郁化火,痰火凝聚,与此同时,患者脾气亏虚,气虚则血液不行,形成血瘀,痰热内生与瘀血交织,故而出现头部有肿块;脾为后天之本,肾为先天之本,脾肾亏虚,脾失运化,无力涵养先天之精,肾失封藏,故而使得精微物质流出,从而形成蛋白尿。

3. 现代药理学研究 紫苏叶应用历史悠久,具有解表散寒、宣肺化痰、行气和胃等功效,主要临床适应证为炎症性疾病,包括急慢性支气管炎、胃炎、肾炎和体表化脓性炎症。药理学研究表明,紫苏叶提取物对大、小鼠的急、慢性炎症,局部组织和全身炎症有良好的缓解作用,这与其调控免疫细胞的活性和功能、抑制炎症介质的释放和活性、调控活性氧簇(reactive oxygen species,ROS)和一氧化氮(nitric oxide,NO)水平等作用机制有关。紫苏叶提取物中单体成分的活性研究已阐明部分主要抗炎活性成分,如挥发油、黄酮类、酚酸类化合物。紫萍(即浮萍)提取物可有效保护内皮细胞免受氧化损伤,由浮萍提取液可以制得叶绿素铜钠,该药物对某些疾病如传染性肝炎,慢性肾炎和急性胰腺炎有治疗作用,而且还可用于治疗灼烧,通过给机体补充微量元素铜,可增进造血功能及促进因放射线损伤机体的康复。防风通过抑制相关致炎因子或炎症介质产生,达到抗菌、抗炎作用。杜仲具有较强抗氧化活性,可减少氧化应激损伤。杜仲提取可提高 T - SOD 的活性,是通过降低 D -半乳糖苷醛的含量,其抗氧化成分对衰老小鼠氧化损伤具有保护作用。续断可以显著降低由冰醋酸造成的大鼠扭体反应的次数,对二甲苯致小鼠耳廓肿胀有显著的抑制作用,提示续断具有抗炎镇痛的作用。

4. 目前该疾病相关文献研究 周恩超认为肾性水肿的病机特点为本虚标实、虚实错杂。肾主气化,为水液代谢的根本;脾主运化,为水液代谢之枢纽。脾肾气虚,则气化无权,开阖失度,运化失职,转输不利,导致水液潴留。同时脾肾之气既虚,则易受外邪之扰,所谓“足于精者,百病不生,穷于精者,万邪蜂起”,外邪入侵又可进一步耗伤正气,终致正虚与邪实相互为患,故临证时不可妄用攻下逐水之药,以防戕伐正气,当以补益脾肾之气为本,以淡渗利水为标。在治疗上,周氏多用益气利水法,或兼祛风,或合养阴,或伍活血,或佐化痰。田玉美认为水肿发病多为脏腑失调,外邪入侵:辨治水肿病过程中亦强调外感、内伤的重要性,其发病机制极为复杂,不是单纯的外感或内伤为患,而往往是由于素体虚弱、情志失调、饮食失节、外感六淫和瘀血等诱发所致;水肿病辨证往往首辨阴阳,次辨脏腑:水肿病治法强调五脏并调,重在肺、脾、肾;对于水肿病的辨治提倡预防,重视调护。熊佩华认为水肿产生的症状就是肾主水功能失职的体现。具体而言,基于肾脏功能认识水肿产生的病机主要是以肾脏为核心涉及肺、脾以及三焦对水液代谢功能的失调所致。在治疗慢性肾脏病“水肿”时,特别是病变初期患者虚实症状不适特别明显时,要注重补肾填精、温阳化气药物的使用。水液的输布排泄与三焦和肺、脾、肾三脏关系密切。补肺气可以加强水液的输布、补脾气可以调节水液的运化、补肾气可以协助水液的气化。从而使水液运化正常而水肿得以治疗。在处方用药方面多以黄芪补肺气、炒白术健脾气、枸杞子益肾精。

5. **用药特点**　何氏认为慢性肾炎引起的水肿多为虚实夹杂之证,多与脾、肺、肾三脏有关。脾为后天之本,肾为先天之本,脾肾之间互资互助;脾虚影响肺通调水道,肾主水,肾虚影响主水功能,肺失宣发肃降,同时风为百病之长,常兼夹他邪合而为病,同时脾肾亏虚气化无权,开阖失度,运化失职,转输不利,导致水液潴留,故而出现水肿,故在治疗上多以补益脾肾为主,同时考虑母病及子和子病及母中医理论思想,何氏认为肺主气司呼吸,能宣发肃降,通调水道,将水液下输膀胱,在肾的蒸腾气化作用下,清者上升至肺,浊者化尿排出。若肺气受损,宣发肃降功能失常,水道不通,影响水液的输布和排泄,水液外溢肌肤发为水肿。再者肺为"相傅之官",主治节,主调节气血津液及三焦气化活动,肺受侵袭,治节不施,气血津液不能运行输布,三焦气化失施,水道不通,则出现机体浮肿等症。《金匮要略·水气病》曰:"水,发其汗即已。""诸有水者,腰以下肿,当利小便;腰以上肿,当发汗乃愈。"关于中医药从肺论治水肿有着几千年的历史,具有完善的理论体系和丰富的临床经验,一直作为临床上常用的治疗方法。何氏对该患者的治则,立法于"补益脾肾,宣肺散邪",从而起到"提壶揭盖"的作用。运用肾病1号方补益脾肾,苏叶、浮萍、防风疏散风邪、舒畅气机、清肺气,从而调节肺宣发肃降,使水肿从发汗而出,减轻眼睑水肿症状,同时考虑到水为阴邪,加用续断和杜仲温阳以助利水。结合患者中医四诊,在治疗水肿病时既可从补益脾肾入手、从肺论治,或者从肺、脾、肾三脏入手,具体问题具体分析,疗效显著。

6. **点睛之笔**　肿是肾脏病最常见的症状之一,可见于多种肾脏疾病的多个阶段。何氏认为肾性水肿虽总属本虚标实之证,但其病因复杂,病势缠绵,常因感受外邪而加重或反复。西医治疗虽有一定的疗效,但其副作用大,且部分患者病情顽固,治疗难度较大。慢性肾脏病引起的水肿是由于机体脏腑水液代谢功能失调而致,与多个脏腑有关,尤与肺、脾、肾为之关键。中医认为,肺有主气、主宣发和肃降、通调水道的生理功能。肺主一身之气,对全身的气机有调节作用,肺的宣发肃降、通调水道的功能对体内水液输布、运行、排泄起疏导调节作用,所以有"肺主行水"和"肺为水之上源"之说。若肺气亏虚,外邪侵袭,肺失通调水道功能,肺不能行水,致水道不通,水液停聚,溢于肌肤而成为水肿;脾的运化水湿功能,是对被吸收的水谷精微中多余的水分,能及时转输至肺和肾,通过肺、肾的气化功能,化为汗液、尿液排出体外,若脾不健运,水液代谢紊乱,水湿停滞体内,泛于肌肤而成水肿;肾中精气的气化作用,对于体内津液的输布和排泄,维持体内津液代谢的平衡,起着极为重要的调节作用,肾阳不足,命门火衰,不能化气行水,亦使膀胱气化失常,开合不利,水液内停,形成水肿;若肾虚水泛上逆而肺,使肺气不降,肺气不降,失其通调水道之职而使水肿加重。根据五行中相生关系,何氏认为肺气亏虚,会加重脾胃两脏腑的临床症状。如:倦怠乏力、纳谷不香、恶心呕吐、腹痛腹泻等,同时会使水肿情况较重,双下肢凹陷性水肿,按之如泥;肾气亏虚,加重肺脏疾病,如咳嗽咯痰、咽痒、气喘、呼吸困难等症状,同时也会加重水肿的严重性。《景岳全书·肿胀》认为,水肿病其本在肾,其标在肺,其制在脾。何氏运用肾病1号方补益脾肾,而慢性肾脏病患者大多有肾脏纤维化,予以怀牛膝、延胡索、桃仁、丹参活血化瘀;同时考虑患者工作压力大,可能存在肝气郁结,予以陈皮、延胡索、广郁金、制香附疏肝解郁;防风疏散风邪;苏叶、浮萍疏散风邪、舒畅气机、清肺气、从而调节肺宣发肃降,达到消肿效果;白术健脾益气。2018年8月30日经治疗后,查尿常规:尿隐血(++),红细胞:4/HP,尿蛋白:少量;患者眼睑无水肿,偶有咳嗽咳痰,痰少咳不出,右耳偶有微涨,舌红苔微黄,脉细滑,予以2018年8月16日方去浮萍、苏叶,加夏枯草、浙贝母清热解毒化痰,川芎活血化瘀,薏苡根健脾化湿,芡实收敛固涩减少尿蛋白,小蓟、白茅根凉血止血,经治疗后,患者右耳胀满较前好转,咳嗽咳痰较前好转,感头部骨瘤较前减小;尿常规:尿隐血(+),红细胞:3/HP,尿蛋白(-),继续予以肾病1号方加减。何氏遵从《素问·汤液醪醴论》提出了治疗水肿的总原则:"平治于权衡,去宛陈莝……开鬼门,洁净府",在补益脾肾的基础上,兼以治肺,从而达到以平为期的目的。

参考文献

[1] Huang LH. Studies on the chemical constituents and quality control of Perrilla frutescens(L.)Britt.(紫苏化学成分药材质量分析研究)[D]. Xi'an:Northwest University(西北大学),2011.

[2] Chen ML, Wu CH, Hung LS, et al. Ethanol extract of Perilla frutescens suppresses allergen-specific Th2 responses and alleviates airway inflammation and hyperreactivity in ovalbumin-sensitized murine model of asthma[J]. Evid Based Complement Alternat Med,2015,2015:324265.

[3] Wang FY, Li SC, Li L, et al. Effect of Dunhuang ancient prescription "Zisu Jian" on SOD, MDA and NO contents in serum and lung tissue of rats with chronic bronchitis[J]. J Gansu Coll Tradit Chin Med(甘肃中医学院学报),2003,20(02):14-17.

[4] 杨慧,马培,林明宝,等.紫苏叶化学成分、抗炎作用及其作用机制研究进展[J].中国药理学与毒理学杂志,2017,31(3):279-286.

[5] 彭亮,李知敏.紫萍提取物对过氧化氢诱导内皮细胞氧化损伤的保护作用研究[J].时珍国医国药,2009,20(4):996-998.

[6] 任鹏.浮萍总黄酮抗肝癌的体外活性及其机理研究[D].重庆:重庆大学,2006.

[7] 姚福琪.由浮萍制取叶绿素铜钠[J].河北化工,1990(2):31-33.

[8] 辛国,李鑫,黄晓巍.防风化学成分及药理作用[J].吉林中医药,2018,38(11):1323-1325.

[9] 丁艳霞,郭洋静,任莹璐,等.杜仲雄花中黄酮类化学成分及其抗氧化活性研究[J].中草药,2014,45(03):323-327.

[10] 杜红岩,娄丽杰,傅建敏,等.杜仲雄花茶对D-半乳糖衰老模型小鼠 SOD、GSH-Px活性和 MDA水平的影响[J].中成药,2011,33(02):331-333.

[11] 张琪,汪仙阳,马博,等.复方续断总皂苷镇痛抗炎及预防骨质疏松症的实验研究[J].
时珍国医国药,2010;21(7):1683-1684.

[12] 毛静仪,周恩超.周恩超教授益气利水法治疗肾性水肿[J].吉林中医药,2018,38
(10):1149-1151.

[13] 林连美,徐伟,李云海.田玉美辨治水肿病临证经验[J].湖北中医药大学学报,
2018,20(2):113-115.

[14] 魏明刚,熊佩华.熊佩华主任医师治疗慢性肾脏病水肿经验初探[J].中国中西医结合
肾病杂志,2016,17(8):664-666.

第二节 温阳利水法

一、医案简述

杨某,男性,70岁。

初诊时间:2018年12月27日。

主诉:双下肢浮肿伴乏力3日。

患者3日前无明显诱因下出现双下肢对称性浮肿,伴有乏力,时有怕冷感觉,遂来何立群主任专家门诊就诊,查(2018年12月27日)血肌酐:400 μmol/L,尿蛋白:(+++),刻下:感全身乏力,时有怕冷感觉,二便可,舌稍红苔黄腻,脉沉滑。患者既往有慢性肾衰竭病史多年。

西医诊断:慢性肾衰竭CKD4期。

中医诊断:水肿。

证型:气血亏虚证。

治则:补益气血,利尿消肿,泄浊通腑。

处方:肾病2号方加减。

党参30 g	黄芪30 g	当归15 g	赤芍15 g
白芍15 g	炙大黄9 g	陈皮9 g	佛手12 g
猪苓15 g	茯苓15 g	紫苏叶15 g	浮萍15 g
防风12 g	僵蚕12 g	蝉蜕6 g	蚕茧壳9 g
蒲公英15 g	丹参30 g	桃仁12 g	肉桂6 g

14剂。每日1剂,水煎2次,取汁混合,分2次早晚温服。并嘱其饮食调理,低脂、低糖、低盐、优质蛋白质饮食,避免劳累和感冒,不要熬夜、按时起卧。

二诊(2019年1月10日):患者双下肢水肿较前好转,无明显乏力,肢体怕冷感觉较前好转,舌淡红苔腻,脉沉滑。查2019年1月10日血肌酐:398 μmol/L,尿蛋白:

（＋＋），予以原方去蒲公英，14 剂，用法同前。

三诊（2019 年 1 月 24 日）：患者双下肢无水肿，无明显乏力，肢体怕冷感觉较前好转，舌淡红苔腻，脉沉滑。查 2019 年 1 月 10 日血肌酐：390 μmol/L，尿蛋白：（＋＋），予以二诊方去猪苓、紫苏叶、浮萍，加车前子 30 g，14 剂（用法同前）。随后长期在何氏专家门诊就诊，予以肾病 2 号方加减，病情稳定。

二、医案分析

1. 中医对该疾病的认识　水肿的病名，早在《黄帝内经》中就有相关论述。并按照病变症状表现不同分为"风水""石水"等不同。在《灵枢·水胀》对水肿进行了较为详细的论述："水始起也，目窠上微肿……其颈脉动，时咳，阴股间寒，足胫肿，腹乃大，其水已成矣。以手按其肤，随手而起，如裹水之状，此其候也。"可见早在春秋时代甚至更早的时间，中医学已经对于水肿有了一定的认识。对于水肿的治疗而言，《素问·汤液醪醴论》总结为"去宛陈莝，微动四极""开鬼门""洁净府"的治疗原则。进而张仲景通过临床实践进一步将治疗水肿的方法完善。张仲景在《金匮要略·水气病脉证并治》指出"病水腹大，小便不利，其脉沉绝者，有水，可下之"和"诸有水者，腰以下肿当利小便，腰以上肿当发汗乃愈"的治则沿用至今。《景岳全书·肿胀》曰："凡水肿等证，乃肺、脾、肾三脏相干之病，盖水为至阴，故其本在肾；水化于气，故其标在肺；水为畏土，故其制在脾。"病机上以虚为本，虚中有实，实中有虚。肾阳是全身阳气之根本，肾病水肿，主要责之于肾中阳气之虚衰。《医门法律·水肿门》云："然其权尤重于肾。肾者，胃之关也，肾司开阖，肾气从阳则开……肾气从阴则阖，阴太盛则关门常阖，水不通为肿。"明代医家张介宾认为，"水肿证，以精血皆化为水，多属虚证，治以温脾补肾，此正法也……气虚者，不可反行气，肾虚者不可反利水，且温补即所以化气，气化而且痊愈者，愈出自然。"故在治疗上，常加以温补肾阳的中药，取得良效。

2. 病机分析　何氏结合中医四诊认为，该患者病属水肿气血亏虚证。患者年老，脾为后天之本，肾为先天之本，脾肾之间互资互助。患者素来体质虚弱，年已七旬，脾肾亏虚，母病及子，脾虚影响肺通调水道，肾主水，肾虚影响主水功能，肺失宣发肃降，膀胱气化不利；水为阴邪，其性沉静趋下，之所以能周运全身，全仗命门之火鼓动，此乃阴中寓阳，太极之理也。脾肾亏虚日久影响气血运行，气为血之母，血为气之帅，气血亏虚，气虚无力调摄津液运行，以至于津液泛滥肌肤；同时又因脾气亏虚，湿浊内生，湿为阴邪，其性重浊，故而出现双下肢水肿；湿邪日久化热，故而出现舌苔黄腻；脾气亏虚则出现乏力；本病是多为虚实夹杂之证，结合患者临床表现和舌脉，患者伴有阳虚表现，肾阳主一身之阳气，肾阳虚则有怕冷的感觉。

3. 现代药理学研究　猪苓是一种非褶菌目多孔菌科树花属药用真菌。猪苓味道甘苦，通淋消肿满，除湿利小便泄滞，助阳利窍，对肾与膀胱等疾病具有很好的药用价值，"猪苓利水尽，则口益干，而欲其口舌之生津"。因此，猪苓具有很好的利水渗湿作用，从而对肾功能衰退等疾病具有较好的药理活性,活性水平度高达 0.97 的显著度,具有很好的药用指导价值,以猪苓为药引,开发出高效低毒的药剂,提高肾病和神经源性膀胱疾病的临床治疗效果。猪苓乙酸乙酯浸膏能减少大鼠体内尿及肾组织内 Ca^{2+} 含量,抑制尿草酸钙结石形成。组织病理学显示,猪苓乙酸乙酯浸膏对大鼠肾损伤有明显改善作用,同时可降低血清尿素氮和肌酐的浓度,减轻肾小管扩张,抑制肾小管上皮细胞的肿胀、变性、坏死及脱落,具有明显的肾功能保护作用。猪苓提取液可显著增加大鼠尿量,增加大鼠尿 Na^{+}、尿 K^{+} 和尿 Cl^{-} 含量,调节降低肾脏髓质水通道蛋白(AQP2)表达,并降低肾脏髓质抗利尿激素 V2 型受体(V_2R)表达,具有利尿活性。茯苓是多孔菌科真菌茯苓的干燥菌核。传统中药理论认为茯苓具有利水消肿、健脾渗湿、宁心安神功效。李森等通过代谢笼法及称重法,发现茯苓对大鼠、小鼠具有利尿作用,且作用时间长,作用效果与体内酸碱平衡变化无关,其促进钠排泄与其中含钠量低无关,增加钾排泄则与其所含大量钾盐有关。刘儒林等发现茯苓能增加心肌对哇巴因的敏感性的 K^{+} 含量,推测茯苓有可能是通过增加细胞内 K^{+} 含量,改变细胞内渗透压而发挥渗湿利水作用。肉桂呈槽状或卷筒状,表面粗糙,易折断,气香浓烈;多于秋季剥取后阴干;生用,用时捣碎;其味辛、甘,性大热,归肾、脾、心、肝经,主要功效有温煦气血、补火助阳、散寒止痛,中医常用于治疗肾阳虚证、寒凝痛证、月经不调、痛经闭经以及虚阳上浮等。在抗氧化作用方面,肉桂中有天然亲脂性的萜烯类化合物,可起到抗氧化作用;其热水提取物能够有效消除或抑制与衰老、炎症、癌症、动脉硬化、糖尿病等有关的活性氧自由基。

4. 目前该疾病相关文献研究 黄文政认为,肾性水肿与感受水湿、寒邪、风邪、久病正虚等有关,病位在肺、脾、肾三脏及三焦。肺主宣发肃降,为水之上源,脾为后天之本,主运化,肾主水,为先天之本。人体水液由胃受纳,脾运化、布散,经肺通调,肾气化,再通过三焦的通道,最终经膀胱排出体外。肺、脾、肾功能正常,方可保持水液代谢的正常平衡。黄氏在治疗肾脏病时非常注重三焦的疏利,五脏功能、水液代谢、血液运行都依赖于少阳三焦的网络调节功能,若三焦枢机不利,则脏腑功能失调,水液代谢障碍,输布不利,清浊不分,最终水液潴留,变发水肿。此外,气血功能与水肿也有着密不可分的关系。气虚源于肾阳不足,命门火衰,气不化水;气滞责之肝,气滞则水停,气行则水行;"瘀血化水是血病而兼水也",血液瘀阻,水液运行障碍,蓄积留于肌肤之中,遂成水肿之证。黄氏认为,肾性水肿当以发汗、利尿、泻下为基本原则,使水通过汗、尿、便排出体外。治法则以宣肺发汗、健脾利水、温肾利水、活血利水、清热利水、通利三焦、攻浊泄水为主。

对于肾性水肿,远方认为风寒湿热是致病之标,肺、脾、肾失调是致病之本,瘀血是致病之关键,风寒之邪常侵袭上焦肺卫,湿热易蕴结中焦脾胃,肝肾属下焦,肝藏血,肾藏精,精血互生,血不利则为水,孙络水溢,则经有留血,二者互为加重。上焦如雾,治上焦如羽,非轻不举,多采取轻轻上浮之品解表驱邪。肾性水肿初期,多为外感引发,如急性肾小球肾炎或慢性肾小球肾炎、肾病平稳期患者,免疫功能紊乱,突然感受外邪,病位多在肺卫,风寒袭表,侵袭肺卫,肺失通调,水道不通,以致风遏水恢复正常。中焦如沤,治中焦如衡,非平不安,多采取调整气机升降平衡的药物。脾胃为后天之本,气血生化之源,气机升降之枢纽,气血水谷之化生输布均离不开脾之运化、升清,胃之降浊等。肾性水肿中期,水湿之邪常侵袭中焦,宜健脾为主。下焦如渎,治下焦如权,非重不沉,多采取气味均厚的沉降之品或补或泻。肾性水肿后期,病程日久,虚实夹杂,见小便短少、口渴、心烦、舌红、脉细数等阴虚水热互结证时,治以猪苓汤滋阴清热利水。气、血、水是构成人体生命和维持人体生命活动的最基本的物质,三者气化相因,且互相渗灌,因此,病理联系也极为密切。血可病水,水亦可病血,瘀血是水肿发生的关键因素,水肿亦可加重血瘀的程度。活血化瘀药可以改善局部微循环,起到抑制血小板聚集的作用,同时可以促进纤维蛋白的溶解,增强吞噬细胞功能,具有免疫调节,最终能够减轻肾间质纤维化。阳水易消,阴水难治,远氏认为素体劳累过度或脾肾不足而由外感引起的肾性水肿,急性期当先解表宣肺利水治其上焦,缓解期健脾补肾调中下二焦益其元气,减少发作次数;肾性水肿中后期,常涉及上中下三焦的病变,且多兼瘀血,当补泄兼施,理气活血,三焦兼顾。三焦辨证继承了六经辨证、卫气营血辨证的主要方法,又有其特点,灵活掌握其要点对于肾性水肿的治疗可执简驭繁,取得良好的疗效。

5. **用药特点** 何氏认为慢性肾脏病引起的水肿多为虚实夹杂之证,多与脾、肺、肾三脏有关。脾为后天之本,肾为先天之本,脾肾之间互资互助;脾虚影响肺通调水道,肾主水,肾虚影响主水功能,肺失宣发肃降,同时风为百病之长,常兼夹他邪合而为病。该患者脾肾亏虚日久,影响气血,气血亏虚致水液代谢失常,导致水液潴留;《金匮要略·水气病脉证并治》:"诸有水者,腰以下肿,当利小便。"指明治法概要。同时水为阴邪,其性趋下,人体腰以下属阴,阴着阴位,而致腰以下肿,其病在下、在里,故而出现水肿。故在治疗上多以补益气血、利水消肿为主,在治疗上,运用肾病 2 号方补益气血,泄浊通腑;陈皮、佛手理气健脾;猪苓、茯苓利水消肿,苏叶、浮萍宣肺散邪;防风祛风散邪;僵蚕、蝉蜕、蚕茧壳,祛风减少尿蛋白;何氏认为慢性肾脏病患者存在肾纤维化,运用丹参、桃仁活血化瘀;肉桂温补肾阳、温阳利水;蒲公英清热利尿。

6. **点睛之笔** 何氏认为肾性水肿与肺、脾、肾三脏有关,其病机在气、水、血。肾脏病之水肿,当责之脾肾亏损为病之本;肾虚无以主水,水湿泛滥浮肿,水停瘀结,为病之标。《素问·至真要大论》曰:"诸湿肿满,皆属于脾。"《严氏济生方·水肿门》云:"水肿为病,皆由真阳怯少,劳伤脾胃,脾胃既寒,积寒化水。"可见,脾肾亏虚在水肿发病过程中占重要的地位。《医经精义》云:"脾土能制肾水,所以封藏肾气也。"说明肾主封藏五脏六腑之精,而脾能协助肾之封藏。而对于慢性肾衰患者,患者患病日久,脾肾亏虚日久影响气血,导致气血亏虚,水液代谢失常,水湿停留肌肤,而水为阴邪,其性趋下,故而出现下肢水肿。而风为百病之长,常存在慢性肾脏病患者中,故在治疗上,运用肾病 2 号方补益气血,泄浊通腑;陈皮、佛手理气健脾;猪苓、茯苓利水消肿,苏叶、浮萍疏散风邪,舒畅气机,清肺气,从而调节肺宣发肃降,达到消肿效果;防风祛风散邪;僵蚕、蝉蜕、蚕茧壳祛风减少尿蛋白;慢性肾脏病患者存在肾纤维化,可运用丹参、桃仁活血化瘀;肉桂温补肾阳、温阳利水;蒲公英清热利尿。二诊时,患者双下肢水肿较前好转,无明显乏力,肢体怕冷感觉较前好转,舌淡红苔腻,脉沉滑,肌酐和尿蛋白较前有所下降,予以原方去蒲公英;三诊时,患者双下肢无水肿,无明显乏力,肢体怕冷感觉较前好转,予以二诊方去猪苓、紫苏叶、浮萍,加车前子。随后长期在何氏专家门诊就诊,予以肾病2号方加减,病情稳定。何氏遵从童少伯在治疗慢性肾衰竭水肿的方法,在补益气血的基础上,利水消肿,从而达到以平为期的目的。

参考文献

［1］刘瑞娟,张叶,田伟,等.猪苓的利水渗湿作用及其药理活性研究[J].中国食用菌,2019,38(1):68-71.

［2］王平,刘诗佞.猪苓提取物对大鼠尿草酸钙结石形成的抑制作用[J].中国临床康复,2006,10(43):73-75.

［3］Zhang GW, Zeng X, Han L, et al. Diuretic activity and kidney medulla AQP1, AQP2, AQP3, V_2R expression of the aqueous extract of sclerotia of *Polyporus umbellatus FRIES* in normal rats[J]. J Ethnopharmacol,2010,128(2):433-437.

［4］黄斯,潘雨薇,蓝海,等.茯苓酸药理学研究进展[J].中成药,2015,37(12):2719-2721.

［5］李森,谢人明,孙文基.茯苓、猪苓、黄芪利尿作用的比较[J].中药材,2010(2):264-267.

［6］刘儒林,金成文,程秀臻,等.茯苓可增加小白鼠心肌对哇巴因的敏感性和K^+含量[J].中医药研究,1997,13(3):47-48.

［7］刘亚静,张仲.中药肉桂的药理作用研究进展[J].现代中西医结合杂志,2011,20(23):2989-2990.

［8］黄宏妙,郭占京,罗佩卓,等.肉桂水提液对大鼠全脑缺血再灌注损伤的保护作用[J].中成药,2011,33(10):1788-1789.

［9］魏晓露,李国霞,黄文政.黄文政教授治疗肾性水肿经验介绍[J].新中医,2016,48(1):171-172.

［10］陆林飞,远方.远方教授三焦辨证治疗肾性水肿探析[J].云南中医中药杂志,2017,38(9):3-5.

［11］康磊,远方.远方教授从瘀论治肾性水肿经验[J].湖北中医杂志,2016,38(8):30-31.

［12］沈烨渠,何立群.活血祛瘀法在肾间质纤维化中的防治机制研究进展[J].中国中西医结合肾病杂志,2010,11(2):178-180.

第四章　肾小球微小病变

第一节　清热利咽法

一、医案简述

黄某,男,26 岁。

初诊时间:2018 年 7 月 26 日。

主诉:反复泡沫尿 20 余年,加重 2 周。

患者自幼时即诊断有肾病(具体不详),每于感冒或扁桃体炎发作后检查提示蛋白尿,反复使用激素治疗。2013 年 10 月 6 日郑州大学第一附属医院肾脏病理图文报告:(结合临床)微小病变肾小球病。此次工作劳累后自觉咽喉疼痛不适,尿中夹有泡沫,下肢水肿,故来就诊。刻下:尿中见泡沫,多;下肢水肿、沉重,体倦恶寒,腰酸,纳谷不香,腹胀便稀,寐可。舌淡苔薄黄腻边略有齿痕,脉浮细无力。

2018 年 7 月 26 日尿常规:蛋白质(＋＋＋),尿沉渣(上皮细胞)8.1/ul,管型:0.48/ul。尿蛋白 0.52 g/L,24 h 尿蛋白定量:0.68 g/24 h。尿系列蛋白:尿 β-N-乙酰氨基葡萄糖:19.5/ul,尿 β_2 微球蛋白:0.64 mg/L,尿白蛋白:5 660 mg/L,尿转铁蛋白:296 mg/L,尿免疫球蛋白 G:181 mg/L,尿 α_1 微球蛋白:38.6 mg/L,尿 κ 轻链:79.3 mg/L,尿 λ 轻链:54.5 mg/L。

西医诊断:微小病变肾病。

中医诊断:水肿。

证型:肺肾气虚,热结咽喉,湿瘀互结。

治则:益气养阴,清热利咽,行气活血。

处方:党参 30 g　　黄芪 30 g　　　生地 15 g　　　山茱萸 15 g
　　　山药 15 g　　　茯苓 15 g　　　枸杞子 15 g　　知母 12 g
　　　黄柏 12 g　　　赤芍 15 g　　　白芍 15 g　　　川牛膝 15 g
　　　牛蒡子 12 g　　玄参 15 g　　　白术 15 g　　　陈皮 9 g
　　　佛手 12 g　　　防风 12 g　　　藿香 15 g　　　苏梗 15 g
　　　丹参 15 g　　　蝉蜕 6 g　　　蚕茧壳 9 g　　　薏苡根 30 g
　　　浙贝母 12 g

7剂。每日1剂,水煎2次,取汁混合,分2次早晚温服。并嘱其饮食调理,低脂、低糖、低盐、优质蛋白质饮食,避免劳累和感冒,不要熬夜,按时起卧,适度节制性生活。

二诊(2018年8月2日):药后咽喉部不适轻减,精神转佳,尿中泡沫减少,腹胀减轻,纳食可,惟大便稀,寐安。舌淡苔薄黄腻,脉浮细。

2018年8月2日尿常规:蛋白质弱阳性。24 h尿蛋白定量:0.36 g/24 h。证治如前。

处方:上方加山楂炭15 g,六神曲15 g,车前子30 g。14剂。

以后随证加减,每日1剂,病情稳定。

二、医案分析

1. 中医对该疾病的认识　中医根据临床症状,将本病例归属于"尿浊""水肿"等范畴。中医认为水肿与肺功能失调密切相关。《素问·水热穴论》提出外感与水肿的关系:"勇而劳甚,则肾汗出,肾汗出逢于风,内不得入于脏腑,外不得越于皮肤,客于玄府,行于皮里,传为胕肿,本之于肾,名曰风水。"《素问·评热病论》指出水肿的症状:"有病肾风者,面胕庞然壅,害于言。"汉代张仲景在《金匮要略·水气病脉证并治》中根据临床症状将水肿分为风水、皮水、正水、石水和黄汗。其中风水、皮水与肺相关。"风水,其脉自浮,外证骨节疼痛,恶风""寸口脉沉滑者,中有水气,面目肿大有热,名曰风水""视人之目窠上微拥,如蚕新卧起状,其颈脉动,时时咳,按其手足上,陷而不起者,风水""太阴病脉浮而紧,法当骨节疼痛,反不疼,身体反重而酸,其人不渴,汗出即愈,此为风水""皮水,其脉亦浮,外证浮肿,按之没指,不恶风,其腹如鼓,不渴,当发其汗"。《金匮要略·水气病脉证并治》中提出五脏水,肺水表现为:"其身肿,小便难,时时鸭溏。"并在本篇中提出治疗水肿的总原则:"风气相搏,身体洪肿,汗出乃愈""诸有水者,腰以下肿,当利小便;腰以上肿,当发汗乃愈",并提出水肿病的不可发汗,"然诸病此(风水、皮水、黄汗)者,渴而下利,小便数者,皆不可发汗"。明代张景岳于《景岳全书》云:"凡水肿等证,乃肺、脾、肾三脏相干为病,盖水为至阴,故其本在肾;水化于气,故其标在肺;水唯畏土,故其制在脾……凡治肿者,必先治水,治水者,必先治气。若气不化则水必不利。"认识到水肿与肺、脾、肾相关,强调宣畅肺气为先。清代张璐在《张氏医通》中提及:"凡治水肿喘促,以顺肺为主。肺气顺则膀胱气化而水自行矣",指出顺肺治疗水肿。清代叶天士治疗水肿善用宣肺通阳之法,"尤其对于湿热阻遏三焦,上下不通者,以杏仁、葶苈子、苏子等轻宣开上,以薏苡仁、滑石、通草等淡渗利下;以生姜皮、大腹皮、陈皮等行气畅中,开上畅中利下""初用疏滞,继通三焦,续进通幽""辛香通其经腑之邪",治疗肺气不降之喘胀、面肿,治从风水、皮水,宣其经隧,用前胡麻黄汤;面肿腹满,气壅不通,口渴舌绛,夹热者,用枇杷叶煎清肃上焦,是仲景从肺论治水肿之变通。

2. 病机分析　何氏根据其临床症状,认为本病的病机是肺肾气虚,热结咽喉,湿瘀互结。《灵枢·经脉》云:"肾足少阴之脉,起于小指之下……其直者,从肾上贯肝膈,入肺中,循喉咙,挟舌本。"患者外受风邪,咽为肺之门户,风为阳邪,易袭阳位,搏结咽喉,下迫于肾。《素问·六节藏象论》曰:"肾者,主蛰,封藏之本,精之处也。"肾之封藏失司,故产生蛋白尿。肺为肾之母，居于上焦，肺主气，司呼吸，为水之上源，肾主纳气，肾为水之下源。肺主行水，宣发肃降，通调水道，肾为水脏，主水液代谢。肺气失宣，水道失于通调，水液不能下输膀胱，肺、脾、肾三脏气化功能失常，水湿内停，湿性重浊下沉，故出现下肢浮肿。肺位于上焦，主一身之气，主治节；脾位于中焦，主运化水液，为水液升降出入之枢纽，肺受外邪侵袭，治节失常，宣发肃降功能失常，水津不布，水湿内停，脾喜燥恶湿，且肺属金，脾属土，脾为肺之母，肺虚子盗母气，故脾胃运化失常，湿困中焦，见胃纳欠佳，腹胀，大便稀等症。《灵枢·百病始生》云："故邪不能独伤人，此必因虚邪贼风与其身形，两虚相得，乃客其形。"尿中蛋白长期持续流失，损伤肾元，正气耗损，又易遭致外邪侵袭，而反复发生外感病，进而加重疾病的症状或导致反复复发。《临证指南医案》曰"初为气结在经，久则血伤入络"，肺、脾、肾三脏气化功能失常，水液代谢障碍，久则血络之中，必有瘀凝。唐容川于《血证论》中也提道："血与水本不相离""病血者未尝不病水，病水者未尝不病血""瘀血流注亦发水肿者，乃血变成水之证"。

3. 现代药理学研究　此例患者是风邪袭肺，热结咽喉，下迫于肺而成。故于临床治疗中清热利咽，而现代药理实验也显示，清热利咽中药也有助于疾病的改善。如曹惟仪认为：蝉蜕中可提取出乙酰多巴胺二聚体，能改善脂质代谢，减少蛋白尿。蝉蜕提取物能调整 NO 功能，抑制血小板聚集，抗凝作用。王海颖等研究发现牛蒡子提取物能够减少对链脲佐菌素（STZ）糖尿病大鼠肾组织转化生长因子 $\beta1$（TGF－$\beta1$）mRNA、单核趋化蛋白 1（MCP－1）mRNA 的表达，缓解肾脏病变，其作用机制可能与降低尿蛋白、尿微量白蛋白及肾脏 TGF－$\beta1$ 和 MCP－1mRNA 的表达有关；同时王海颖等还发现牛蒡子及其提取物能够降低肾皮质包膜 PKC 酶的活性，从而阻止 PKC 激活的通路达到治疗糖尿病肾病的作用。

4. 目前该疾病相关文献研究　微小病变肾病（minimal change disease, MCD）又称微小病变性肾小球病，主要病理特点为光镜下肾小球结构大致正常，在电镜下表现为足细胞足突广泛消失，临床表现为肾病综合征。刘渡舟认为慢性肾炎水肿的病机是湿热蕴毒，壅滞三焦，治疗以加减败毒散为主，以防风、荆芥、羌独活之风能胜湿，鼓舞清阳，宣散上焦湿邪；柴胡、前胡、枳壳、桔梗等宣通气分；茯苓淡渗，利脾胃之湿；地榆、槐花清利下焦湿热。赵绍琴认为慢性肾病的主要机制是湿热内蕴，邪毒下迫，伤及血分，治疗上采用宣肺开郁之法，采用轻灵宣散的药物宣散气机，赵氏多选用荆芥、防风、苏叶、白芷、独活、杏仁等药物，用量亦轻，取其"辛以润之"之意。若表闭肿甚者，用麻黄、前胡、枇杷叶等开闭利水，同时配以凉血清热、利湿泄浊等品，临床每获奇效。时振声认为慢性肾炎在急性发作期或初期可有肺气失宣的表现，同时往往伴有脾虚水肿的病机，进一步则脾肾两虚，使用宣肺利水之法治疗水肿兼有表证者，凡病程短，或有上呼吸道感染等症状，宣肺利水法后患者并不出汗，而是尿量明显增多，肺气得宣，水湿得利，即"提壶揭盖"之法。

5. 用药特点　本病的病机是肺肾气阴两虚，热结咽喉，湿瘀互结。治拟益气养阴，清热利咽，行气活血。故用黄芪大补元气；党参、白术、茯苓、山药，健脾益气；风（热）为阳邪，入里日久化热,灼伤阴津,导致阴虚,故用生地、白芍、山茱萸、枸杞滋肾养血,黄柏降泻肾中相火,知母清降肺金之热,两药配伍,增强滋阴降火之力;外邪侵袭,热结咽喉,蝉蜕味咸甘,性寒,无毒,归肺、肝经,功效疏散风热、利咽开音、透疹止痒、明目退翳、息风解痉;玄参味苦咸寒,归肺、胃、肾经,于《本草正义》言:"疗胸膈心肺热邪,清膀胱肝肾热结。疗风热之咽痛,泄肝阳之目赤,止自汗盗汗,治吐血衄血,功善清热凉血,又能泻火解毒。"牛蒡子味辛苦,性凉,主疏散风热,宣肺透疹,消肿解毒;浙贝母苦寒,清热散结,利咽散肿;湿郁中焦,故用陈皮健脾化湿理气,苏梗行气和中,藿香芳香行散,化湿浊,佛手疏肝理气,条畅中焦气机;车前子、薏苡根淡渗利湿,通调水道;久病入络,药用赤芍、牛膝、丹参活血化瘀。

6. 点睛之笔 本病常因外感风邪而发病,外感是疾病产生的"源",所以在治疗中需要先"截源"再"治本"。在"源"控制住的情况下,才能开始"治本",并且应预防"源病"的再次发生。咽为肺之门户,肾与咽喉在经脉中有连属关系,肺为肾之母,外邪侵袭,从咽喉而入侵袭肺卫,故对本例患者,长期反复发作,肺肾气阴两亏,目前外邪侵袭,在扶正的基础上,从咽论治,选用清热利咽,软坚散结等中药:蝉蜕疏风、解毒利咽;牛蒡子辛苦寒,疏散风热,清热利咽;玄参清热解毒,散结消痈,常用于咽喉肿痛;浙贝母苦寒,清热散结。

参考文献

［1］潘华信,朱伟常.叶天士医案大全[M].上海:上海中医药大学出版社,1994.269-282.

［2］曹唯仪.蝉蜕抗凝纤溶及细胞保护功能的物质基础研究[D].北京:北京中医药大学,2014.

［3］王海颖,陈以平.牛蒡子提取物对糖尿病大鼠肾脏病变作用机制的实验研究[J].中成药,2004,26(9):59-63.

［4］王海颖,朱戎,邓跃毅,等.牛蒡子提取物对糖尿病大鼠肾脏蛋白激酶C活性作用的研究[J].中国中医基础医学杂志,2002,8(5):62-63.

［5］王海燕.肾脏病学[M].北京:人民卫生出版社,2008:1024-1028.

［6］陈明,刘燕华.刘渡舟验案精选[M].北京:学苑出版社,1996:110.

［7］赵绍琴.赵绍琴临证400法[M].北京:人民卫生出版社,2006:65-69.

［8］时振声.时氏中医肾脏病学[M].北京:中国医药科技出版社,1997:49-54.

第二节 健脾补肾法

一、医案简述

朱某,男,25岁。

初诊时间:2018年10月19日。

主诉：反复泡沫尿 2 年余,颜面部伴双下肢浮肿 1 月。

现病史：2 年前患者无诱因下出现双下肢浮肿,小便中伴有泡沫尿,患者因为工作原因未予重视及治疗,1 月前出现颜面部及双下肢浮肿,小便中泡沫未见明显减轻,遂至普陀区利群医院就诊,查尿常规提示尿蛋白(+++),24 h 尿蛋白定量：8.42 g,血肌酐 68 μmol/L,血清白蛋白 24 g/L,门诊诊断为肾病综合征,建议上级医院行肾穿刺明确病理类型,至普陀区中心医院肾内科住院治疗,住院期间行肾穿刺诊断为肾小球轻微病变,泼尼松 60 mg 及护胃、补钙等对症治疗,2 月后患者蛋白尿减少,强的松开始减量口服,半年后强的松减量至 20 mg 时蛋白尿复发,更改方案后曾服用环孢素、他克莫司治疗,蛋白尿未见明显缓解。1 周前因劳累后,出现泡沫尿较前加重,至社区医院查尿常规：尿蛋白(+++),24 h 尿蛋白 12.5 g,血肌酐 107 μmol/L,患者至某医院肾内科就诊,建议行环磷酰胺冲击治疗,患者未婚,暂不考虑,改为泼尼松 30 mg 口服出院门诊随访治疗。现为进一步治疗至何氏门诊就诊。

刻诊：患者腰痛乏力,颜面部及双下肢浮肿,小便清长,神疲乏力,胃纳差,大便溏稀,舌体胖大,边有齿痕,苔薄白,舌下络脉青紫,脉沉细无力。

西医诊断：肾小球轻微病变。

中医诊断：水肿病。

证型：脾肾气虚,瘀血阻络。

治则：补气健脾,祛风利水渗湿,活血通络。

处方：

党参 30 g	黄芪 30 g	茯苓 15 g	白术 15 g
苍术 15 g	山茱萸 15 g	熟地 15 g	枸杞子 15 g
茯苓 15 g	山药 15 g	蝉蜕 6 g	蚕茧壳 6 g
薏苡根 30 g	僵蚕 12 g	川牛膝 15 g	桃仁 12 g
丹参 30 g	陈皮 6 g	佛手 12 g	汉防己 15 g
车前子 30 g			

14 剂。每日 1 剂,水煎 2 次,取汁混合,分 2 次早晚温服。并嘱其饮食调理,低脂、低盐、优质蛋白质饮食,避免劳累和感冒,不要熬夜、按时起卧,适度节制性生活。

二诊(2018 年 11 月 3 日)：泡沫尿及双下肢浮肿较前改善,腰酸乏力未见好转,大便成形,舌体胖大,边有齿痕,苔少,脉沉细。尿常规检查：尿蛋白(+++),24 h 尿蛋白 6.973 g,血肌酐 123 μmol/L。前方去紫苏叶、浮萍,加藿香 12 g、苏梗 12 g、川断 15 g、杜仲 15 g。14 剂。

三诊(2019 年 1 月 12 日)：偶有下肢浮肿,腰酸乏力、便溏好转,偶有心慌、盗汗、失眠。舌体胖大,舌尖红,薄白苔,脉细。尿蛋白(+),24 h 微量蛋白 1.26 g,血肌酐 96 μmol/L。前方去蝉蜕、蚕茧壳、薏苡根、僵蚕,加菟丝子 15 g、肉苁蓉 15 g、芡实 15 g、女贞子 15 g、墨旱莲 15 g、玄参 15 g、牛蒡子 15 g。14 剂。

三诊后,随证加减,每日 1 剂,随访至今,泼尼松逐渐减量后患者蛋白尿未复发,目前患者病情稳定,门诊随访中。

二、医案分析

1. 中医对该疾病的认识　传统中医中,肾小球轻微病变并无特定称谓,临床发病阶段多表现为肾病综合征,属于"水肿""虚劳"等范畴。蛋白质属于中医学中"精(精微或精气)"的范畴。尿蛋白是指从尿液中丢失的蛋白质,被认为是人体中流失的"精"。《素问·上古天真论》说:"肾者主水,受五脏六腑之精而藏之",《素问·六节藏象论》曰:"肾者,主蛰,封藏之本,精之处也。"《诸病源候论》云:"肾气虚损,不能藏精,故精漏失。"故常态下蛋白质有赖于肾的封藏作用而固密于体内,宜藏不宜泄。尿中出现大量蛋白一般归属于"尿浊",亦可属于"水肿""癃闭""虚劳"等病证的范畴。蛋白尿发生的病因与风邪袭表、外感水湿、久病劳倦有关。其病位在肾,与肺、脾有关,病理因素为风邪、水湿、瘀血,其基本病机是本虚标实,本虚是脾肾两虚,以脾肾气虚为主,脾气不升,肾失封藏,标实是风邪、湿热、瘀血等邪气刺激导致精气下泄而出现蛋白尿。蛋白尿迁延不愈,水邪、瘀血、湿热壅阻经隧,络脉不利,肾阳衰败,肾失开阖,膀胱气化无权可转为"癃闭""关格"。

2. 病机分析　何氏根据其临床症状,认为其病机是脾肾气虚、瘀血阻络。患者长期工作劳累、昼夜颠倒、饮食无节,造成患者素体羸弱,脾失健运,肾气亏损,以致肾藏精受损而导致蛋白尿,肾主水功能失常出现膀胱失司而为水肿;患者素体失养,先天之精亏虚,阴阳无法转化,营卫关阖失司,以至夜间盗汗;而长期服用激素,虚火灼烧营阴,同时肾阴耗伤,肾阴无法上奉于心,水火不济,水不制火,致心火亢甚,心肾不交而夜寐不安、心慌口渴。肾病日久,血瘀阻络,加重蛋白尿,故见腰酸、舌下络脉青紫;早期舌体胖大,边有齿痕,苔薄白,脉沉细无力,乃是脾气虚、水湿内停之象。

3. 现代药理学研究　现代药理研究证实健脾补气类药物味"甘"而入脾经是因较多健脾中药,如党参、茯苓、白术、人参等都具有多糖成分,而健脾中药除味觉外,还代表其药物的疗效特征。冯文林等基于《黄帝内经》"甘入脾"理论指导下健脾中药的多糖成分调控肠易激综合征肠道菌群的机制研究发现,以白术为君药的痛泻要方在止泻的同时,对大鼠肠道菌群结构有显著影响,而且痛泻要方的白术、白芍、防风、陈皮这四味药均归入脾经,健脾中药的多糖成分可以部分水解成单糖,产生甜味,并作为益生元促进肠道内益生菌生长,恢复肠道菌群的稳态,改善肠道功能,其作用效果和起效速度符合"甘入脾"的描述。脾气虚证是中医临床常见脏腑功能障碍的证候之一,常见以消化道症状为主,进而表现为全身性生理功能减弱为主的临床综合征,常见神疲乏力、食少纳呆、倦怠懒卧、便溏等症状,段永强等通过研究益气健脾中药对脾虚大鼠骨骼肌组织中Ca^{2+}/CaMKⅡ通路关键分子的干预作用结果证明,四君子汤组和红芪提取物能调节脾气虚大鼠胃肠激素 GAS、MOT 分泌,提高骨骼肌组织 $Na^+ - K^+ - ATPase$ 和 $Ca^{2+} - Mg^{2+} - ATPase$ 活性,并能上调 Ca^{2+}/CaM 信号通路关键分子表达,且以四君子汤作用显著。

4. 目前该疾病相关文献研究　赵玉庸根据多年临床经验,认为本病发病为内外因相合,外因责之于风寒湿热疮毒等,内因为脏腑功能失调,病性本虚标实,配合激素分阶段治疗,拮抗其副作用,提高疗效,并采用针对病理类型及辨病治疗方法,获满意疗效。牛春兰认为肾病临床表现随着病程的不同阶段而发生变化,因此辨证治疗需分阶段、分层次进行,但其病机总属正虚邪实,肾气亏虚是肾脏病发生的根本内因,湿浊瘀血是慢性肾脏病重要的致病因素,扶正祛邪是治疗的基本原则,治疗宜平补平泄,缓缓而治,维护肾气、补益肾元是固本之法,补肾必顾脾,调理脾胃,补养先天,以扶正渗利法"轻药重投"祛除湿浊,同时久病必和络,应重视活血化瘀法在肾脏病中的应用。邹云翔认为肾为"先天之本,生命之根",肾在人体的作用至关重要,肾是全身脏腑功能的化源,对人的生长发育、预防疾病、健康延年等方面都是非常重要的,肾脏之元阴元阳是人体最宝贵的物质与最重要的功能,保护好肾的功能,可促进生长发育,减少疾病与提高疗效,而却病延年,因此邹氏不仅在肾脏病的治疗中注意维护肾的功能,而在老年患者的保健、延缓衰老的辨证治疗中,都很注意保护肾的气化功能。叶任高认为肾阴虚证多见于急性肾炎恢复期、慢性肾炎伴血压升高、止痛剂性肾病、肾结核、狼疮性肾炎、肾病综合征大剂量皮质激素首始阶段等,适用于肾气虚又有阴虚者,多见于慢性肾炎、急性肾炎恢复期、肾病综合征等。慢性肾炎尤其是肾虚与慢性肾病综合征服用大剂量激素多出现阴虚火旺。阴虚阳亢多见于肾性高血压、尿毒症等表现为神经系统症状者。肾阳不足证多见于肾病激素撤减过程中出现"激素撤减综合征"者。有研究发现在原发性肾病综合征患者的临床诊断过程中,加强NGAL、KIM‐1、IL‐18等急性肾损伤标志物的检测,对于肾病综合征并发急性肾功能损伤患者疾病诊断及其后期的病情观察等均有显著帮助,尤其是 NGAL、KIM‐1 这两个生物学因子在临床中的应用价值更高,对于肾病综合征并发急性肾功能损伤患者临床诊疗的作用更大。

5. 用药特点　何氏认为本病病机总体为本虚标实,但肾病日久,肾脏封藏功能失司,人体精气流失,而导致出现各种病症,故在治疗本病清除标实时,需用健脾药物同用,并培补肾元,从而能达到标本兼治的功效。本医案中,患者患有泡沫尿病史多年,平素劳累,肾气亏损严重,从而出现了水肿、便溏等脾虚症状,何氏常用健脾平补之品党参、黄芪、茯苓、白术之品健脾益气,同时紫苏叶、浮萍、防风祛风解表利水,固守中州,同时提壶揭盖利水渗湿,水肿减退明显后,仍有湿气,去紫苏叶、浮萍,改用藿香、苏梗芳香化湿醒脾,中州得稳后,水湿得除,病程中长期服用激素又出现了心悸、口干、夜间盗汗的肾阴虚症状,故早期治疗中加入健脾益气中药,加入肉苁蓉、玄参滋补肾水,滋肾水清虚热,滋腻而不伤阴,降心火,不使其炎上,女贞子、墨旱莲、菟丝子、芡实入少阴肾经,暖水脏,平补肾之阴阳,防滋腻太过而生湿,起到润下、交通心肾、水火共济作用。

6. 点睛之笔　何氏认为治病求本,中医所言之"肾"与西医不同,其所涉范围之广、关联脏器之多,包括了相当于西医学中的泌尿生殖系统的功能及内分泌、血液、神经系统的部分功能。肾有主藏精、主五液、主骨生髓、主纳气等生理功能,对人的生长、发育、防病、延年等方面都是非常重要的。何氏以为,许多疾病的发生虽有后天失养、六淫侵袭、七情所伤、劳倦过度等诸多因素,但有个体差异并对发病起决定因素的应该还是肾气,一个肾气充足的人,即使有外因的存在,也不一定会发病。正如《素问·刺法论》中所述"正气存内,邪不可干",《灵枢·百病始生》所说"风雨寒热,不得虚,邪不能独伤人"。而肾气不足之体,病邪可乘虚而入,亦《素问·热病论》所说"邪之所凑,其气必虚"之理。所以其在治病过程中强调健脾补肾扶助正气最为重要,同时注意避免过用损伤肾气的药物,诸如苦寒、滑脱之品等。补肾勿忘脾,先后应照应病者得胃气则生,无胃气则死。脾胃虚弱,受纳和运化功能失职,气血生化无源,精血转化不能,直接影响着肾之藏精的功能,即便是补肾之良药也不能充分运化和转输,最终难以发挥补肾之作用。激素目前为治疗慢性肾炎的首选西药,何氏认为激素联合中医药辨证治疗肾病综合征,可以减少激素导致的副作用及并发症,同时也减少激素减量过程中蛋白尿复发的激素依赖症。

总之,何氏非常注重补脾益气来调理脾胃功能,以强后天而养先天,先后天相互照应,同时强调中西医结合治疗,师古而不泥古,创新而不弃根本。

参考文献

[1] 冯文林,伍海涛.白术治疗肠道疾病的作用机制探讨[J].辽宁中医杂志,2016,43(1):125-127.

[2] 冯文林,伍海涛.探析痛泻要方的双向调节[J].辽宁中医杂志,2016,43(3):570-572.

[3] 冯文林,伍海涛.基于《黄帝内经》"甘入脾"理论指导下健脾中药的多糖成分调控IBS-D肠道菌群的机制研究[J].辽宁中医杂志,2019,46(1):127-129.

[4] 段永强,成映霞,梁玉杰,等.益气健脾中药对脾虚大鼠骨骼肌组织中 $Ca^{2+}/CaMKⅡ$ 通路关键分子的干预作用[J].中药材,2015,38(3):562-566.

[5] 赵政,丁英钧,董绍英,等.赵玉庸教授治疗肾病综合征经验研究[J].河北中医药学报,2018,33(1):54-56.

[6] 马苏俞,牛春兰.牛春兰主任治肾病临证经验总结[J].陕西中医药大学学报,2018,41(1):24-26.

[7] 王钢,邹燕勤,邹孚庭.一代名医邹云翔为中国中医肾病学发展作出的贡献[J].中国中西医结合肾病杂志,2016,17(3):192-193.

[8] 王钢.谈继承发扬邹云翔老师治肾学术思想的过程和心得体会[J].中国中西医结合肾病杂志,2015,16(5):380-385.

[9] 邹燕勤,王钢.孟河医派临床大家邹云翔论治肾病经验[J].江苏中医药,2016,48(6):1-5.

［10］裴超成,叶任高.叶任高治疗肾病综合征的经验［J］.中国中西医结合杂志,2001,
　　21(3)：221－222.

［11］张铿.原发性肾病综合征患者尿液 NGAL、KIM－1 与 IL－18 检测分析［J］.深圳中西
　　医结合杂志,2017,27(4)：56－57.

第五章 膜性肾病

第一节 活血利水祛风法

一、医案简述

孙某,男,66岁。

初诊时间:2018年12月13日初诊。

主诉:浮肿腰酸乏力伴泡沫尿1年余,加重1周。

1年前患者因腰酸乏力,下肢浮肿在上海某医院就诊,经肾活检提示为膜性肾病,曾服用泼尼松、氯沙坦钾片、黄葵胶囊及CTX治疗,本次就诊时患者只服用氯沙坦钾片100 mg,每日1次,口服。1周前患者发现泡沫尿明显,伴有腰酸乏力,来院查尿常规:蛋白质(+++),24 h尿蛋白定量6.2 g,血白蛋白34 g/L,血肌酐81 μmol/L。有高血压病史2年余,目前服用氯沙坦钾片100 mg,每日1次,口服。控制血压,血压在130/80 mmHg左右。

刻诊:患者腰膝酸冷,四肢不温,双下肢浮肿,纳差,身重,小便量少,大便溏稀,舌质暗淡,苔腻滑,脉沉迟无力。

西医诊断:膜性肾病。

中医诊断:水肿病。

证型:脾肾两虚,兼水湿瘀滞证。

治则:温补脾肾,活血利水祛风。

处方:

党参30 g	生黄芪30 g	炒白术15 g	茯苓15 g
淫羊藿15 g	川断15 g	杜仲15 g	炒薏苡仁30 g
红花6 g	桃仁12 g	怀牛膝15 g	丹参30 g
僵蚕12 g	蚕茧壳12 g	蚕沙12 g	葛根30 g
蝉蜕9 g	防风9 g		

14剂。每日1剂,水煎2次,取汁混合,分2次早晚温服。并嘱其饮食调理,低脂、低盐、优质蛋白质饮食,避免劳累和感冒,不要熬夜、按时起卧,适度节制性生活。

二诊(2019年1月2日):胃纳较前好转,大便黏腻,身重,舌质紫暗,苔白腻,脉沉濡。尿常规检查:尿蛋白(+++),24 h微量蛋白5.1 g。前方加苍术15 g,车前子15 g,当归 15 g。14 剂。

三诊（2019 年 1 月 20 日）：腰酸乏力明显改善，无明显下肢浮肿，胃纳可，苔薄腻，脉沉细，睡眠稍差。尿蛋白（＋＋＋），24 h 微量蛋白 3.2 g。前方加远志 9 g，合欢皮 12 g。14 剂。

三诊后，随证加减，每日 1 剂，随访至今，目前患者病情稳定。

二、医案分析

1. 中医对该疾病的认识　在中医学中并无"膜性肾病"病名，该病以明显水肿及乏力为主要临床特征，可归属于中医"水肿""尿浊""虚劳"等范畴。《素问·水热论学》指出："勇而劳甚，则肾汗出，肾汗出逢于风，内不得入于脏腑，外不得越于皮肤，客于玄府，行于皮里，传为胕肿。""故其本在肾，其末在肺。"《素问·至真要人论》又指出："诸湿肿满，皆属于脾。"明代李梴《医学入门·水肿》提出疮毒致水肿的病因学说。《景岳全书·肿胀》曰："凡外感毒风，邪留肌肤，则亦能忽然浮肿。"《景岳全书·水肿》："大人小儿素无脾虚泄泻等证，而忽而通身浮肿，或小便不利者，多以饮食失节，或湿热所致。"水肿一证，是全身气化功能障碍的一种表现，人体气化功能正常，水则可自行。水肿发病的基本病机为肺失通调，脾失健运，肾失开阖，三焦气化失司。肺主一身之气，主通调水道；脾主运化，可将水谷精微布散周身；肾主水，水液的输化有赖于肾阳的蒸化及其开阖功能。肺虚则气不化精而化为水，脾虚则土不制水，肾虚则水无所主而妄行。气虚则固摄无力，精微外泄，自小便而出，则见蛋白尿、血尿。

对于膜性肾病的病因病机，各专家持不同观点。陈以平认为脾肾气虚是膜性肾病发病的基本病机，脾肾久虚，血运无力所致的脉络瘀滞、湿热内蕴是病情缠绵难愈的病理基础。吴康衡认为脾虚易生痰湿，痰湿阻络而致瘀，提出"痰瘀互结、水毒相攻"与膜性肾病的产生发展关系密切。俞东容等通过临床辨证经验分析指出，膜性肾病以气阴两虚证、脾肾气虚证为主要证候。余仁欢认为，膜性肾病发病原因是多方面的，但重点与脾胃损伤有关，然后波及于肾。临床观察发现患者以脾胃病证多见，患者在水肿的同时，伴有乏力、便溏，甚至腹泻等脾肾气虚或脾肾阳虚证相关症状。且经临床实践总结发现，通过调理脾胃，改善患者饮食，可以缓解症状。因此推测本病病因与饮食有关，包括摄入大量异体蛋白，即中医所言"饮食自倍，肠胃乃伤"，亦可能与食物和饮用水污染有关。膜性肾病的病位重点在脾肾。因为根据临床试验研究初步证实，膜性肾病患者存在肠胃的菌群失调，这可能是膜性肾病的发病机制之一。而膜性肾病的湿热证很多情况是使用激素或免疫抑制剂导致的，膜性肾病初发时并不一定都有湿热证。周锦结合临床经验认为各期膜性肾病均以气虚血瘀、瘀积形成为基本病机。陈志强认为肺、脾、肾、三焦气化不利，可因于实，也可因于虚，但终不外阳气不振或阳气不足而阳不化气所致，阳不化气，推动无力，则湿浊、瘀血乃生。各派学说虽观点不同，但均认为脾肾亏虚是膜性肾病全程的基本病机。

2. 病机分析　何氏根据该患者临床症状及问诊，认为其病机是脾肾两虚，兼水湿瘀血阻滞证。患者脾肾虚损日久,脾失健运,肾失气化温煦,湿浊内生,瘀血阻络是病情缠绵难愈的病理基础。正如《素问·水热穴论》曰:"肾者,胃之关也。关门不利,故聚水而从其类也。上下溢于皮肤,故为胕肿,胕肿者,聚水而生病也。"《素问·至真要大论》曰:"诸湿肿满,皆属于脾。"由此可见,膜性肾病与脾肾两脏腑关系密切。肾主水,有主宰水液代谢之用;脾主运化,有调节水液枢转之用。肾虚则蒸腾气化不利,脾虚则水液运化失司,以致水液输布障碍,停滞于体内,泛滥于肌肤,发为水肿。

《素问·汤液醪醴论》中提出"平治于权衡,去宛陈莝……开鬼门,洁净府"的水肿病治疗原则,其中"去宛陈莝"指的就是去除体内积聚日久的糟粕物质。陈志强认为在膜性肾病中,壅阻肾络的就是体内的糟粕物质,即"湿浊"和"瘀血"。肾五行属水,脾五行属土,脾肾亏虚,则土不制水,被水反克,水寒土湿,酿生湿浊。湿浊内壅,阳气受损,以致阳不化气,无力推动气血运行,气不行血,血停为瘀,经络受阻。经络不畅,湿浊无以排泄,壅塞三焦,三焦为水液运行的通道,湿浊弥漫三焦,又成为新的致病因素,如此往复,恶性循环,疾病难以治愈。因此,何氏认为膜性肾病的病机以脾肾亏虚为本,水湿瘀血阻滞为标。

3. 现代药理学研究　现代药理研究证实黄芪、党参、淫羊藿、怀山药能改善机体免疫,进而减轻肾小球基膜损害,减少尿蛋白。现代研究也表明,黄芪具有抗氧化、促进细胞代谢、防止尿蛋白漏出、促进肝脏合成白蛋白等作用。当归、牡丹皮、益母草、丹参擅于抗肾小球纤维化,可明显延缓肾小球硬化;茯苓不仅可健脾利水消肿,且具有免疫增强作用,能抑制免疫细胞过度表达,进而减慢免疫复合物的形成。

4. 目前该疾病相关文献研究　膜性肾病为本虚标实之病,临床辨证往往虚实夹杂。曹恩泽辨为脾气虚弱、瘀水互结证与脾肾亏虚、湿瘀阻络证,分型加减论治。刘玉宁将本病分为瘀水交阻、湿热内蕴、肝郁气滞与脾肾气虚4个证型,分别给予桂枝茯苓丸、三仁汤、柴胡疏肝散与益气补肾汤加减治疗。马建伟认为肾病水肿,常有风邪作祟,常用牛蒡子、蝉蜕、僵蚕等祛风宣肺利水、清热解毒。刘宏伟将本病分为脾气虚弱水湿逗留、脾肾阳虚水湿泛滥、气阴两虚湿瘀阻络、肝肾阴虚湿热留恋4型,分别予参苓白术散或春泽汤、真武汤合苓桂术甘汤或真武汤合五苓散、参芪地黄汤或大补元煎、杞菊地黄汤或建瓴汤加减。吴康衡认为本病分湿热内蕴、痰瘀互结、肾阳虚衰、精血匮竭4型,分别予利肾胶囊(鱼腥草、白花蛇舌草、石韦、益母草、木贼、贯众、石菖蒲、芡实)、软胶囊(三棱、莪术、王不留行、白芥子、瓦楞子、水蛭、黄药子)、安肾胶囊(附片、肉桂、山茱萸、熟地黄、牡丹皮、淫羊藿、红花、菟丝子、胡芦巴)及滋肾口服液(制何首乌、桑椹子、生地黄、墨旱莲、女贞子、枸杞、牡丹皮、黄芪、党参、鹿角胶)治疗。叶传蕙将本病分为外邪犯肺、湿热蕴结、脾肾两虚水湿瘀阻、阴虚火旺、气阴两虚湿热瘀阻5个证型,分别施以叶氏疏散解表方(金银花、鱼腥草、板蓝根、马勃、荆芥、防风、桔梗、杏仁、紫菀、黄芩、法半夏、生甘草)、叶氏消白Ⅰ号方(藿香、佩兰、薏苡仁、白豆蔻、法半夏、黄芩、栀子、茵陈、地龙、僵蚕、芡实、金樱子、全蝎)、叶氏消白Ⅱ号方(黄芪、茯苓、白术、薏苡仁、赤小豆、芡实、金樱子、丹参、川芎、地龙、僵蚕、全蝎、车前草)、叶氏消白Ⅲ号方(北沙参、黄柏、知母、黄芩、栀子、白茅根、薏苡仁、丹参、川芎、地龙、僵蚕、芡实、金樱子)及叶氏消白Ⅳ号方(北沙参、太子参、黄柏、知母、白术、白茅根、赤小豆、薏苡仁、丹参、川芎、地龙、僵蚕、芡实、金樱子)加减治疗。

邹燕勤认为本病涉及肺、脾、肾三脏,及风湿(寒/热)瘀病理因素。对于脾肾虚衰的患者,采用健脾益肾法,善采用大剂生黄芪大补脾肾之气。对于风寒湿或风湿热交结的难治性肾病,采用祛风通络法,常喜用僵蚕、蝉蜕,并渐增全蝎、地龙、水蛭、蜈蚣等品。邹氏认为外邪可通过咽喉长驱直入,累及肾脏,咽喉肿痛亦是肾病常见的并发症及恶化因素,采用清利咽喉法,喜用玄参、麦冬、金银花、射干、桔梗、生甘草、僵蚕、蝉蜕,热毒甚者加黄芩、栀子,配合茯苓、生薏苡仁、车前草、猫爪草、蛇舌草等同用。治疗慢性难治性肾脏病,应采用守法守方不变法进行治疗。张振忠以补肾健脾之药为基本,配合益气养阴之药,注重活血祛瘀、通络、清热止血,兼顾清热利湿等方法治疗膜性肾病。陈以平将膜性肾病分为3个证型:气虚瘀水交阻型,治宜益气化瘀利水,方选桂枝茯苓丸加减;气虚湿热互结型,治宜清利湿热,益气活血,以陈氏清热膜肾方加减;阳虚湿浊内聚型,治宜温阳活血,化湿降浊,以陈氏补肾膜肾方加减。又将膜性肾病分为2期,早期多脾虚湿热证,方选陈氏清热膜肾方;中后期多属脾肾阳虚证,方选陈氏补肾膜肾方。

5. 用药特点　何氏对该患者的治则,立法于"温补脾肾,活血利水祛风",认为膜性肾病本虚标实贯穿于疾病的始终。其病机主要表现为本虚标实,本虚多以脾肾两虚为主,脾虚则水湿不能运化,导致水湿内停,泛滥肌肤,发为水肿;肾虚不能蒸腾津液,精微下泄而发为蛋白尿。脾虚日久,则后天之本不能充养,肾虚日久则温煦失职,使本病更加缠绵。其中脾肾两虚既是其发病的直接机制,又贯穿疾病始终,两者常相互影响,使病情缠绵难愈,甚至进一步发展为脾肾阳虚。鉴于此,何氏在治疗膜性肾病时常常抓住本虚的特点,药用党参、黄芪、炒白术、淫羊藿等健脾补肾固本,疗效显著。

6. 点睛之笔　何氏认为气虚、瘀血为本病最常见及关键的病理产物及致病因素,特别强调益气和活血药物的使用作为基本方:党参、黄芪、山药、白术、山茱萸、丹参、牛膝、牡丹皮等。针对难治性膜性肾病加用僵蚕、地龙、蝉蜕等虫类药"钻透剔邪,搜风通络",疗效显著。

总之,膜性肾病属中医学"水肿""尿浊""虚劳"等范畴。其发生是由于正气亏虚,外邪侵袭;或体内脏腑功能失调,水液运化失常所导致。其病机为本虚标实,本虚以脾肾两虚为主,标实则表现为水湿、外感风邪、瘀血等。脾肾两虚既是其发病的直接机制,又贯穿本病始终;水湿、外感风邪、瘀血既是病变过程中的病理产物,又是促使病变加重、病情迁延的重要因素。何氏重视诊治该病时一方面抓住本虚,另一面辨别标实,灵活运用中医辨证治疗,这样临床治疗才能收效显著。

参考文献

[1] 张海涛,马雷.刘玉宁教授治疗特发性膜性肾病的经验[J].中国中西医结合肾病杂志,2013,14(1):4-5.

［2］杨玉新,马建伟,董静.马建伟治疗膜性肾病经验［J］.辽宁中医杂志,2013,40(3)：421-422.

［3］刘宏伟.膜性肾病的中医证治探讨［J］.辽宁中医杂志,1992(4)：5-6.

［4］罗勤.吴康衡教授治疗膜性肾病的学术思想及临床实践［J］.中国中西医结合肾病杂志,2010,11(8)：667-668.

［5］杨永超,刘晓春,马宝梅,等.叶传蕙教授治疗特发性膜性肾病经验［J］.陕西中医,2015,36(1)：78-80.

第二节　健脾益肾利湿和络法

一、医案简述

郭某,男,71岁。

初诊时间：2019年7月4日。

主诉：泡沫尿伴双下肢浮肿1月。

1月前患者无明显诱因下出现双下肢浮肿,伴有泡沫尿,来上海市普陀区中心医院就诊,患者诉3年前因下肢浮肿泡沫尿于当地医院就诊行肾活检诊断为膜性肾病,曾服用泼尼松、环孢素、环磷酰胺治疗,病情反反复复未缓解,平时多次检测24 h蛋白定量在3~4 g之间,肾功能正常。1月前患者发现尿泡沫明显增多,下肢明显浮肿,按之凹陷,乏力,腰酸,来院查尿常规：尿蛋白(＋＋＋),24 h尿蛋白定量10.12 g,血白蛋白22 g/L,血肌酐112 μmol/L。

刻诊：双下肢浮肿,乏力,腰酸,时有心慌,胃纳可,大便黏腻不爽,小便量少,舌质淡红,苔白腻滑,脉弦细。

西医诊断：膜性肾病。

中医诊断：水肿病。

证型：脾肾气虚,湿瘀阻络。

治则：健脾益肾,利湿和络。

处方：

党参30 g	生黄芪30 g	炒白术15 g	茯苓15 g
淫羊藿15 g	菟丝子15 g	川断15 g	杜仲15 g
炒薏苡仁30 g	陈皮10 g	山茱萸15 g	佛手10 g
红花6 g	桃仁12 g	丹参30 g	僵蚕12 g
蚕茧壳12 g	蝉蜕9 g	防风9 g	玉米须30 g

14剂。每日1剂,水煎2次,取汁混合,分2次早晚温服。并嘱其饮食调理,低脂、低盐、优质蛋白质饮食,避免劳累和感冒,不要熬夜、按时起卧,适度节制性生活。

二诊(2019 年 7 月 18 日)：双下肢浮肿较前改善,舌质偏红,苔黄腻,脉弦滑。尿常规检查：尿蛋白(＋＋＋),24 h 微量蛋白 9 g。前方加车前子 15 g,黄柏 9 g,土茯苓 30 g,半支莲 30 g,半边莲 30 g。14 剂。

三诊(2019 年 8 月 1 日)：下肢水肿已基本消退,腰酸乏力较前改善,苔薄黄腻,脉弦滑。尿蛋白(＋＋＋),24 h 微量蛋白 5.3 g。前方加积雪草、六月雪各 20 g。14 剂。

三诊后,随证加减,每日 1 剂,服药至今,目前患者病情稳定。

二、医案分析

1. 中医对该疾病的认识　膜性肾病主要病位在脾肾两脏,脾肾亏虚是膜性肾病发病的病理基础,治当益肾健脾培其本,可用黄芪、白术、党参、山药等补气健脾,使用淫羊藿、巴戟天、菟丝子、枸杞子、续断、杜仲、山茱萸等培补肾元。临床上我们观察到膜性肾病患者常常合并低蛋白血症、高脂血症,血液呈高凝状态,易出现血栓及栓塞,舌色暗紫,符合中医学“瘀血”范畴。中医认为血液在人体内正常运行的前提是络脉的完整无损和舒缩功能正常,于膜性肾病而言,即肾脏的微血管、微循环生理功能正常。《临证指南医案》曰：“经年宿病,病必在络。”络脉受损,可影响肾脏温煦、推动之正常生理功能,产生多种病证,所以在益肾健脾的基础上,可以加用活血药物丹参、桃仁、红花等活血化瘀治其标。

《素问·灵兰秘典论》曰：“三焦者,决渎之官,水道出焉。”决,疏通之意;渎,谓之沟渠。决渎,即为疏通水道。这明确表示了三焦是人体水液运行的通道,三焦水道通利,则水液运行通畅。根据“上焦如雾,中焦如沤,下焦如渎”的三焦生理特点,陈志强创造性地提出了三焦分消法祛除湿浊之邪。上焦如雾,宜宣宜散,常用藿香、佩兰、香薷等芳香化湿之品宣散上焦湿邪,取“提壶揭盖”之意;中焦如沤,宜运宜化,常用法半夏、白豆蔻、黄连、砂仁、苍术等苦温苦寒之品运化中焦湿浊,以固护脾胃;下焦如渎,宜渗宜利,常用薏苡仁、土茯苓、大黄、积雪草等苦寒之品渗利下焦湿浊,使水湿从肾和膀胱而走。除此之外,三焦属少阳之经,治法应兼顾疏利少阳,方中常配伍柴胡、黄芩、枳壳、香附等药物疏利少阳,通畅三焦。膜性肾病本虚标实,湿热之邪贯穿该病的始终,因此清利湿热显得尤为重要,可选用车前子、车前草、泽泻、土茯苓、白花蛇舌草、积雪草、六月雪等中药治疗。

中医认为膜性肾病的发病尤其病情缠绵反复发作者常离不开风邪,风邪外袭,导致肺失宣降,脾失健运,肾失蒸化,水液代谢障碍,导致水肿;风性开泄,伤及脾肾,脾失统摄,肾不封藏,则精微下泄,出现蛋白尿;风性主动,湿性缠绵,风湿合邪,则疾病缠绵难愈,因此临床上在膜性肾病的治疗中常加用蝉蜕、防风等祛风药。

水湿乃膜性肾病常见病理产物,水湿多因脾肾亏虚所致,脾主运化水湿,脾虚则水湿不化,肾为水脏,主水之气化,肾虚则气化失司,水湿泛溢肌肤,导致水肿。恰如《诸病源候论》所曰：“水病者,由肾脾俱虚故也。肾虚不能宣通水气,脾虚又不能制水,故水气盈溢,渗液皮肤,所以通身肿也。”洪钦国分期治疗膜性肾病,认为前期以脾肾气虚、精关不固为主,后期则以脾肾阳虚、水湿泛滥为主,重点指出膜性肾病后期水湿之邪内盛,其原因与脾肾阳虚,水湿邪气失于运化及蒸腾有关,故欲祛除水湿邪气,当重视温补脾肾阳气,治以温阳利水化湿。

张大宁认为膜性肾病是慢性肾病的一种,其病因是先天禀赋不足、劳欲过度、久病体虚、外邪内侵、损伤正气等,属本虚标实。"风邪"是膜性肾病的主要致病因素,也是疾病反复发生、病情复杂的一个重要因素,风邪分为内、外风,外风主要为外感风邪,内风主要为阴虚生风、血虚生风。风为百病之长,善行而数变,风邪犯肾,则为肾风,肾风走窜经络,耗气伤津,导致肾虚,风邪善变,可化为寒、火、浊、湿等多种病邪,侵袭肾脏,所以病情复杂多变;"肾虚""血瘀""湿毒"是慢性肾病进展最重要的三个因素,贯穿疾病的发生和发展。肾虚是疾病发生、发展的最根本原因,肾气虚推动乏力导致气血运行不畅,肾络瘀阻。瘀血又会阻碍肾脏气血运行,加重肾虚,所以肾虚为因,血瘀为果,肾虚为本,血瘀为标,肾虚必兼血瘀,两者不可分割;慢性肾病迁延日久,脾肾亏虚,水液运化、代谢失常,导致湿邪内生,久成"湿热",湿热直接进一步发展成"湿毒"。所以肾病的基本病机是"肾虚血瘀,湿毒内蕴"。

2. 病机分析 何氏认为膜性肾病以脾肾气虚、湿瘀阻络为主要病机特点。其发生多由素体禀赋不足、饮食不当、过度劳倦、空气污浊、外邪侵袭、药毒伤肾等引起。

3. 现代药理学研究 现代药理研究表明,黄芪可增强机体免疫功能,有保肝、利尿、延缓衰老、抗应激、降压、抗菌等多重功效。另外,黄芪中含有硒元素,能够抑制脂质过氧化反应,清除氧自由基,改善肾小球滤过膜的屏障功能,减少尿蛋白;同时有助于增加肌蛋白含量,纠正肾小球代谢紊乱;还能使一氧化氮生成量减少,纠正肾脏的高灌注、高滤过状态,并通过抑制血小板聚集、扩张肾血管而改善肾脏循环,发挥抗肾小球硬化与肾间质纤维化作用。现代药理学研究发现六月雪含有苷类、鞣质、植物甾醇、少量生物碱、糖和脂肪酸等有效成分。六月雪有提高细胞免疫和体液免疫的功能,能改善机体对抗原的清除力,对肾小球基底膜的损伤有修复作用,另外可提高肾血流量,促进纤维组织吸收,使废用的肾小球得以修复而达到消除尿蛋白。积雪草具有抗炎及抑制成纤维细胞增殖的作用,可抑制肾纤维化。蝉蜕现代研究表明其有抗过敏、免疫抑制、抗凝等药理作用,并有减少尿蛋白的功效。僵蚕可有效降低系膜增生性肾炎尿蛋白含量,改善脂质代谢,同时能够使血清白蛋白出现不同程度升高,降低肌酐、尿素氮。

4. 目前该疾病相关文献研究 何氏应用健脾益气清热活血法治疗膜性肾病,疗效确切,临床上常用党参、黄芪、炒白术、山药、淫羊藿、续断、杜仲、山茱萸健脾补肾、固摄精血;车前子、茯苓、炒薏苡仁、玉米须利湿,使湿从小便而出;药用丹参、当归、桃仁、红花凉血活血,散瘀止血;药用蝉蜕、防风、僵蚕、蚕茧壳、蚕沙等"钻透剔邪,搜风通络"。诸药合用,健脾肾以固本,祛风利水活血以指标,从而达到标本兼顾。

张大宁认为治疗膜性肾病当从"虚、瘀、湿、风"论治。"补肾活血"依然为治疗膜性肾病治疗的基本大法。补肾之药常用黄芪、冬虫夏草、西洋参,若患者蛋白尿较多,加用升麻、五味子升清、收敛固涩;化瘀血之药常用丹参、川芎,重者加三棱、莪术、鬼箭羽;利湿毒常用茯苓、土茯苓、蒲公英、白花蛇舌草；祛风邪常用防风、独活、桂枝以祛风寒之邪，加金银花、连翘、板蓝根、大青叶等药物疏风清热，如风湿相加，配伍青风藤、海风藤、威灵仙以祛风胜湿。对于内风，阴虚风动者给予麦冬、石斛，瘀血生风者，以"治风先治血，血行风自灭"为原则，血虚风动者给予鸡血藤、当归，二者补血养血的同时，还有活血的作用，瘀血化热生风者，加赤芍、牡丹皮以清热活血。在临床中，在辨证的基础上，根据"虚、瘀、湿、风"的轻重不同，灵活用药施治，临床疗效显著。

陈以平提出"膜性肾病肾小球基膜上皮细胞下弥漫的免疫复合物沉着当属中医理论中湿热胶着成瘀"的观点，强调补脾复中焦气化，形成"健脾益气，清利湿热，活血化瘀"为主的治疗方案，确立了"参芪膜肾方""肾9方"等专方。

叶任高将膜性肾病分为4类型，① 水湿浸渍型：以水肿、尿少、困重为主，苔白腻，脉弱，方常选五苓散和五皮饮加减；② 脾肾阳虚型：水肿伴腰部发凉怕冷，纳差，脉沉，常有实脾饮加减温补脾肾，兼以利水；③ 血瘀水阻型：病程时间长，面色晦暗黧黑，脉涩，方用桃红四物汤利水、活血；④ 肝肾阴虚型：腰部酸困，头晕耳鸣，心烦难眠，口干，舌红脉细，治疗常用二至丸合杞菊地黄丸加益母草滋补肝肾，利水湿邪气。膜性肾病伴大量蛋白尿的患者，叶氏主张首选激素，在足量激素阶段，常表现阴虚火旺证，如烦热、面红、盗汗，常用滋阴降火汤治疗；在减用激素减量时段多伴有乏力、神疲等症状，当加生地、黄芪等药以益气养阴；激素维持阶段当注重，调护正气，补益脾土肾水。在联合环磷酰胺时主张加当归、芍药、鸡血藤等生血之品。对于膜性肾病，特别是足量激素应用阶段，常在抗凝的基础上加地龙、全蝎通络化瘀。

杜雨茂提出从伤寒论"六经"辨证的思想治疗膜性肾病，提出膜性肾病的病程进展及相关的夹杂证符合六经辨证的表里及变证，并概括了膜性肾病的主要病程的证型，即少阴阴虚，水湿瘀热交结证，方用猪苓汤加二至丸；太阴少阴阳虚兼湿邪，方选真武汤和五苓散；太阴肺脾气虚，少阴心肾阴虚水湿瘀热，选方以四君子加参芪和六味地黄丸；兼水湿瘀热，三焦水火不畅的太少二阴阴阳两虚证，方以肾气丸和猪苓汤、小柴胡汤化裁；水湿潴留，太少同病，当用五苓散和麻黄细辛附子汤。杜氏认为IMN的基本病机为脾肾阴阳不足为本，水湿为标，对于尿蛋白高的患者用药加黄芪和固涩之品，伴有血尿或血红蛋白尿的加小蓟、藕节等，对于血压偏高者加平肝熄风之品，如钩藤、决明子等。

5. 用药特点　何氏认为湿热之邪贯穿膜性肾病的始终，膜性肾病的缠绵难愈及复发加重常常是湿热之邪所致，对该患者的治疗清利湿热显得尤为重要，常选用车前子、车前草、泽泻、土茯苓、白花蛇舌草、积雪草、六月雪等治疗，水湿邪热去除，有利于该病的恢复。

6. 点睛之笔　何氏认为膜性肾病属本虚标实证，脾肾气虚为本，水湿、湿热、瘀血为标。治当益肾健脾培其本，并予活血利水、清利湿热、摄精固涩、祛风通络、搜风剔络等法以治其标，合理使用药对，增进疗效。

参考文献

［1］娄成利,徐业,何立群.健脾益气清热活血法联合不同免疫抑制剂治疗 IMN 临床疗效及安全性评估［J］.中国现代医生,2019,57(9)：124－127.

［2］李亚东.张大宁教授治疗膜性肾病经验［J］.光明中医,2018,33(13)：1868－1869.

［3］王琳.陈以平教授"微观辨证"学术思想在膜性肾病中的应用［J］.上海中医药大学学报,2006,20(3)：29－31.

第六章 IgA 肾病

第一节 益气养阴祛湿法

一、医案简述

王某,女,35 岁。

初诊时间:2019 年 1 月 4 日。

主诉:咽喉部不适伴尿液发红 1 月余。

现病史:1 月前患者无诱因下出现咽喉部不适,尿液发红,伴有泡沫尿,双下肢出现轻度浮肿,腰酸乏力,遂至瑞金医院就诊,查尿常规提示尿蛋白(＋＋),红细胞(＋)/HP,24 h 尿蛋白定量 2.19 g,诊断为慢性肾炎,行肾穿刺病理诊断为 IgA 肾病(局灶节段增生型,牛津分型:M1E0S1T0C0),建议服用泼尼松抗炎治疗,患者因考虑激素副作用后拒绝泼尼松抗炎治疗,为行中医药治疗转至何氏处就诊,查尿常规:尿蛋白(＋),红细胞(＋)/HP,24 h 尿蛋白定量 1.89 g,肾功能正常。追问病史,患者否认慢性疾病史,患有慢性肾炎后出现血压升高,目前降压方案为缬沙坦 80 mg,每日 1 次口服,血压控制可,就诊时血压 130/80 mmHg。

刻诊:患者咽红咽痛,形体较瘦,神疲乏力,腰酸不适,双下肢轻度浮肿,胃纳一般,偶有口干,小便清,颜色偶有发红,大便每日 1 次,成形,舌尖红苔白,边有齿痕,脉沉细无力。

西医诊断:慢性肾炎。

中医诊断:尿血。

证型:气阴两虚,湿热内壅。

治则:益气养阴,清热利湿解毒。

处方:

党参 30 g	生黄芪 30 g	茯苓 15 g	山药 15 g
白术 15 g	苍术 15 g	陈皮 9 g	防风 12 g
知母 12 g	黄柏 12 g	女贞子 15 g	墨旱莲 15 g
车前子 30 g	牛蒡子 15 g	玄参 15 g	白茅根 15 g
制大黄 6 g	丹参 30 g	菟丝子 15 g	川断 15 g
杜仲 15 g			

14 剂。每日 1 剂,水煎 2 次,取汁混合,分 2 次早晚温服。并嘱其饮食调理,低盐、低

优蛋白质饮食,避免劳累及感冒。

二诊(2019年2月1日):咽红、口干好转,双下肢无浮肿,无咽痛,小便颜色正常,大便成形,舌尖红苔薄白,边有齿痕,脉沉细无力。尿常规检查:尿蛋白(＋),红细胞34个/HP,24 h蛋白定量1.21 g。前方加黄连6 g,半枝莲15 g,半边莲15 g。14剂。

三诊(2019年4月4日):无咽红口干,无双下肢肢体浮肿,小便澄清,舌淡苔薄白,脉细。尿常规检查:尿蛋白弱阳性,红细胞5～6个/HP,24 h微量蛋白0.6 g;前方去牛蒡子、大玄参,加肉苁蓉30 g。14剂。

三诊后,随证加减,每日1剂,随访至今,目前患者病情稳定。

二、医案分析

1. 中医对该疾病的认识 IgA肾病是一种原发性肾小球疾病的常见形式,临床表现为肉眼血尿的患者约占40%～45%,镜下血尿和蛋白尿的患者约占35%～40%,其余可表现为肾病综合征或急性肾衰竭。IgA肾病西医诊断主要依靠肾活检,中医根据其主要的临床表现,表现为血尿者,诊断为"尿血";表现为全身浮肿或双下肢浮肿,诊断为"水肿"而以腰痛为临床表现,可诊为"腰痛";也有诊断为"虚劳""肾风"。中医对本病的认识多种多样,医家论述各有不同,但大多从风、湿、热、瘀、虚等方面进行论述,病位涉及心、肝、脾、肾等脏。《诸病源候论·小便血候》曰:"风邪入于少阴则尿血",因而大部分医者认为IgA肾病的中医病机为风热之邪袭表,入里下扰肾络出现尿血的。《素问·奇病论》云:"帝曰:有病庞然有水状,切其脉大紧,身无痛者,形不瘦,不能食,食少,名为何病? 岐伯曰:病生在肾,名为肾风,肾风而不能食,善惊,惊已,心气痿者死。"《素问·风论》又曰:"肾风之状,多汗恶风,面庞然浮肿,脊痛不能正立,其色炲,隐曲不利,诊在肌上,其色黑。"由此可见,当出现浮肿、腰痛、不能食、善惊、面色黑症状时,提示疾病进展为慢性肾衰竭的临床表现。

2. 病机分析 患者素体肾虚,外感之邪乘虚而入,风热之邪侵犯肺卫咽喉,邪热向下循经之肾与膀胱,血热损伤肾络而尿血。中医学认为"咽喉"为肺部门户,《灵枢·经脉别论》云:"肾足少阴之脉……入肺中循喉咙夹舌木……是主肾所生病者,口热舌丁,咽肿上气,嗌干及痛。"叶天士云:"温邪上受,首先犯肺",可见外邪入侵途径首先为肺部,而传到肺,不外乎从口、鼻、咽喉入侵。风热之邪,为风邪和热邪相结合,故其性轻扬向上,同时又耗伤津液,故首先口鼻受之,而咽喉者为必经之关隘,容易出现咽红咽痛咽痒,患者发病时间较短,外邪入侵首先侵犯肺卫、咽喉而出现口干、咽红咽痛;《温热论》有云:"风夹温热而燥生,清窍必干,谓水主之气不能上荣,两阳相劫也。湿与温合,蒸郁而蒙蔽于上,清窍为之壅塞,浊邪害清也。"患者外感风热之邪后容易蒙蔽清窍,下袭膀胱,壅塞二阴,湿邪与邪热相搏结而成湿热,湿热破血而出现尿血,故本病的病机为气阴两虚,湿热内壅。IgA肾病气阴两虚兼湿热证候时可能标志细胞免疫处于活化状态,细胞因子和炎性介质释放增加,免疫复合物沉积较多,造成肾小球、肾间质的急性病理损伤,且容易出现节段性慢性病变。气虚时,湿邪易聚,由于湿性重浊黏滞,病情缠绵,湿郁日久化热,湿热胶着,或因感受湿热邪气,内外相合,戕夺正气,正邪分争,导致免疫炎症反应异常活跃,病情尚急,故病理活动性病变突出,随着病情进展,可出现慢性病变,但以肾小球节段性病变为主。

3. 现代药理学研究 尹友生等通过白茅根及其复方汤对大鼠 IgA 肾病模型的干预作用发现,白茅根及其复方汤对 IgA 肾病模型大鼠均可减少尿红细胞和尿蛋白,改善肾功能,能有效抑制系膜细胞增生与基质增多,改善肾脏病理学变化,作用机制可能是白茅根通过刺激机体分泌大量的 IL-2,增强了 T 细胞活化、增殖,调整并平衡了 Th1/Th2 比例,从而减少了 IgA 在肾小球的沉积;同时抑制了 PAF、TGF-β1 的分泌,并降低了 TGF-β1 蛋白表达,从而改善了肾小球局部的炎症反应,延缓了肾脏纤维化的进程,延缓了 IgAN 的进展。IgA 肾病湿热证与部分病理特征具有相关性,将相关性病理指标引入 IgA 肾病微观辨证之中可提高辨证准确率。白亚君等探讨大黄酚对 IgA 肾病大鼠肾损伤和免疫反应的调控作用研究表明,大黄酚能剂量依赖性地降低 IgA 肾病大鼠尿蛋白、血清肌酐和尿素氮水平,改善模型大鼠肾脏组织病理损伤、降低细胞凋亡率,降低凋亡相关蛋白 Caspase-3 和 Caspase-9 的 mRNA 及蛋白表达水平,抑制丙二醛产生的同时,增加抗氧化酶谷胱甘肽过氧化物酶、过氧化物歧化酶活性;降低 IL-1、IL-6、TNF-α 的血清水平和蛋白表达水平;下调 TLR4、NF-κB P65 和 VCAM-1 的表达水平,提示大黄酚对 IgA 肾病大鼠起到保护作用,其机制可能是通过 TLR4/NF-κB P65 信号通路调节 IgA 肾病的免疫反应,减轻肾损伤。大黄酚对 IgA 肾病大鼠肾损伤和免疫反应的影响,大黄酚对 IgA 肾病大鼠肾损伤和免疫反应的影响表明,与对照组相比,IgA 肾病模型组大鼠尿蛋白、血清肌酸酐和尿素氮水平升高,大黄酚实验组大鼠尿蛋白、血清肌酸酐和尿素氮水平低于 IgA 肾病模型组,IgA 肾病模型组大鼠 Ki67 和 PCNA 表达低于对照组,与 IgA 肾病模型组相比,大黄酚实验组大鼠 Ki67 和 PCNA 表达升高,与对照组相比,IgA 肾病模型组大鼠 Caspase-3 和 Caspase-9 表达增强,大黄酚实验组大鼠 Caspase-3 和 Caspase-9 表达低于 IgA 肾病模型组,另外,IgA 肾病模型组大鼠血清中 IL-1β 和 IL-18 水平高于对照组,与 IgA 肾病模型组相比,大黄酚实验组大鼠血清中 IL-1β 和 IL-18 水平下降,大黄酚可减轻 IgA 肾病大鼠的肾损伤和炎症反应。

4. 目前该疾病相关文献研究 现代医家治疗蛋白尿,各有侧重。聂莉芳等研究表明,脾肾气虚、阴虚,导致血不归经是血尿的关键环节,通过多中心、随机、平行对照的临床试验,使用益气滋肾颗粒统血、止血,其立法方药体现了中医急则治标、缓则治本、标本同治的特色,治疗组在使用益气滋肾颗粒治疗 IgA 肾病血尿的缓解率明显优于对照组,具有良好的临床效果。隋淑梅认为本病需分外感内伤,首辨气阴,气虚和阴虚是其证候的主要表现,气虚病在脾肺,久可及肾,可以黄芪、党参、山药、白术等补药用之。万廷信等研究证实,IgA 肾病中医虚证与西医临床实验指标有相关性,认为气虚是 IgA 肾病的起始病因,贯穿病程的始终,"邪之所凑,其气必虚",正气不足,外邪入内,气损及阴,阴损及阳,导致疾病的进一步加重,故应积极干预、防止传变。刘玉宁提出,从络脉辨治 IgA 肾病血尿,将其分为三类,热伤肾络、肾络瘀阻、络虚失荣,又将热伤肾络分为风热、湿热和湿毒,他认为风热上可侵袭咽喉,下可侵袭肾脏,可用黄芩、黄连、金银花等药解毒利咽,玄参、马勃、紫草等药宁络止血;湿热可浸淫肾与膀胱,可选用清热祛湿的中药,如:藿香、佩兰、茯苓等,配伍宁络止血的中药,如:黄芩、生地榆、生蒲黄等;湿热流窜孔窍,可选用宁络止血的中药,配伍解毒利尿通淋的药物,他强调熄火、宁络、止血等原则的重要性。张颖慧等观察雷公藤多苷片联合小剂量糖皮质激素较单用激素治疗IgA肾病伴肾功能减退患者的临床疗效和安全性发现,雷公藤多苷片联合小剂量激素能有效减少伴肾功能减退IgA肾病的蛋白尿,且一定程度上延缓肾功能进展,耐受性好。王新慧等对益气养阴利咽方联合咽部啄治法治疗IgA肾病伴咽部炎症临床研究表明,益气养阴利咽方联合咽部啄治法可以减少IgA肾病伴有咽部炎症患者的蛋白尿和血尿,改善咽部症状,疗效优于厄贝沙坦。陈香美等对1 016例IgA肾病患者中医证候的多中心流行病学调查及相关因素分析IgA肾病的中医证候分布规律及与主要预后指标的关系进行调查发现,气虚、阴虚是IgA肾病的主要临床表现,中医证型与尿蛋白、高血压、肾功能损害等预后指标密切相关。IgA肾病中医辨证与牛津病理关系108例临床分析显示,气阴两虚证与肝肾阴虚证新月体出现的比例显著高于脾肾气虚证,IgA肾病中医证型与牛津病理组织学改变及病变程度显著相关,中医临床辨证分型对预测肾脏病理改变程度有一定的参考价值。聂莉芳认为益气滋肾治法是基于IgA肾病中医证候研究的结果及IgA肾病的中医病机提出的,益气滋肾治法为治疗气阴两虚证之大法。

5. 用药特点　叶天士云"盖伤寒之邪留恋在表,然后化热入里。温邪则热变最速,未传心包,邪尚在肺,肺主气,其合皮毛,故云在表。在表初表辛凉轻剂。挟风则加入薄荷、牛蒡之属,挟湿加芦根、滑石之流,或透风于热外,或渗湿于热下,不与热相搏,势必孤矣"。如何氏在治疗此类IgA肾病时常常使用牛蒡子疏散风热,透风于热外;叶天士又云"在卫汗之可也,到气才可清气,入营犹可透热转气……入血就恐耗血动血,直须凉血散血",故何氏遵循此治疗大法,玄参、小蓟、白茅根、茜草养阴清热,达到凉血止血、同时配伍丹参做到活血止血不留瘀。

6. 点睛之笔　热邪为六淫之一,多与火邪并称,性阳、趋上而容易侵袭阳位,肺卫、咽喉位于上焦,容易被风热之邪侵犯,肺卫感受热邪容易出现动风、动血之征并引起发热、口干、咽痛之症状。风邪善动不居、轻扬开泄,《素问·太阴阳明论》说:"伤于风者,上先受之。"故何氏认为,风热邪结合后容易出现上焦收邪的特点,如治疗中需要养阴清热、凉血止血,但IgA肾病病位在肾,治疗时不能一味治疗外感风热邪,需要益气补肾,祛邪补虚,内外结合而效果更佳。

参考文献

[1] 尹友生,欧俊,韦家智,等.白茅根及其复方汤对大鼠IgA肾病模型的干预作用[J].时珍国医国药,2011,22(11):2659-2662.

[2] 王新荣,万廷信,赵著华,等.IgA肾病中医湿热证微观辨证病理指标研究[J].中国中

医药信息杂志,2015,22(8)：31-35.

[3] 白亚君,杜艳彬,袁心柱,等.大黄酚介导 TLR4/NF-κB 通路对 IgA 肾病大鼠肾损伤和免疫反应的调控作用[J].四川大学学报(医学版),2019,50(6)：840-846.

[4] 龚豪,黄丽,张庆红,等.大黄酚对 IgA 肾病大鼠肾损伤和免疫反应的调控作用[J].临床和实验医学杂志,2019,18(6)：568-572.

[5] 聂莉芳,于大君,许勇钢,等.益气滋肾颗粒对 IgA 肾病辅助性 T 淋巴细胞亚群的影响[J].中国中西医结合杂志,2006,26(9)：836-838.

[6] 贾占东,隋淑梅.隋淑梅教授治疗 IgA 肾病血尿临床经验[J].新中医,2014(9)：13-14.

[7] 万廷信,赵著华,王文革,等.IgA 肾病中医虚证与西医临床指标关系的前瞻性研究[J].时珍国医国药,2015,26(5)：1278-1280.

[8] 刘玉宁.IgA 肾病血尿从络辨治探析[J].新中医,2007,39(12)：3-4.

[9] 张颖慧,石红光,陈舟,等.雷公藤多苷联合小剂量糖皮质激素对 IgA 肾病伴肾功能减退患者的疗效观察[J].中国中西医结合肾病杂志,2014,15(4)：341-343.

[10] 王新慧,梁莹,余仁欢,等.益气养阴利咽方联合咽部啄治法治疗 IgA 肾病伴咽部炎症临床研究[J].中国中西医结合杂志,2019,39(1)：52-56.

[11] 陈香美,陈以平,李平,等.1 016 例 IgA 肾病患者中医证候的多中心流行病学调查及相关因素分析[J].中国中西医结合杂志,2006,26(3)：197-201.

[12] 车妙琳,汤璐敏,车琳,等.IgA 肾病中医辨证与牛津病理关系 108 例临床分析[J].疑难病杂志,2015,14(5)：476-479.

[13] 聂莉芳.IgA 肾病中医病名、证候特点及益气滋肾治法研究[J].中国中西医结合肾脏杂志,2015,16(1)：1-3.

第二节　活血祛风胜湿法

一、医案简述

谢某,男,34 岁。

初诊时间：2019 年 7 月 4 日。

主诉：腰酸乏力 2 年余。

现病史：2 年前患者无诱因下出现腰酸乏力,伴有双下肢轻度浮肿,就诊于上海某医院,查尿常规：尿隐血阳性,蛋白质阳性,泌尿系 B 超：右肾结晶,遂与当日至瑞金医院北院就诊,查尿常规提示蛋白质（＋＋＋）,红细胞 16～20 个/HP,肾功能：尿酸 489 μmol/L,尿素 5.7 mmol/L,肌酐 96 mmol/L,予肾炎康复片减少蛋白尿,安博维控制血压治疗,1 周后复查尿常规提示蛋白质(＋＋),红细胞(＋)/HP,24 h 尿蛋白定量 0.731 g,自身抗体阴性,继续服用肾炎康复片治疗蛋白尿,2017 年 11 月 16 日 24 h 尿蛋白定量 1.047 g,尿蛋白未见明显下降,至某医院肾内科住院行肾穿刺病理诊断为 IgA 肾病(局灶节段增生、坏死伴硬化,牛津分型：M0E1S1T0C1),出院后服用泼尼松 30 mg 抗炎治疗,患者持续服用激素 1 年余,2019 年 1 月 20 日某医院门诊查尿常规：蛋白质(＋),红细胞 10～16 个/HP,患者改为服用黄葵胶囊治疗尿蛋白,服用 5 个月后仍未见好转,现至何氏处就诊,查尿常规：尿蛋白(＋),红细胞 20～35 个/HP,24 h 尿蛋白定量 0.971 g,肾功能正常。追问病史,患者否认慢性疾病史,服用激素后出现糖耐量异常,目前服用阿卡波糖片 1 片,每日 3 次,控制血糖。

　　刻诊：患者精神尚可,腰膝酸软,喜按喜揉,卧则酸减,劳累后为甚,偶有腰痛,活动不利,常劳累后双下肢轻度浮肿,小便伴有泡沫,胃纳可,大便每日 1 次,成形,舌暗红光滑少苔,舌边有瘀点,舌下脉络青紫,脉沉细无力。

　　西医诊断：IgA 肾病。

　　中医诊断：腰痛。

　　证型：脾肾两虚。

　　治则：健脾补肾,活血祛风胜湿。

　　处方：党参 30 g　　　生黄芪 30 g　　　熟地 15 g　　　山茱萸 15 g
　　　　　山药 15 g　　　茯苓 15 g　　　　枸杞 15 g　　　知母 12 g
　　　　　黄柏 12 g　　　川牛膝 15 g　　　白术 15 g　　　陈皮 9 g
　　　　　佛手 12 g　　　藿香 15 g　　　　苏梗 15 g　　　桃仁 12 g
　　　　　丹参 30 g　　　蝉蜕 6 g　　　　蚕茧壳 9 g　　　僵蚕 12 g
　　　　　薏苡根 30 g　　车前子 30 g　　　鬼箭羽 15 g　　防己 12 g

　　14 剂。每日 1 剂,水煎 2 次,取汁混合,分 2 次早晚温服。并嘱其饮食调理,低盐、低优蛋白质饮食,避免劳累及感冒。

　　二诊(2019 年 8 月 1 日)：仍有腰酸,劳累后为甚,腰部刺痛好转,无双下肢浮肿,小便泡沫减少,大便正常,每日 1 次,舌暗红少苔,舌边瘀点减少,舌下脉络仍青紫,脉沉细无力。尿常规检查：尿蛋白弱阳性,红细胞 12～15 个/HP,24 h 蛋白定量 0.691 g。前方去防己、藿香、苏梗,加菟丝子 15 g、覆盆子 15 g。14 剂。

　　三诊(2019 年 10 月 10 日)：腰酸好转明显,无腰部刺痛,舌红苔薄白,舌边瘀点减少,舌下脉络瘀紫减轻明显,脉细无力。尿常规检查：尿蛋白弱阳性,红细胞 10～17 个/HP,24 h 微量蛋白 0.384 g,前方加肉苁蓉 15 g、桑寄生 15 g。14 剂。

　　三诊后,随证加减,每日 1 剂,随访至今,目前患者病情趋于稳定。

二、医案分析

　　1. 中医对该疾病的认识　IgA 肾病是一种原发性肾小球疾病的常见形式,临床表现为肉眼血尿的患者约占 40%～45%，镜下血尿和蛋白尿的患者约占 35%～40%，其余可表现为肾病综合征或急性肾衰竭。IgA 肾病西医诊断主要依靠肾活检，中医根据其主要的临床表现，可将其归纳于"尿血""水肿""肾风""虚劳"等范畴。中医对本病的认识多种多样，医家论述各有不同，但大多从虚、湿、热、瘀等方面进行论述，病位涉及心、肝、肾等脏。《灵枢》曰："肺者，五脏六腑之华盖也"，肺为娇脏，抵御外邪，阻挡邪气入内；《素问》有云："饮食于胃，游溢精气，上输于脾，脾气散精，上归于肺"，脾为后天之本，生化气血，运输精微；《素问》曰："肺为气之主，肾为气之根。肺主出气，肾主纳气"，肾为后天之本，摄纳气血，保持呼吸的深度。中医学认为人体正气不足或者邪气偏盛，邪入于内，可导致肺气亏虚，脾失健运，《血证论》曰："人身之生，总之以气统血""血之运行上下，全赖乎脾"，肺脾气虚，统摄无力，则见出血；久病及肾，肾气虚衰，摄纳无权，又可增加各脏的受累程度，进一步导致出血的加重。血不循经，溢出脉外，随小便而出，则为血尿。《素问》记载"胞热移于膀胱，则癃、溺血"，《金匮要略》又有记载"热在下焦，则尿血"，中医学认为三焦诸气，又可通气的升降出入和气化；肾纳气化水，肾中精气的蒸腾气化，与小便的排泄有关。湿热之邪蕴结膀胱，湿性黏滞、火热妄行，上可侵袭于肾，损伤肾络，导致出血，排出体外，则为血尿；又可阻塞气机，阻碍三焦的气化，可侵犯上中下三焦，导致不同程度的出血，亦可形成血尿。

2. 病机分析　湿邪是蛋白尿难消的主要病理因素，大多数中医认为蛋白尿的形成为肾失封藏，固摄无权，脏腑功能失司，精微不固而下泄，使精微物质不能濡养机体反而从尿液中漏出所致，本虚标实为主要病机。何氏认为在临床上蛋白尿之所以难消，是因为感受实邪损伤的主要病理因素。在众多实邪之中，当属湿热之邪最多见、最缠绵难愈，将贯穿慢性肾病始终是湿热之邪。湿热是慢性肾脏病过程中最常见的病理产物，是导致肾病蛋白尿逐渐加重、反复发作、长期不愈的主要病理因素。热为阳邪，性主开泄，湿为阴邪，其性重浊黏腻，不易驱除，湿热内蕴，稽留日久，伤津耗气，使脾肾失于滋养，脾失统摄，清浊不分，谷气下流，精微下注，肾受邪热熏灼而失于封藏，固摄无权，致精关开多合少，使精微物质从小便漏出形成蛋白尿，长期存在，迁延难愈。何氏经过大量临床资料研究，发现清利湿热之法可显著降低蛋白尿，发现临床上蛋白尿增多绝大多数与湿热病理密切相关，24 h尿蛋白定量可以作为肾病湿热证型无症状型时的微观辨证参考指标。湿热之邪黏滞，病势常缠绵不愈，病情迁延，致使尿蛋白不易消退，这也是肾病的一大特点。本病中，患者脾胃素虚，身体羸弱，易受外感邪气入侵，外感邪气多由上受，从口鼻而入，直趋中道，归于膜原，终归脾胃，患者平素脾胃虚弱，脾胃内伤，湿饮停聚，外感风热之邪与湿邪相结合而为湿热，内外相搏而发病。

3. 现代药理学研究　僵蚕，《神农本草经》记载其功效为息风止痉、祛风止痛、化痰散结。目前药理发现其含有蛋白质、多肽、氨基酸、核苷、挥发油、有机酸和衍生物、甾体、香豆素、黄酮、多糖、微量元素等多种有效成分，具有抗凝、抗血栓、促进微循环、抗惊厥、抗癌、降糖、抗菌、增强免疫、镇静催眠等现代药理作用。肾病综合征时患者容易出现血栓风险,而僵蚕有抗凝、抗血栓成分,彭延古等制作大鼠 beyers 静脉血栓模型,静脉滴注僵蚕注射液后,血栓症状明显减轻,纤溶酶原含量、优球蛋白溶解时间明显减少,同时还可以延长凝血活酶时间、凝血酶原时间和凝血酶时间。研究结果显示,僵蚕对凝血酶-纤维蛋白原反应有直接的抑制作用,通过抑制血液凝固、促纤溶活性而抑制血栓形成。大剂量僵蚕注射液可明显抑制凝血酶诱导的内皮细胞释放,并能抗血栓形成。郭晓恒等通过对僵蚕单体化合物的研究发现晶 I(β-谷甾醇)对 2 种惊厥模型惊厥潜伏期无明显作用,晶 II(麦角甾-6,22-二烯-3β,5α,8α-三醇)250 mg/kg 对尼可刹米所致小鼠惊厥的出现时间均有延长作用,而其低剂量组对异烟肼所致小鼠死亡时间有加速作用;晶 III(白僵菌素)125 mg/kg 组对尼可刹米所致小鼠惊厥的出现时间均有延长作用,而 250 mg/kg 组对异烟肼所致小鼠死亡时间有延长作用,提出了晶 III(白僵菌素)具有抗惊厥活性可作为僵蚕质量控制的指标性成分。于俊生等观察蝉蜕、僵蚕对系膜增生性肾炎模型大鼠的治疗作用及对肾组织 Toll 样受体 4 表达的影响,结果显示蝉蜕、僵蚕各剂量组大鼠尿蛋白明显减少,血清白蛋白不同程度升高,肌酐、尿素氮降低。肾脏病理改善,肾脏组织中 Toll 样受体 4 的表达减少,表明蝉蜕、僵蚕能改善脂质代谢,减少蛋白尿,抑制肾小球系膜细胞的增殖,减轻系膜基质积聚,其作用机制可能与抑制肾脏组织中 TLR4 过度表达有关。杜雅静等通过治疗系膜增生性肾炎模型大鼠发现蝉蜕、僵蚕能减少蛋白尿,改善脂质代谢,抑制肾小球系膜细胞的增殖,减轻系膜基质积聚,其作用机制可能与抑制肾脏组织中诱导型一氧化氮合酶、内皮素-1、TLR4 过度表达有关。孙瑞茜等观察鬼箭羽水煎液对高脂饮食大鼠血清瘦素浓度及体质量的影响发现,鬼箭羽可以控制体质量,改善高脂饮食造成的肥胖,提高高脂饮食大鼠血清瘦素浓度,促使瘦素发挥其正常生理效应可能为其调节糖脂代谢、治疗糖尿病及高脂血症等疾病的机制之一。

4. 目前该疾病相关文献研究　现代医家治疗 IgA 肾病从健脾祛湿角度出现,做了大量实验临床研究,各有侧重。陈万佳等观察中药健脾补肾通络方干预脾肾阳虚兼瘀型、进展性 IgA 肾病的临床疗效发现,中药组有效率为 68.42%,中西结合组有效率为 67.57%,两组与治疗前相比较,对于降低尿蛋白、尿红细胞及升高 eGFR 方面差异都具有统计学意义,但对于不同的病理分级,两组的疗效不同,健脾补肾通络方治疗脾肾阳虚兼瘀型进展性 IgA 肾病有一定疗效。刘垠浩等应用表面加强激光解析电离-飞行时间-质谱(SELDI-TOF-MS)技术,对 IgA 肾病(IgAN)湿热证患者进行血清蛋白质指纹图谱检测,分析探讨该人群中所表达的特异蛋白,试图从蛋白质组层面寻找与 IgA 肾病湿热证相关的血清标志物,结论提示 IgA 肾病湿热证的发生发展,可能是以 M/Z 为 4 987.92 所代表的"Beta-defensin33 蛋白"的差异表达为物质基础的,同时建立了分子生物学证候决策树模型。阮诗玮等对 IgA 肾病湿热证与肾穿刺活检病理组织的关系研究显示,IgA 肾病中,湿热影响 IgA 肾病的病理过程,加重肾脏的损害,进而影响预后及转归,肾小管间质损害与湿热证的发生同步,湿热证时肾脏细胞因子和炎症因子活跃造成了小管和间质的急性损伤,肾小球的损害与湿热证不同步,有时间上的相对滞后,反映了免疫复合物的产生和在肾脏局部的堆积而引起肾小球损害需要一定的时间。有临床研究益肾清热利湿法对下焦湿热型 IgA 肾病患者中医证候及血清炎症因子的影响表明,益肾清热利湿法可以改善下焦湿热型 IgA 肾病患者临床症状和体征,有较好的治疗效果。

5. 用药特点 IgA 肾病病机特点为本虚标实,里有水湿,与外感风寒结合,而为风湿,当祛风胜湿;与热邪博结,而为湿热,治疗当清热解毒祛湿,同时热邪伤络而为血尿,何氏则认为 IgA 肾病病情复杂,水湿与寒热博结,而结果不同,不单纯认为 IgA 肾病病机为湿热之邪导致,当辨证论治,本病中,患者本为脾肾两虚体质,感受湿邪后出现腰酸乏力,大便无不成,口淡黏腻,湿气困于脾肾之间而导致蛋白尿,无舌苔黄腻,故热邪较轻而血尿较少,治疗当健脾补肾为本,脾健则水精四布,补肾则命门之火旺盛,而蒸腾水液代谢,稍加用理气祛湿药物则湿邪自去,故治疗时不可遵循守旧,因对症个案病机辨证用药。本案中何氏初用陈皮、佛手、藿香、苏梗健脾理气燥湿,初探湿热,虽有效果,但湿热难除,故患者仍口中黏腻、苔白腻,故在二诊中加用黄连、半边莲、半枝莲之品而加强清热燥湿以祛湿,同时坚持使用益气健脾之药物党参、黄芪、白术、山药等药物,固护脾胃而祛湿,湿邪重浊,难以祛除,患者坚持服用 2 月后才使湿邪逐步化去。

6. 点睛之笔 何氏认为,湿邪为六淫之一,性阴、趋下而容易侵袭阴位,肾脏位于下焦,肾脏受损,容易被湿邪侵犯,而湿邪重浊、黏腻的特性使肾病迁延难愈,湿邪致病,感受风寒邪而为风寒湿,而容易感受热邪而为湿热,故治疗时当辨别清楚。同时,在大剂量使用祛湿药时,一般多会配伍理气药物,这容易导致耗气伤阴,故在祛湿邪过程中,适当配伍健脾药物,实脾而祛湿,达到事半功倍的效果,脾虚纠正,《素问·经脉别论》云:"饮入于胃,游溢精气,上输于脾。脾气散精于肝,上归于肺,通调水道,下输膀胱",《素问·至真要大论》又云:"诸湿肿满,皆属于脾",可知脾气调节水液代谢,脾气实则水湿代谢正常,故在祛湿时当注意健脾药物的使用。

参考文献

[1] 彭延古,李露丹,邓奕辉.僵蚕抗实验性静脉血栓及作用机理的研究[J].血栓与止血学,2001,7(3):104.

[2] 郝晓元,苏云,彭延古.僵蚕注射液对凝血酶诱导血管内皮细胞纤溶平衡的影响[J].中国中西医结合急救杂志,2007,14(2):70.

[3] 郭晓恒,严铸云,刘涛,等.僵蚕单体化合物抗惊厥活性[J].中国实验方剂学杂志,2013,19(17):248-250.

[4] 于俊生,杜雅静,汪慧惠.蝉蜕、僵蚕对系膜增生性肾小球肾炎模型大鼠肾组织 Toll 样受体 4 表达的影响[J].中华中医药学刊,2015,33(1):1,7-9.

[5] 杜雅静,汪慧惠,于英兰,等.蝉蜕、僵蚕治疗系膜增生性肾炎模型大鼠对肾组织 iNOS、ET 表达的影响[J].中国中西医结合肾病杂志,2014,15(5):429-431.

[6] 孙瑞茜,万茂婷,郭健,等.鬼箭羽对大鼠血清瘦素水平影响的实验研究[J].首都医科

大学学报,2015,36(3):441-443.

[7] 陈万佳,邓跃毅,倪兆慧,等.健脾补肾通络颗粒联合糖皮质激素治疗脾肾阳虚型重症 IgA 肾病随机、双盲、对照的多中心研究[J].中华肾病研究电子杂志,2013,2(5):254-259.

[8] 刘垠浩,王丽萍.IgA 肾病湿热证的血清蛋白质组学研究[J].中医临床研究,2014,6(14):7-10.

[9] 阮诗玮,郑敏麟,王智,等.IgA 肾病湿热证与肾穿刺活检病理组织关系的临床研究[J].中国中西医结合肾病杂志,2003,4(10):583-584.

[10] 李岩,远方.益肾清热利湿法治疗下焦湿热型 IgA 肾病[J].长春中医药大学学报,2019,35(4):676-679.

第七章 局灶节段性肾小球肾炎

第一节 健脾清热法

一、医案简述

陈某,男,45 岁。

初诊时间:2019 年 9 月 5 日初诊。

主诉:发现泡沫尿伴下肢浮肿 1 月。

现病史:患者 1 月前发现泡沫尿,下肢浮肿,遂于 2019 年 8 月 8 日就诊于某三甲医院,当时查尿常规:蛋白质(＋＋＋),红细胞阴性,24 h 尿蛋白定量 3.8 g,血肌酐 125 μmol/L,肾小球滤过率 68.9 ml/(min·1.73 m²),肾脏超声正常,行肾活检病理提示:局灶节段性肾小球硬化。患者拒绝使用激素及细胞毒类药物,口服奥美沙坦酯片、黄葵胶囊、复方 α 酮酸片、呋塞米片治疗,复查尿蛋白(＋＋～＋＋＋),双下肢水肿缓解不明显。为求中医治疗来就诊。

刻诊:神疲乏力,双下肢浮肿,小便泡沫多,夜尿 3～4 次,食少纳差,寐可,大便不实。舌淡红,苔黄腻,脉沉细。

西医诊断:局灶节段性肾小球硬化 CKD2 期。

中医诊断:水肿。

证型:脾虚湿热证。

治则:益气健脾,清热化湿。

处方:以健脾清化方加减。

党参 30 g	黄芪 30 g	苍术 10 g	黄连 3 g
草果仁 6 g	制大黄 9 g	当归 15 g	川牛膝 15 g
丹参 15 g	陈皮 9 g	佛手 12 g	蝉蜕 6 g
蚕茧壳 9 g	芡实 30 g	覆盆子 15 g	制香附 15 g
广郁金 15 g	车前子 30 g	薏苡根 30 g	

14 剂。每日 1 剂,水煎 2 次,取汁混合,分 2 次早晚温服。并嘱其饮食调理,低脂、低糖、低盐、优质蛋白质饮食,避免劳累和感冒,不要熬夜、按时起卧,适度节制性生活。

二诊(2019 年 9 月 19 日)：患者诉近几日稍觉腰酸，神疲乏力明显改善，双下肢浮肿减轻，小便泡沫减少，夜尿 2 次，胃纳较前好转，大便不实。舌淡红，苔黄腻，脉沉细。复查尿常规：蛋白质(＋＋)，红细胞阴性，24 h 尿蛋白定量 2.2 g，血肌酐 118 μmol/L，肾小球滤过率 72.4 ml/(min・1.73 m²)。前方加杜仲 15 g。14 剂。

三诊(2019 年 10 月 8 日)：患者稍有腰酸，神疲乏力明显改善，双下肢浮肿基本消退，小便泡沫明显减少，夜尿 2 次，胃纳尚可，大便不实。舌淡红，苔稍黄腻，脉沉细。复查尿常规：蛋白质(＋)，红细胞阴性，24 h 尿蛋白定量 1.2 g，血肌酐 116 μmol/L，尿素氮正常，肾小球滤过率 73.2 ml/(min・1.73 m²)。前方去车前子。14 剂。

三诊后，随证加减，每日 1 剂，随访至今，目前患者病情稳定。

二、医案分析

1. 中医对该疾病的认识　局灶性节段性肾小球硬化(focal segmental glomerulo sclerosis, FSGS)是临床常见的肾小球疾病，是肾脏疾病常见的病理类型之一，以大量蛋白尿为主要表现，常伴血尿、高血压和肾功能不全。FSGS 在中医学中并无相应的病名，根据其症状可归属于"水肿""精气下泄""虚劳"等范畴。《素问・水热穴论》曰："水病下为胕肿大腹，上为喘呼不得卧者，标本俱病，故肺为喘呼，肾为水肿。"《丹溪心法・水肿》将本病分为阴水、阳水两大类，指出："若遍身肿，烦渴，小便赤涩，大便闭，此属阳水""若遍身肿，不烦渴，大便溏，小便少，不赤涩，此属阴水"。《素问・水热穴论》言："肾者，胃之关，关门不利，故聚水而从其类也，上下溢于皮肤，故为胕肿。"此描述比较符合慢性肾炎水肿的临床表现。若肾失气化，水液代谢失常，可成水肿；肺气的运行为肺通调水道的基础，肺失宣肃，亦可发为水肿。《素问・六节藏象论》曰："肾者，主蛰，封藏之本，精之处也。"《病机沙篆・赤白浊》曰："精亦血所化，有浊去太多，赤水变白，故成赤浊，此虚之甚也。"此描述符合慢性肾炎蛋白尿的临床表现。肾藏真阴而寓元阳，"受五脏六腑之精而藏之"，五脏六腑精气满溢渗灌于肾，肾气充足则精气内守，人体精微物质赖肾脏的封藏之职而固摄于内。肾虚失于固摄，精微下泄故见蛋白尿，若精微流失过多，精伤无以养络，则可使络虚不荣日趋为甚。肾络气化功能失常，水湿停滞，聚湿成痰，痰湿壅盛；或久病损伤脾胃之络，脾胃运化失常，痰浊内生；或久病入络，血络受阻，瘀血内停。病至后期，耗气伤阴，阴阳俱虚，以致脏腑功能减退，湿痰瘀毒胶固于络体。治疗上应以补虚为主，同时根据瘀血、痰湿、湿热、浊毒之不同，辅以活血化瘀、燥湿化痰、清热利湿、清热解毒等。临床运用中补虚药多用黄芪、党参、山药、当归、太子参、枸杞子、菟丝子、女贞子、墨旱莲等，活血药多用丹参、桃仁、红花、牛膝等，利水药多用茯苓、车前子、车前草、玉米须、薏苡仁等，化痰药多用半夏、桑白皮等，以期补虚泻实，标本兼顾，调和气血阴阳，恢复脏腑功能。

2. 病机分析　多数医家认为 FSGS 属本虚标实，其中脾肾虚损为本，湿、热、痰、风等为标，瘀则贯穿疾病的整个病程。患者先天肾气不足，肾络之气不充，或老年肾亏，或久病伤肾，导致肾气不固，络虚不荣。罗学文等认为 FSGS 的发病与脾肾密切相关，病理产物为水湿,久病入络而成瘀,多表现为脾肾阳虚、湿瘀互结之症。肾络学说与肾络微癥积学说在FSGS广泛被运用:有学者提出肾小球是由数条襻状毛细血管小叶组成的毛细血管球,这类似于中医络脉理论中的孙络,在空间位置上属于阴络中之肾络,邪伏肾络,气血郁滞不畅,导致肾络失功。也有学者将中医学的络病学说与微型癥积学说相结合提出肾络微型癥积学说,认为FSGS微观病理符合中医"癥积"病机改变。FSGS的病理特征表现为肾小球局灶节段性硬化,其中硬化指肾小球毛细血管襻闭塞,肾固有细胞减少,细胞外基质生成增加,降解减少,大量基质沉积在细胞外,细胞外基质堆积符合瘀毒阻络,微型癥积形成的病机。

3. 现代药理学研究　现代研究表明,一些中药可以有效减少蛋白尿,延缓肾小球硬化过程,从而延缓FSGS的发展。益气健脾之黄芪可以降低蛋白尿,改善脂质代谢,提高血浆白蛋白水平,保护肾脏功能,延缓病情进展。破血逐瘀之水蛭能够特异性结合凝血酶,从而阻滞纤维蛋白的凝固、抑制止血反应,从而改善高凝状态,同时有研究表明水蛭能有效降低尿蛋白水平,减轻肾纤维化,延缓疾病进展。活血通经之鬼箭羽可以改善脂质紊乱,抗氧化,抗炎,修复肾小球基底膜,改善肾脏局部血流量,降低蛋白尿水平,保护小管上皮细胞,延缓肾小球硬化进程。清热解毒利湿之大黄能够抗血小板聚集,减轻细胞外基质积聚,抑制肾组织中细胞增殖,缓解肾小球硬化进展,保护肾功能。疏风通络之蝉蜕、僵蚕可以减少蛋白尿,改善脂质代谢,从而保护肾功能,延缓病情进展。

现代研究表明,一些中药复方制剂能够有效减少FSGS患者尿蛋白排泄,延缓肾小球硬化进程,保护肾功能。何氏等研究发现健脾清化方可改善肾病脂质代谢紊乱,下调肾组织TNF-α的表达,从而改善肾脏炎症反应,实现抗肾纤维化的作用。周敏等研究发现当归芍药散可以增加肾病综合征大鼠体内NO含量,减少尿蛋白量,延缓疾病病理进程。王萌等研究发现肾络宁可以改善肾病大鼠脂质代谢,减轻肾脏病理学形态改变等。张勉之等研究发现补肾活血方可以降低FSGS小鼠尿蛋白水平,改善肾纤维化,延缓肾脏病进展。徐赛华等研究显示黄葵胶囊可保护大鼠肾脏组织,减轻炎症反应,降低大鼠血肌酐、尿素氮水平。刘春光等研究发现参地补肾胶囊可以减少尿蛋白,升高血浆白蛋白,调节脂质代谢,降低血清尿素氮、肌酐含量,改善肾脏功能;降低肾小球硬化指数,保护肾脏超微结构延缓肾小球硬化进展。

4. 目前该疾病相关文献研究　对于FSGS的认识,大多数医家认为其病机为本虚标实,认为原发性FSGS为本虚标实,本虚以气阴两虚、肝肾阴虚为主,标实证以湿、热、瘀为主。黄勇等以虚论治FSGS,主张原发性FSGS的治疗应以补虚为主,同时清热利湿、化瘀通络。韩世盛等运用固精方治疗非肾病综合征FSGS,结果表明固精方联合缬沙坦治疗非肾病综合征原发性FSGS,可能通过减轻足细胞损伤,减少尿蛋白量,降低尿红细胞排泄,明显改善患者的临床症状,延缓肾脏病的进展。张晶晶等应用防己黄芪汤加味治疗原发性FSGS 1例,患者尿蛋白、血浆白蛋白等指标及临床表现均明显改善,取得较好临床疗效。

吕静等以肾络论治 FSGS,认为 FSGS 符合中医"久病入络"的理论。早期病机为肾络虚滞,临床常在补虚基础上适当配伍活血通络之品;后期病机转变为肾络瘀阻,临床应用中可选用通气络之品。赵晰等研究表明辛通畅络、疏利祛浊中药能够保护大鼠的肾功能,改善肾小球硬化程度,延缓疾病进展。支勇等观察辛通畅络法中药复方肾络宁对 FSGS 型阿霉素肾病大鼠模型内皮素-1、一氧化氮、肾小球毛细血管襻的影响,研究结果表明辛通畅络法复方肾络宁对 FSGS 型阿霉素肾病大鼠具有降低血浆内皮素-1 表达,增加一氧化氮表达,改善肾小球系膜基质增生,减少肾小球毛细血管襻损害。王新伟等研究肾综活血汤自拟方治疗局灶节段性肾小球硬化型肾病综合征的临床疗效,研究结果表明肾综活血汤辅助治疗 FSGS 型肾病综合征取得满意的临床疗效,可以有效减少蛋白尿、改善肾脏血流、保护肾功能。

罗勤等从痰瘀论治 FSGS,认为 FSGS 患者肾小球硬化病程中细胞外基质过度积聚相当于中医痰的形成。根据中医理论"久病入络成瘀""顽症从痰"等,采用吴氏之经验方软坚散结胶囊配合常规西医治疗 30 例难治性肾病综合征患者,结果表明软坚散结化痰法能够有效减少肾纤维化,延缓肾脏病进展。

葆青等从湿热论治 FSGS,认为 FSGS 与中医"湿热伤血"理论密切相关,临床常采用清热化湿、活血泻浊之法治疗 FSGS,同时研究发现该法能有效改善 FSGS 大鼠的病理变化,延缓肾小球硬化程度,延缓疾病进展。

5. 用药特点　患者病程短,肾功能轻度减退,考虑 FFGS 早期。患者神疲乏力,双下肢浮肿,夜尿增多次,食少纳差,寐可,大便不实,舌淡红,苔黄腻,脉沉细,辨证属于脾虚湿热证。本病病程变化主线围绕本虚标实,其中以脾肾不足为主,湿热为标。方中重用党参、黄芪补中益气,和脾胃除烦渴,黄芪又能利尿消肿、减少蛋白尿;苍术、黄连、草果仁、大黄清利湿热,其中苍术又有补益脾胃之效。全方层次分明,配伍严谨,诸药合用,共奏健脾补肾,清化湿热之功效。

6. 点睛之笔　健脾清化方是根据李东垣《脾胃论》中提出"火与元气不两立,一胜则一负,脾胃气虚则下流于肾,阴火得以乘土位"的学术理论,采用"补脾胃,降阴火"的治疗方法。全方重在健脾,然健脾实为补肾。脾为后天之本,气血生化之源,主宰运化、升清、统摄。脾虚则气机乖戾、升清降浊功能失常,久之精微下陷而成蛋白尿、水湿潴留。健脾以升清,清热化湿以降浊,使升降有序、肾之开合有度,精微得以固摄,其病自愈。

参考文献

［1］罗学文,邹川,刘旭生.健脾温肾活血利水法治疗激素无效型肾病综合征[J].长春中医药大学学报,2013,29(2):270-271.

［2］李康,杨洪涛.局灶节段性肾小球硬化相关研究进展[J].中国中西医结合肾病杂志,2018,19(03):263-265.

［3］张秀华,曹式丽.中医药防治局灶节段性肾小球硬化研究现状[J].中草药,2018,

49(19)：4688-4693.

［4］陈昵,何立群.健脾清化方在肾小球硬化大鼠中抗肾纤维化的作用及其机制[J].中国医学科学院学报,2014,36(05)：461-465.

［5］周敏,王运来,方庆,等.当归芍药散对阿霉素肾病综合征大鼠一氧化氮及其合酶表达影响[J].辽宁中医药大学学报,2018,20(1)：44-47.

［6］杨晓坤,王萌.肾络宁对FSGS肾病大鼠血脂的影响[J].山西中医,2014,30(12)：38-40.

［7］左春霞,张勉之,贾胜琴.补肾活血方保护FSGS小鼠足细胞的实验研究[J].天津中医药,2018,35(5)：381-385.

［8］徐赛华,胡静娜.黄葵胶囊对慢性肾小球肾炎模型大鼠肾组织病理和免疫功能的影响[J].浙江中西医结合杂志,2018,28(4)：274-277.

［9］刘春光.参地补肾胶囊对肾小球硬化大鼠保护作用及其机制的研究[D].哈尔滨：黑龙江中医药大学,2015.

［10］黄勇,曹式丽.局灶节段性肾小球硬化之微观辨证[J].河南中医,2016,36(4)：633-635.

［11］姚天文,王怡,韩世盛.固精方治疗非肾病综合征原发性局灶节段性肾小球硬化的临床研究[J].中国中西医结合肾病杂志,2017,18(08)：683-686.

［12］张晶晶,余仁欢.防己黄芪汤加味治疗局灶节段性肾小球硬化症1例[J].中国中西医结合杂志,2015,35(2)：252-253.

第二节　收敛固涩法

一、医案简述

郭某,女,40岁。

初诊时间：2010年8月19日。

主诉：反复泡沫尿1年。

患者1年前无明显诱因下出现泡沫尿,无尿频、尿急、尿痛,无下肢水肿,无腰酸不适,起初未重视,当年体检时发现血压升高,当时血压：180/100 mmHg,遂就诊瑞金医院,检查发现24 h尿蛋白为9 g/24 h。遂行肾穿刺活检,病理提示：局灶节段性肾小球硬化。遂予以激素、纠正钙磷代谢紊乱、护胃等治疗,经治疗后,患者尿蛋白较前有所减少,考虑激素副作用大,遂就诊于何氏专家门诊。当时查24 h尿蛋白为6.5 g/24 h,血肌酐正常。刻诊：患者目前仍有泡沫尿,无明显腰酸不适,无尿频,尿急,尿痛,二便可,舌红苔薄白稍腻,脉沉细。患者既往有高血压病史1年余,目前规律服用替米沙坦片,血压控制不详。

西医诊断：局灶节段硬化性肾小球肾炎；高血压病。

中医诊断：虚劳。

证型：脾肾亏虚兼夹湿浊内蕴证。

治则：补益脾肾，收敛固摄，利湿化浊。

处方：肾病1号方加减。

党参 30 g	黄芪 30 g	知母 12 g	黄柏 12 g
山茱萸 15 g	茯苓 15 g	枸杞子 15 g	生地 15 g
山药 15 g	炒白术 15 g	防风 12 g	车前子 30 g
女贞子 15 g	墨旱莲 30 g	芡实 30 g	覆盆子 15 g
藿香梗 15 g	紫苏梗 15 g		

14剂。每日1剂，水煎2次，取汁混合，分2次早晚温服。并嘱其饮食调理，低脂、低糖、低盐、优质蛋白质饮食，避免劳累和感冒，不要熬夜，按时起卧，适度节制性生活。

二诊（2010年9月2日）：患者目前无特殊不适，舌淡红苔薄白稍腻，脉沉，查24 h尿蛋白：4.5 g/24 h，原方去紫苏梗、藿香梗、女贞子、墨旱莲，加丹参 30 g、桃仁 12 g。14剂（用法同前）。

患者近年来病情变化不大，予以肾病1号方加减，24 h尿蛋白控制在0.15～0.4 g之间。

2018年5月31日患者夜寐不安，偶有怕冷感觉，舌淡苔薄白，脉沉。查24 h尿蛋白：0.3 g/24 h，血肌酐正常。

予以肾病1号方（党参、黄芪、知母、黄柏、山茱萸、茯苓、枸杞子、生地、山药，剂量同前）加下方：

炒白术 15 g	防风 12 g	蝉蜕 6 g	蚕茧壳 9 g
薏苡根 20 g	僵蚕 12 g	陈皮 9 g	佛手 12 g
川牛膝 15 g	丹参 30 g	酸枣仁 15 g	夜交藤 15 g
续断 15 g	杜仲 15 g		

14剂（用法同前）。

2018年6月14日患者目前夜寐安，无其他特殊不适，舌淡苔薄白，脉沉。24 h尿蛋白：0.2 g/24 h，予以原方去酸枣仁、夜交藤继续服药。

二、医案分析

1. 中医对该疾病的认识　在中国古代，对于蛋白尿无相关的记载，但可归属于"虚劳"范畴。虚劳，又称虚损，是由于禀赋薄弱、后天失养及外感内伤等多种原因引起的，以脏腑功能衰退，气血阴阳亏损，日久不复为主要病机，以五脏虚证为主要临床表现的多种慢性虚弱证候的总称。患者多因禀赋不足，后天失调，体质薄弱，或诸病失治，病久失养，或积劳内伤，形神过耗，渐至元气亏损，精血虚少，脏腑功能衰退，气血生化不足致病。虚劳临床表现复杂,可因虚损的病位、性质及轻重程度不同,有不同的证候表现和传变过程。

中医"虚劳"作为出现较早的病名之一,相关记载可追溯到《黄帝内经》时期,书中关于"虚""损""劳"等的论述为"虚劳"病证的产生创造了契机。《素问·通评虚实论》所说的"精气夺则虚"可视为虚证的提纲。而《素问·调经论》所谓"阳虚则外寒,阴虚则内热",进一步说明虚证有阴虚、阳虚的区别,并指明阴虚、阳虚的主要特点。《难经·十四难》论述了"五损"的症状及转归。张仲景《金匮要略》首次将"虚劳"列为病名单篇论述,"虚劳"病名由此确立,其从脉、证、方全面论述"虚劳",成为认知和治疗"虚劳"的典范。隋唐时期医家对"虚劳"的证候分类奠定了后世医家对"虚劳"的认知基础,巢元方《诸病源候论》定义"虚劳"为五劳、六极、七伤总称,列虚劳病七十五种证候。宋代医家在《诸病源候论》《千金要方》等著作的基础上详述"虚劳"方药,并对其病证名称进一步分类,出现"风劳""冷劳""气劳""热劳""气劳""急劳"等病名,与此同时,妇、幼"虚劳"也备受重视,《太平圣惠方》在《千金要方》的基础上,首次提出"褥劳"病名,《幼幼新书》中则出现小儿虚劳专病"疳劳"病名。至此,中医"虚劳"相关病名基本确立。金元时期医家对虚劳的认识以医家思想偏重为特点,其中刘完素"虚劳上下传导"为著,且出现第一本虚劳专著《十药神书》;在此基础上明清医家对"虚劳"认知渐成熟,出现较多对"虚劳"因机证治上的独到认知,随着《红炉点雪》《理虚元鉴》《何氏虚劳心传》等"虚劳"专著的产生,医家从病因病机、方药证治、病后调理、养生预防等角度论述此病,使得中医"虚劳"理论也逐渐完善。时至今日,中医"虚劳"理论不断发展,成为许多重大疾病诊疗的重要参考。虚劳涉及的内容很广,可以说是中医内科中范围最广的一个病证。凡禀赋不足,后天失养,病久体虚,积劳内伤,久虚不复等所致的多种以脏腑气血阴阳亏损为主要表现的病证,均属于本病证的范围。西医学中多个系统的多种慢性消耗性疾病,出现类似虚劳的临床表现时,均可参照虚劳诊治。

2. 病机分析　多种原因均可导致虚劳。《理虚元鉴·虚症有六因》所说的"有先天之因,有后天之因,有痘疹及病后之因,有外感之因,有境遇之因,有医药之因",对引起虚劳的原因作了比较全面的归纳。多种病因作用于人体,引起脏腑气血阴阳的亏虚,日久不复而成为虚劳。结合临床所见,引起虚劳的病因病机主要有禀赋薄弱、烦劳过度、饮食不节、大病久病、误治失治等,或是因虚致病,因病成劳,或因病致虚,久虚不复成劳,而其病性主要为气、血、阴、阳的虚损。病损部位主要在五脏,尤以脾肾两脏更为重要。引起虚损的病因,往往首先导致某一脏气、血、阴、阳的亏损,而由于五脏相关,气血同源,阴阳互根,所以在虚劳的病变过程中常互相影响,一脏受病,累及他脏,气虚不能生血,血虚无以生气;气虚者,日久阳也渐衰;血虚者,日久阴也不足;阳损日久,累及于阴;阴虚日久,累及于阳。以致病势日渐发展,而病情趋于复杂。随着对中医药的研究深入,何氏对此病有进一步的理解,脾为后天之本,肾为先天之本,脾肾之间互资互助。患者素来体质虚弱,年已四旬,脾肾亏虚,脾虚运化无力,水谷生化乏源,脾肾亏虚,脾失运化,无力涵养先天之精,肾失封藏,故而使得精微物质流出,从而形成蛋白尿,何氏认为风邪侵袭亦会导致肾失封藏亦会出现蛋白尿。脾气亏虚,脾失运化,湿浊内生,故而舌苔白稍腻;本病属于本虚标实,虚实夹杂之病,在疾病的早期就有阴阳两虚,只不过当时阳虚的表现不明显,只表现出阴虚的舌象。肾阳主一身之阳气,肾阳虚则有怕冷的感觉;"胃不和则卧不安",脾与胃互表里,脾胃亏虚,则出现夜寐不安。

3. 现代药理学研究　芡实性味甘、涩,性平,归脾、肾经,具有益肾固精,补脾止泻,除湿止带。芡实具有丰富的蛋白质,能够补充体内流失的蛋白质;此外芡实能够通过降低尿蛋白改善肾损伤,延缓糖尿病性肾病的进程。黄芪性味甘温,归脾、肺二经,具有补气健脾、升阳举陷、益卫固表、利尿消肿、托毒生肌的功效。黄芪水提物通过抑制氧化应激和内皮型一氧化氮合酶,改善阿霉素肾病大鼠的蛋白尿。现代药理在中药临床使用上扮演的角色一直备受争议,笔者认为辨证用药是中医之魂,废辨证而用药理绝不可行,但虚劳的中医诊疗中酌加上述药物,确实可提高疗效。

4. 目前该疾病相关文献研究　王小琴赞同王永钧关于蛋白尿病机的观点,王永钧初期以邪实为主,风为百病之长,寒、热、湿等外邪常依附于风邪侵入人体,在治疗上采用益气祛风除湿、滋肾健脾固精、活血祛瘀通络等。周恩超认为蛋白尿主要见于肾源性疾病,各种累及肾小球病理改变或肾小管病变的肾脏疾病都可能引起蛋白尿,其中以慢性肾小球疾病最为常见。长期蛋白尿是加速肾小球硬化、促进肾功能恶化的重要因素。肾性蛋白尿病机多为脾肾亏虚,邪气内侵,其中邪气以湿、风、瘀为主,临证应谨守病机,从补肾健脾、清利湿热、祛风活络等方面辨证施治。所举验案以补益脾肾为本,佐以清利、祛风、化瘀,取得良好的疗效。王玉林认为蛋白尿的发生以风、热、湿、瘀、毒等外邪相搏于里为标实,以脾肾亏虚为本虚,故此,虚实夹杂、本虚标实为本病的主要病机特点,但病机仍以邪实为主,即使本虚也是由实致虚。在众多邪实因素中,尤以湿热最为多见,分为外湿和内湿两类,外来湿邪主要由于久居湿地或涉水淋雨,导致湿邪从体表侵袭人体皮毛肌肉,肺脾受侵,运化通调水道之功受到影响,水液积聚成湿,水湿停滞黏腻,易郁而化热;内湿主要为饮食失调、劳逸失常、七情内伤导致脏腑功能失调,湿浊内生,郁而化热,湿热搏结,日久成毒,损害肾脏,同时,在治疗蛋白尿过程中往往需要运用类固醇类药物,其所造成的药源性损害亦是造成肾脏病湿热证形成的一大因素。因此,湿热病贯穿本病病机始终。因此王氏提出"消除湿热,蛋白自消"的理论。在中医辨证结合中药现代药理遣方用药基础上,以苗药地锦草为主要清热解毒、利湿、止血;以黄芪、熟地黄、山茱萸补肾、健脾、益气;以党参、茯苓、白术、泽泻健脾、利水。苗药地锦草,味辛微苦涩,无毒,具有清热解毒、利湿退黄、活血止血的功效,可通流血脉,调气和血,从根本上去除湿毒之邪。

5. 用药特点　何氏认为慢性肾病之虚劳引起的蛋白尿,其主要病机是脾肾亏虚,脾虚运化无力,水谷生化乏源,脾肾亏虚,脾失运化,无力涵养先天之精,肾失封藏,故而使得精微物质流出,从而形成蛋白尿,何氏认为风邪侵袭亦会导致肾失封藏亦会出现蛋白尿;与此同时,脾肾亏虚日久影响气血,导致气失固摄,亦会导致蛋白尿的形成;故对慢性肾病的治则要注重补益脾肾。此外,何氏认为在蛋白尿的诊疗上,补益脾肾、祛风散邪、补益气血效果不明显时,适当加用一些收敛固摄之品,如芡实、覆盆子、黄芪等,可以大大减少尿蛋白。

患者初诊时出现蛋白尿,在运用肾病1号方加减补益脾肾,兼以祛风散邪、收敛固摄、芳香化湿、滋阴养血之血,二诊时蛋白尿较前有所减少,舌苔腻较前有所好转,患者近年来病情变化不大,予以肾病1号方加减,24 h尿蛋白控制在0.15~0.4 g之间;2018年5月31日患者夜寐不安,舌淡苔薄白,脉沉细,有蛋白尿,仍以补益脾肾为主,兼以温补肾阳、活血化瘀、祛风散邪、养心安神之品,经治疗后,患者蛋白尿较前有所减少、夜寐安。

6. 点睛之笔　蛋白尿是肾脏病最常见的症状之一,可见于多种肾脏疾病的多个阶段。何氏认为肾性蛋白尿虽总属本虚标实之证,但其病因复杂,病势缠绵,常因感受外邪而加重或反复。西医治疗虽有一定的疗效,但其副作用大,且部分患者病情顽固,治疗难度较大。在对于蛋白尿的诊疗上,何氏采用肾病1号方补益脾肾,防风祛风散邪减少尿蛋白;芡实、覆盆子收敛固涩,减少尿蛋白渗出;车前子利尿祛湿;女贞子、墨旱莲滋阴补肾;紫苏梗、藿香梗芳香化湿,以助车前子祛湿,2010年9月2日:患者目前阴虚表现不明显,予以去女贞子、墨旱莲;患者湿浊内蕴较前好转,予以去紫苏梗、藿香梗;何氏认为慢性肾病患者无论在疾病早期或者中晚期,肾纤维化一直存在,遂加丹参、桃仁活血化瘀以控制或者延缓疾病的进展。2018年5月31日继续予以肾病1号方补益脾肾,蝉蜕、蚕茧壳、僵蚕祛风散邪,同防风一起减少尿蛋白,川牛膝、丹参一方面控制或者延缓疾病进展,一方面活血化瘀可达到"治风先治血、血行风自灭",从而更好祛风散邪,减少尿蛋白;薏苡根祛湿散邪以杜绝湿浊内生,酸枣仁、夜交藤养血安神以安心神;杜仲、续断温补肾阳。同时何氏认为局灶节段硬化性肾小球肾炎多跟免疫系统有关,在中医药治疗的基础上,不排斥使用西药,使用患者病情好转,以达到以平为期的目的。

参考文献

[1] 邢永发,王保和,黄宇虹.从历代虚劳医案中分析虚劳证候特点及药物应用规律[J].西部中医药,2019,32(8):60-64.

[2] 俞乐,袁伟超,周子杰,等.不同产地芡实种仁中蛋白质与淀粉组分差异性研究[J].广东农业科学,2014,41(24):28-32.

[3] 董文华,孙艳艳,方敬爱,等.芡实对糖尿病肾病大鼠肾组织GLUT1及TGF-β1表达的影响[J].中国中西医结合肾病杂志,2014,15(4):294-296.

[4] 刘文媛,方敬爱,孙艳艳,等.芡实对糖尿病肾病大鼠肾组织Urotensin Ⅱ及胶原表达的影响[J].中国中西医结合肾病杂志,2014,15(6):480-483.

[5] 韩利梅,方敬爱,孙艳艳,等.芡实对糖尿病肾病大鼠肾组织SOCS-3及IGF-1表达的影响[J].中国中西医结合肾病杂志,2014,15(9):767-769.

[6] You H, Lu Y, Gui D, et al. Aqueous extract of Astragali Radix ameliorates proteinuria in adriamycin nephropathy rats through inhibition of oxidative stress and endothelial nitric oxide synthase [J]. J Ethnopharmacol, 2011, 134(1):

176-182.

［7］吴成态,邓惠文,王小琴.王小琴治疗肾性蛋白尿经验[J].湖北中医药大学学报, 2019,21(05):108-110.

［8］裘怡.王永钧从风湿论治慢性肾病的经验[J].浙江中医杂志,2009,44(7):472-473.

［9］沈珺,周恩超.周恩超教授从虚、湿、风、瘀论治肾性蛋白尿经验[J].浙江中医药大学 学报,2019,43(11):1237-1240.

［10］王叶,李正胜,周玉华,等.王玉林名老中医治疗肾性蛋白尿经验总结[J].2017, 17(10):98-99.

［11］陆伟恒,补肾地龟汤治疗脾肾气虚慢性肾炎蛋白尿随机平行对照研究[J].实用中医 内科杂志,2017,31(3):34-36.

第八章 糖尿病肾病

第一节 益气养阴法

一、医案简述

黄某,女,55 岁。

初诊时间:2019 年 8 月 8 日初诊。

主诉:发现血糖升高 12 年余,蛋白尿 1 年余。

现病史:患者 12 年前于单位体检时发现空腹血糖、餐后 2 h 血糖均高于正常值,于外院诊断为 2 型糖尿病,平素口服二甲双胍,空腹血糖在 6～7 mmol/L 之间,餐后 2 h 血糖在 8～10 mmol/L 之间。患者 1 年前发现尿蛋白(＋),眼底检查示糖尿病视网膜病变,诊断为糖尿病肾病,曾前往多家医院就诊,曾口服缬沙坦胶囊、黄葵胶囊、肾炎康复片、金水宝,尿蛋白波动在(＋)～(＋＋),肾功能正常,2019 年 8 月 2 日查 24 h 尿蛋白定量 1.21 g。为求中医治疗来诊。

刻诊:面色少华,乏力,口干多饮,泡沫尿,夜尿 2～3 次,双下肢轻度浮肿,胃纳尚可,夜寐安,大便干,舌淡黯有瘀斑,少苔,脉沉细弱。

西医诊断:糖尿病性肾病。

中医诊断:消渴肾病。

证型:气阴两虚,血瘀水停。

治则:益气养阴,活血利水。

处方:以糖肾宁方加减。

太子参 20 g	生黄芪 30 g	山茱萸 15 g	生地黄 15 g
知母 12 g	枸杞子 15 g	女贞子 15 g	玄参 15 g
鹿角胶 6 g	泽兰 10 g	黄柏 12 g	牡丹皮 15 g
丹参 30 g	赤芍 15 g	牛膝 15 g	车前子 30 g(包煎)
肉苁蓉 30 g			

14 剂。每日 1 剂,水煎 2 次,取汁混合,分 2 次早晚温服。并嘱其饮食调理,低脂、低糖、低盐、优质蛋白质饮食,避免劳累和感冒,不要熬夜、按时起卧,适度节制性生活。

二诊(2019 年 8 月 22 日):患者下肢水肿明显减轻,乏力减轻,口干症状缓解,泡沫尿减少,大便稍干,舌面仍有瘀斑。复查尿蛋白(＋),24 h 尿蛋白定量 0.82 g/L,肾功能正常。前方去车前子,加土茯苓 30 g。14 剂。

三诊(2019 年 9 月 5 日):患者下肢水肿消退,乏力明显减轻,口干症状缓解,泡沫尿减轻,大便正常,舌面瘀斑减少。复查尿蛋白(＋－),24 h 尿蛋白定量 0.43 g/L,肾功能正常。前方去泽兰。14 剂。

三诊后,随证加减,每日 1 剂,随访至今,目前患者病情稳定。

二、医案分析

1. 中医对该疾病的认识　糖尿病肾病在中医学中并无相应的病名,其临床表现与古代文献记载的"消渴""尿浊""水肿""虚劳""肾消"等类似。糖尿病肾病源于糖尿病,追溯古代文献,早在先秦时期就对其有所记载,《黄帝内经》中已有"鬲消""肺消"等称谓。隋代巢元方《诸病源候论》曰:"消渴其久病变,或发痈疽,或成水疾。"唐代王涛《外台秘要》引《古今录验》云:"渴而饮水不能多,但腿肿,脚先瘦小,阴痿弱,数小便者,此为肾消病也。"宋代窦材《扁鹊心书》将"三消"进行分类:"上消者,《素问》谓之鬲消,渴而多饮,小便频数。中消者,《素问》谓之消肿,消谷善饥,身体消瘦。下消者,《素问》谓之肺消,可而便数有膏,饮一溲二。后人又谓之肾消。"《古今录验》论消渴病有三:一渴而饮水多,小便数,无脂似麸片甜者,皆是消渴病也。二吃食多,不甚渴,小便少,似有油而数者,此是消中病也。三渴饮水不能多,但腿肿脚先瘦小,阴痿弱,数小便者,此是肾消病也。明代王肯堂《证治准绳·消瘅》中又认为"渴而便数有膏为下消"。这种口干多饮尿浊症状符合现代糖尿病肾病大量蛋白尿患者。故现代多将糖尿病肾病归为消渴后水肿、尿浊、肾消等范畴。

糖尿病肾病患者素体肾虚,病久耗气伤阴,五脏六腑受损,痰、湿、浊、毒内生而致病。疾病早期多为气阴两虚,病情迁延,阴损及阳,伤及脾肾,病变晚期,肾阳衰败,浊毒内停,何氏认为阳虚是气阴两虚发展的必然结果。故临床治疗上,早期多采用益气养阴、滋补肝肾之法,方以参芪地黄汤加减;中期以补益脾肾为主,补先天之本以滋元气,补后天之本以畅气机,方以六君子汤和六味地黄汤加减;晚期多温肾利水,化瘀散结,方以真武汤加减。

2. 病机分析　古人对于疾病病机的认识,多从脏腑阴阳虚实立论出发,糖尿病肾病病位在肾,但可涉及五脏六腑。《灵枢·五变》曰:"五脏皆柔弱者,善病消瘅。"认为本病以虚为主,与五脏皆有关系。五脏六腑功能失调,气血阴阳亏虚,气虚则血行无力,阴虚则脉络不利,久病入络致瘀。《外台秘要》中记载:"消渴者,原其发动,此则肾虚所致。"指出消渴病病机在肾气亏虚。《仁斋直指方论》曰:"热伏于下,肾虚受之,腿膝枯细,骨节酸痛,精走髓虚,引水自救,此渴水饮不多,随即溺下,小便多而浊,病属下焦,谓之消肾。"认为消肾与燥热及脏腑本虚相互影响,而发此病。也有医家从阴阳论出发探讨糖尿病肾病,《太平圣惠方》曰:"阴阳相隔,气不相荣,故阳阻阴而不降,阴无阳而不升,上下不交,故成病矣。"认为阴阳水火不交为疾病之根源,后致五脏空虚,经络不通,气血不行,郁滞而生热。

现代人结合古人思想以及西医学的相关知识,对于糖尿病肾病的病因病机的认识更为复杂多样。戴恩来等认为糖尿病肾病的主要病机为正虚邪实,毒损肾络。其病位主要在肾,涉及肝、脾。肾主藏精,主水,肾虚则水失所主,开阖失司,水液外溢肌肤,发为水肿,肾虚则肾失封藏,导致精微外泄而出现尿浊;脾主运化,脾虚则运化水谷精微无力,不能濡养周身而见消瘦,水谷精微不能正常输布反下流膀胱,随小便排出而见尿浊,脾虚则水湿内停,发为水肿。肝主疏泄、主藏血,肝失疏泄亦可致血行不畅而瘀阻肾络。由此提出"诸邪丛生,久踞成毒"的学术思想,认为肾虚是糖尿病肾病的发病基础,毒损肾络是病机核心,并认为瘀血不祛,肾气难复,主张"解毒通络,肾气来复"。李秀华等认为本病的基本病机特点是本虚标实,肾虚络瘀,其中脾肾亏虚是糖尿病肾病病机的关键,而瘀阻血络贯穿糖尿病肾病的整个病程。本病多因消渴病迁延日久,先天禀赋不足或后天饮食不节致脾肾亏虚,阳衰浊毒瘀阻,内生之湿浊痰瘀,胶结化毒,终致虚、毒、瘀并存,湿痰瘀毒,滞于肾络。杨霓芝等认为糖尿病肾病的病机特点是阴虚燥热,本虚标实,且多夹瘀,易生变证。初期病位在肺胃,肺部燥热、胃火较强,病久耗气伤阴,以致气阴两虚,此时病位主要在肝肾,最终阴损及阳,导致阴阳两虚,此时病位主要在脾肾。总之,对于糖尿病肾病病因病机的认识,多认为病位以肝、脾、肾三脏为主,本虚标实,标证繁多。目前多采用 Mogensen 的建议,将糖尿病肾病分为 V 期,结合各期临床特点,早期糖尿病肾病(Ⅰ~Ⅲ期)多属气阴两虚证,多兼有瘀血;临床期(Ⅳ期)多见脾肾两虚型;晚期(Ⅴ期)为终末期肾脏病期,以肾阳衰败证为主,常兼夹湿浊、瘀血、浊毒。

3. 现代药理学研究 现代药理研究表明,多种单味中药能够有效保护肾脏、降低蛋白尿水平,延缓疾病进展。糖尿病肾病治疗中常首选黄芪作为补气药物,现代研究表明,黄芪有一定降糖作用,同时可以改善糖尿病肾病状态下微观病理,减少蛋白尿,延缓肾病进展。滋阴之常用药物麦冬可以降低血糖,同时改善糖尿病血管并发症;地黄可以降低血清 TGF-β 的水平,延缓病情发展。补益肝肾之常用药物枸杞可以改善胰岛素抵抗,降低肾组织细胞膜 PKC 活性,治疗糖尿病肾病。活血化瘀之常用药物丹参可以改善心肌缺血情况,改善微循环,扩张血管,抗炎,保护缺血性肾损伤,改善肾功能。

治疗糖尿病肾病之方药不仅可以通过补虚泻实,明显改善患者症状,同时也可通过抗炎,调节细胞因子等减少蛋白尿,减轻肾脏损伤。益气补血之当归补血汤可以通过调节糖类以及脂质代谢,减少蛋白尿,改善肾脏微循环,从而发挥保护肾脏作用。王秀萍等研究发现当归补血汤能改善糖尿病肾病大鼠糖脂代谢紊乱,提高其高密度脂蛋白水平,降低尿蛋白总量,保护肾功能,减轻肾损伤。温阳利水之真武汤可以通过降低尿蛋白排泄率,减少血管内皮生长因子,保护肾功能。周英等研究加味真武汤对糖尿病肾病大鼠的血糖血脂及肾功能的影响发现,加味真武汤能改善糖尿病肾病大鼠空腹血糖,降低三酰甘油水平,纠正糖以及脂质代谢紊乱,改善肾功能。清热化痰之温胆汤可以降低血糖水平,抗炎,减轻肾脏损伤。庄葛等以糖尿病肾病患者作为研究对象,观察温胆汤加减联合高通量血透对氧化应激及微炎症反应的影响,研究结果表示温胆汤加减联合高通量血透可更有效减轻 DN 患者的炎症反应与氧化应激程度,促进患者症状的缓解。

目前中成药也广泛运用于糖尿病肾病的治疗中。早中期糖尿病肾病常用的黄葵胶囊,可改善微循环、扩张肾血管、清除氧自由基、减轻炎症渗出。芪明颗粒能减轻炎症反应,改善尿微量白蛋白,延缓糖尿病肾病进展。金水宝胶囊能够有效改善脂质代谢、调节肾血流状况、降低尿白蛋白、保护肾功能、延缓糖尿病肾病的病情发展。

4. 目前该疾病相关文献研究　对于糖尿病肾病的认识,何氏认为消渴肾病早期基本病机为阴虚为本、燥热为标,后期气阴两伤、阴阳俱虚,而肾络瘀阻贯穿疾病的全过程。何氏在历代先贤经验上结合多年临床实践经验,依据现代药理研究成果制定了中药复方制剂糖肾宁。多项研究表明糖肾宁方可抗炎,调节氧化-抗氧化系统,改善血流动力学等,减少尿蛋白,延缓肾小球硬化的发生发展;同时还可以下调血浆 AngⅡ、FIB 水平,改善肾脏局部血流动力,减少小分子蛋白质滤过,保护肾小管功能,延缓疾病进展的作用。

张昆从三焦辨证理论出发,认为糖尿病肾病Ⅳ期患者病机为脾肾气阴两虚,瘀水互结,但仍多由三焦气化及通调功能失司,五脏六腑功能失调,阴阳失衡而治病。故治疗上以益气养阴、化瘀利水为主,运用三焦分消饮治疗糖尿病肾Ⅳ期患者,可以降低患者血糖水平,改善脂质紊乱,减少尿蛋白,提高机体免疫力,改善肾脏微循环,延缓肾脏疾病进针。

方水林认为气阴两虚、痰热瘀结为糖尿病肾病Ⅳ期的基本病机,强调从"瘀"治疗糖尿病肾病。方水林运用扶正祛浊方治疗糖尿病肾病患者 40 例,方以黄芪、当归、太子参、地骨皮、桃仁、红花、制大黄等,结果表明扶正祛浊方能明显改善患者中医症状,降低尿蛋白/肌酐比值、肌酐、尿素氮等,延缓肾功能恶化的进展,提高患者的生活质量。

叶景华重视"脾气"在糖尿病肾病的发生、发展及治疗中的作用,提倡从脾肾论治。叶氏认为糖尿病肾病发病的内在原因是脾肾亏虚,中后期脾虚湿邪留恋,日久生痰、生瘀使病情加重。同时叶氏认为消渴肾是由五脏阴液虚极所致的经络血行滞涩,因此气阴两虚证贯穿于糖尿病肾病始终。叶氏以"益气扶正,解毒泄浊,软坚散结"立法,创制了叶氏糖肾方。研究表明,叶氏糖肾方能够有效减少糖尿病肾病大鼠的蛋白尿,改善肾小球病理损伤,保护足细胞。

5. 用药特点　本病患者有糖尿病病史 12 年余,肾功能正常,尿蛋白在(＋)左右,考虑为早期糖尿病肾病。患者有乏力,面色少华,口干,双下肢轻度浮肿,舌淡黯有瘀斑,少苔,脉沉细弱,辨证为气阴两虚,血瘀水停。早中期糖尿病肾病多属气阴两虚证,多兼有瘀血。何氏选用糖肾宁方加减以益气养阴,活血利水。全方以益气养阴为主,其中太子参甘平微苦,益气生津、补益脾肺;生黄芪甘微温,补气健脾、利尿消肿;山茱萸酸涩微温,温肝经之血、补肾脏之精;三药并用,补肝脾肺肾四脏之虚。生地黄甘寒,知母苦甘寒,玄参甘苦咸微寒,清热凉血,养阴生津,津液上乘,则口干多饮之症自消。枸杞子甘平,女贞子甘苦凉,鹿角胶甘咸温,寒温并用,共奏滋补肝肾、益精养血之效。

6. 点睛之笔　何氏认为在糖尿病肾病早期,以气阴两虚为本,瘀血水湿内阻为标,治疗以益气养阴、活血利水为主。全方重在益气养阴,然并非一派滋阴药物,少佐以温阳药物,以达"阴中求阳,阳中求阴"之效。

参考文献

［1］石艳霞.戴恩来教授治疗糖尿病肾病临床经验[J].中医临床研究,2019,11(07)：64-66.

［2］李秀华,李凤婷,李梦,等.糖尿病肾病中医病名及病因病机浅述[J].安徽中医学院学报,2010,29(06)：7-9.

［3］侯海晶,杨霓芝.杨霓芝治疗糖尿病肾病的经验[J].湖北中医杂志,2012,34(07)：24-25.

［4］郭维文,黎帅,陈玲玲,等.黄芪甲苷对糖尿病肾病大鼠肾脏的保护作用及其机制[J].中国病理生理杂志,2014,30(2)：351-354.

［5］许建梅.中药组分对糖尿病肾病大鼠肾功能保护作用的机理研究[D].北京：北京中医药大学,2015.

［6］康伟,王肃.地黄多糖对糖尿病肾病大鼠模型的治疗作用及对PPAR-γ信号通路的影响[J].中国生化药物杂志,2015,35(9)：30-33,37.

［7］赵蕊.LBP-4a改善胰岛素抵抗及治疗糖尿病肾病作用的研究[D].秦皇岛：燕山大学,2007.

［8］刘艳茹,郑红光.部分单味中药对糖尿病肾病患者肾脏保护作用的理论分析[J].中医药临床杂志,2019,31(03)：402-407.

［9］王秀萍,张莹雯.当归补血汤对糖尿病肾病大鼠高密度脂蛋白及微量蛋白尿的影响[J].中国中西医结合肾病杂志,2015,16(12)：1044-1047.

［10］周英,彭万年.加味真武汤对实验性糖尿病大鼠血糖和血脂的影响[J].中医药学报,2013,41(4)：99-100.

［11］庄葛,吴霞,石帅.温胆汤加减联合高通量血透对糖尿病肾病的抗氧化及抗微炎症作用观察[J].中国中西医结合肾病杂志,2019,20(02)：163-165.

［12］李昭永,谢军.黄葵胶囊治疗早中期糖尿病肾病临床疗效及对患者血脂的影响[J].中国中医基础医学杂志,2014,20(2)：200-201,210.

［13］王军媛,赵建红,刘颖,等.芪明颗粒对早期糖尿病肾病炎症因子及尿微量白蛋白的影响[J].天津中医药大学学报,2017,36(2)：113-116.

［14］王琦琪,钱程,宋钟娟,等.中成药治疗2型糖尿病的临床研究进展[J].上海医药,2019,40(19)：29-31.

［15］张新志,曹和欣,吴锋,等.糖肾宁保护糖尿病肾病大鼠肾小管功能的研究[J].上海中医药杂志,2014,48(09)：80-83.

［16］张昆.三焦分消饮治疗Ⅳ期糖尿病肾病的临床疗效观察[D].济南：山东中医药大学,2015：1-15.

［17］姚芳.方水林名老中医治疗糖尿病肾病经验总结[J].中华中医药学刊,2016,34

(05)：1162-1165.

[18] 路建饶,王新华,张彤,等.叶景华教授对糖尿病肾病的认识及用药经验[J].中国中西医结合肾病杂志,2012,13(11)：944-945.

第二节　温肾健脾祛湿法

一、医案简述

吴某,男,82岁。

初诊时间：2019年7月10日。

主诉：发现血糖升高20余年,血肌酐进行性升高6年。

患者于20余年前因口干多尿到医院就诊查空腹血糖在12 mmol/L左右,诊断为2型糖尿病,口服降糖药物控制血糖,平时血糖控制不佳,10余年前患者双下肢浮肿,泡沫尿,查尿蛋白(＋＋)～(＋＋＋),眼底检查示糖尿病视网膜病变,诊断为糖尿病肾病,不规律口服黄葵、肾炎康复片等中药治疗,6年前患者下肢明显浮肿住院治疗发现肾功能减退,当时血肌酐：160 μmol/L,平时口服肾衰宁、百令胶囊、黄葵胶囊等治疗,近2年患者血肌酐明显升高,波动在300～350 μmol/L之间,24 h尿蛋白定量3～6 g之间,为求中医治疗来诊。

刻下：患者面色㿠白,神疲乏力,纳差便溏,腰膝冷痛,畏寒肢冷,小便量约每日800～1 000 ml,伴双下肢水肿,舌淡嫩胖,苔稍白腻,齿痕明显,脉沉细。

西医诊断：糖尿病肾病Ⅳ期,CKD4期。

中医诊断：消渴肾病。

证型：脾肾阳虚,水湿内停。

治则：温肾壮阳,健脾燥湿利水。

处方：党参15 g　　炙黄芪15 g　　赤芍15 g　　白芍15 g
　　　当归15 g　　制大黄9 g　　白术15 g　　川牛膝15 g
　　　丹参10 g　　黄连6 g　　　车前子30 g　陈皮9 g
　　　防风12 g　　薏苡根30 g　　芡实15 g　　覆盆子15 g
　　　菟丝子15 g　肉苁蓉15 g　　淫羊藿15 g　补骨脂15 g
　　　续断15 g　　杜仲15 g

14剂。每日1剂,水煎2次,取汁混合,分2次早晚温服。并嘱患者注意休息,避免劳累,限制钠盐及糖分摄入,优质低蛋白质饮食。

二诊(2019年7月25日)：患者神疲乏力好转,下肢水肿明显减轻,脉沉涩,舌面瘀斑。复查尿蛋白(＋＋),24 h尿蛋白定量3.84 g/L,血肌酐：285 μmol/L。前方加桃仁

12 g,丹参 30 g。14 剂。

三诊(2019 年 8 月 14 日):患者诉水肿及纳差神疲乏力明显改善,泡沫尿减少,尿量 1 500 ml 左右,较前增加,大便正常,继续前方治疗。14 剂。

三诊后,患者多次复诊,随证加减,每日 1 剂,随访至今,目前患者病情稳定。

二、医案分析

1. 中医对该疾病的认识　糖尿病肾病属于"消渴""水肿""风水""虚劳""肾风""关格""肾浊"等范畴。隋代巢元方《诸病源候论》:"消渴……其病变,或发为痈疽,或成水疾。"《证治要诀》中记载:"三消久而小便不臭……此精不禁,真元竭也。"《圣济总录》:"消渴病久,肾气受伤,肾主水,肾气虚衰……水液聚于体内而出现水肿。"糖尿病肾病本虚标实、虚实夹杂,病因病机可归纳为气阴两虚、脾肾亏虚、肾虚血瘀、肾络癥瘕和毒损肾络等几个方面。

糖尿病肾病中医病因主要有六淫邪毒、先天禀赋、饮食失宜、情志失调、劳欲过度、药物误用;其总体病机为本虚标实、虚实夹杂,本虚指气阴两虚、五脏内虚,终末阴损及阳,阴阳两虚,涉及脏器主要有脾肝肾,其中尤以脾肾两脏亏虚为根本;标实多为燥热、瘀血、痰浊、水湿等。糖尿病肾病乃消渴病日久,病程迁延,多脏腑受损,病机按照气虚或阴虚→气阴两虚→阴阳两虚之规律动态演变,并夹有水湿、痰浊、瘀血等实邪,为本虚标实、虚实夹杂之证。瘀血既是糖尿病肾病病变过程中的病理产物,又为糖尿病肾病的致病因素。

2. 病机分析　何氏根据其临床症状,认为患者脾肾阳虚,水湿内停,患者脾阳亏虚不能化生气血,气血乏源,形体失养,故见面色㿠白,神疲乏力,脾阳亏虚,不能健运水谷,故见纳差便溏,脾阳虚不能运化水湿,肾阳亏虚,不能温化水湿,水湿停留,泛溢肌肤,故见水肿,肾阳不足,失于温煦,故见腰膝冷痛,畏寒肢冷,舌淡嫩胖,苔稍白腻,齿痕明显,脉沉细为脾肾阳虚,水湿内停,故治以温肾壮阳、健脾燥湿利水。

3. 现代药理学研究　黄芪是经典传统的补益中药,应用历史悠久。现代研究表明,黄芪具有降血糖的功效,主要含有三萜皂苷、黄酮类化合物以及多糖等成分,其中黄芪皂苷是黄芪主要活性成分。近年来大量的临床及实验室的研究发现,黄芪皂苷具有十分广泛的生物活性,对其皂苷类单一组分的研究主要集中在黄芪甲苷,具有降糖、改善胰岛素抵抗活性的作用。研究报道,黄芪甲苷在 25~50 mg/kg 剂量显著降低糖尿病小鼠血糖、TG 和胰岛素水平,抑制 GP 和 G6Pase mRNA 的表达及该酶活性。另外有研究报道,黄芪甲苷也可显著促进胰岛素诱导的前脂肪细胞分化,改善高葡萄糖诱导的胰岛素抵抗,阻止 TNF - α 诱导的凋亡。

黄连作为传统中药,其功能是清热燥湿,泻火解毒。现代药理研究表明,黄连具有降血糖和改善糖尿病血管并发症的作用。黄连多糖作为黄连的活性成分之一,能显著减少 AGEs 诱导下 HUVEC 在 mRNA 和蛋白上 RAGE 的表达,证实黄连多糖可能通过阻断 AGEs - RAGE 信号通路治疗糖尿病肾病。

丹参酮ⅡA是传统中药丹参重要的活性成分之一,不仅能够促进内皮细胞修复,还能够改善微循环、抗缺血和抗缺氧。有研究证实丹参酮ⅡA能降低AGEs诱导下人肾小球系膜细胞的RAGE表达水平,同时降低氧化应激水平,即通过阻断AGEs－RAGE信号通路起到抵抗糖尿病肾病进展的作用。

大黄具有活血通经、凉血解毒、泻热通便等功效。大黄的提取物中对肾脏起着保护作用的主要为蒽醌类中的大黄酸和大黄素。刘志红等研究报道,大黄可通过抑制IL-6分泌,减轻肾脏免疫性炎症反应,大黄酸能够抑制TGF-β诱导的肾小球系膜细胞的肥大、增生以及ECM的产生,还能显著抑制TGF-β介导的系膜细胞GLUT1的表达与细胞对葡萄糖的异常摄入。

4. 目前该疾病相关文献研究　近年研究显示,中药复方治疗可预防糖尿病肾病病情恶化,推迟病情进入末期肾病。补阳还五汤出自清代王清任《医林改错》,其组成为黄芪、当归尾、赤芍、地龙、川芎、桃仁、红花,此方中重用黄芪,可达120 g,有补气、活血、通络的作用。现代药理研究认为补阳还五汤有改善血液流变学和血流动力学、抑制血小板聚集和抗血栓、抗氧化、调节免疫等的作用。在实验研究方面,王秀芬等以STZ诱导DN大鼠模型,予以补阳还五汤加减,为补阳还五汤加翻白草、丹参、熟大黄、党参、甘草,水煎服治疗12周,发现治疗组大鼠肾组织中的MMP-9的表达显著上升,PAI-1的表达显著下降,且与对照组有显著差异。李作森纳入17个补阳还五汤治疗DN的临床研究文献进行Meta分析,指出① 补阳还五汤对DN的肾功能有一定的改善作用,其肾功能指针包括UAER、UAE定量、BUN;② 补阳还五汤在治疗DN的总有效率较常规治疗疗效优胜;③ 补阳还五汤在降低Scr、控制血糖与常规治疗疗效相约。

胡伟等认为四磨饮子治疗老年2型糖尿病肾病患者疗效显著,可提高血清脑源性生长因子水平,改善认知功能,缓解肾脏损伤。黄芳等采用真武汤加味(制附子9 g,白术9 g,茯苓15 g,生姜9 g,白芍12 g,车前草15 g,玉米须15 g)治疗糖肾病Ⅳ期伴水肿患者,研究认为真武汤加味方能够有效减轻糖尿病肾病Ⅳ期患者水肿程度,维持电解质平衡。

柏林等探讨五苓散合血府逐瘀汤治疗糖尿病肾病的临床效果(猪苓15 g,白术10 g,丹参20 g,黄芪20 g,熟地黄10 g,茯苓15 g,泽泻15 g,桃仁20 g,桂枝10 g,红花15 g,桔梗10 g,甘草10 g,赤芍15 g,柴胡10 g,玉米须15 g,牛膝15 g,枳壳10 g,川芎10 g),认为可有效降低患者血糖水平和尿蛋白水平,调整患者的糖脂代谢,改善患者肾功能,使患者的临床症状得以改善。

5. 用药特点　根据该患者临床表现及舌苔、脉象,四诊合参,诊断为消渴肾病,脾肾阳虚,水湿内停,治以温肾壮阳、健脾燥湿利水,方中党参补中益气、健脾补肾,炙黄芪补气固表、利尿消肿,赤白芍凉血、活血,当归养血和血、活血止痛、润肠通便,陈皮理气降逆、燥湿化痰,制大黄清热泻浊、活血化瘀、逐瘀通经,白术健脾益气、利湿消肿,川牛膝活血通经、祛风除湿、利尿消肿,丹参补血活血、功同四物,车前子清热利尿、渗湿止泻,黄连清热燥湿、泻火解毒,防风祛风胜湿,薏苡根利湿健脾,芡实固肾涩精、补脾止泻,覆盆子、菟丝子滋补肝肾、固精锁尿,肉苁蓉补肾益精,淫羊藿、补骨脂补肾壮阳、祛风除湿,杜仲、续断补肝肾、强筋骨,诸药合用,共奏"温肾壮阳、健脾燥湿利水"之功。

6. 点睛之笔 何氏在治疗糖尿病肾病多是在专病专方的基础上辨证论治,治疗糖尿病肾病是多以肾病2号方为基础加减,2号方中含有党参、黄芪、当归、制大黄、赤白芍等药物,党参补脾肺、生气血,黄芪健脾益气,利尿消肿,当归血中之气药,"治一切风、一切血、补一切虚,破恶血,养新血",白芍入肝脾经,养血敛阴,柔肝止痛,大黄泻下攻积,凉血解毒,逐瘀通经,清热泻火,糖尿病肾病是本虚标实的慢性病,病程长,迁延不愈,气滞血瘀,络脉阻塞是本病的病机特点,肾病2号方虽仅有几味药物,但全方以益气活血为主,在扶正的基础上辅以泻浊,紧扣糖尿病肾病的病机,从肝、脾、肺、肾诸脏治疗慢性病,故该患者以肾病2号方为基础进行加减,结合患者面色㿠白,神疲乏力,纳差便溏,腰膝冷痛,畏寒肢冷,小便量少,伴双下肢水肿,舌脉合参,一派脾肾阳虚,水湿内停,酌加健脾化湿、温肾壮阳之品治疗该病。

《素问·经脉别论》:"饮入于胃,游溢精气,上输于脾,脾气散精,上归于肺,通调水道,下输膀胱,水精四布,五经并行",充分说明水液代谢是由脾、胃、肺、膀胱共同完成的,而其中对于水液代谢具有枢纽作用是脾,其"散精"作用即为运化、布散水谷精微,也是脾主升清功能的一种生理体现。若脾气亏虚,失于健运,水谷精微不能化精而化生湿、痰、饮、浊毒,此乃阴邪,易趋下焦而伤及下元,致使肾不主水而水湿泛滥矣。故何氏认为湿邪是损伤肾体的重要病邪,而其本在脾也,故以党参、黄芪、白术、防风健脾祛风燥湿,慢性肾病因病位在下焦,应因势利导,使湿邪从下而走,同时"治湿不利小便,非其治也",故何氏常以薏苡根、车前子健脾淡渗利湿,配伍用之,其效甚宏。

肾为先天之本,为人体元阴元阳所在,肾为水脏,肾阳的气化是全身水液代谢的原动力,也是人体代谢产物排出必经之道,如有肾阳气化失常,会影响水液代谢和分清泌浊的正常进行,导致湿浊内留,化热生毒,生风动血,浊瘀互结,蒙蔽神窍,伤害五脏,而表现出肾病的一系列临床症状,故治疗上应顾护肾阳,以"肉苁蓉、淫羊藿、补骨脂"壮阳益肾,但在补肾时注意要平补、调补、不可峻补,故该患者杜仲、续菟丝子平补,而不用血肉有情之品补肾,以防滋腻生湿之害。

纵观该方,何氏根据患者临床症状,四诊合参,谨守"脾肾阳虚,水湿内停"之病机,扶正而不留邪,驱邪而不伤正,再以壮阳益肾,补肾而施以平补、调补,而不峻补,共奏"温肾壮阳、健脾燥湿利水"之功。

参考文献

[1] Li Wang, Yang-Feng Chi, Ze-Ting Yuan, et al. Astragaloside IV inhibits renal tubulointerstitial fibrosis by blocking TGF-β/Smad signaling pathway in vivo and in vitro. Exp Biol Med (Maywood) 2014, 239 (10): 1310-1324.

[2] Li Wang, Yang-Feng Chi, Ze-Ting Yuan, et al. Astragaloside IV inhibits the up-

regulation of Wnt/β-catenin signaling in rats with unilateral ureteral obstruction. Cell Physiol Biochem 2014，33：1316－1328.

［3］蔡伟,徐积兄,朱凌燕,等.丹参酮ⅡA对人肾小球系膜细胞晚期糖化终产物受体表达及氧化应激水平的影响研究［J］.中国全科医学,2014,17(30)：3585－3589.

［4］尹登科,杨晔,陈松,等.黄连多糖对AGEs诱导内皮细胞增殖及其受体表达的作用研究［J］.药物生物技术,2012,19(6)：476－479.

［5］刘志红,李颖健,章精,等.转化生长因子及大黄酸对肾小球系膜细胞葡萄糖转运蛋白功能的影响［J］.中华医学杂志,1999(10)：780－783.

［6］王秀芬,赵苍朵,顾连方,等.加减补阳还五汤对早期糖尿病肾病的临床疗效及作用机制探讨［J］.中国中西医结合肾病杂志,2005,6(5)：280－281.

［7］李作森.补阳还五汤治疗糖尿病肾病的meta分析［J］.数理医药学杂志,2011,4(5)：585－590.

［8］胡伟,张洪雷.四磨饮子治疗老年2型糖尿病肾病［J］.中医学报,2018,33(245)：1912－1916.

［9］黄芳,郑胜龙,刘春明.真武汤加味治疗糖尿病肾病Ⅳ期水肿患者的临床观察［J］.中医药通报,2017,16(06)：36－39.

［10］柏林,孙卓.五苓散合血府逐瘀汤治疗糖尿病肾病的疗效探讨［J］.中医临床研究,2016,8(12)：58－59.

第九章　慢性肾功能衰竭

第一节　健脾补肾化湿法

一、医案简述

朱某,男,81 岁。

初诊时间:2019 年 1 月 5 日。

主诉:反复泡沫尿 20 余年,加重 1 周。

现病史:患者发现泡沫尿 20 余年,未予以重视,从未就诊。2 年前泡沫尿加重,自觉乏力,当时查得血肌酐 276 μmol/L,至何氏门诊口服中药汤剂治疗,病情好转,血肌酐降至 170 μmol/L。患者去年年底曾因故自行停药 3 月,自感泡沫尿加重,再次复查血肌酐:250 μmol/L,24 h 尿蛋白定量:1 314 g/L 24 h 尿。患者既往有高血压病史,最高血压 180/100 mmHg,平时服用替米沙坦片 40 mg,每日 1 次,马来酸氨氯地平片 2.5,每日 1 次联合降压,否认其他慢性疾病史。

刻诊:仍有泡沫尿,有双下肢浮肿,头晕耳鸣,大便不畅等症状,舌红,苔黄腻,脉滑。

西医诊断:慢性肾脏病 4 期。

中医诊断:虚劳(脾肾气虚,湿热壅遏)。

治则:健脾益肾,清热化湿。

处方:

党参 30 g	黄芪 30 g	赤芍 15 g	白芍 15 g
当归 15 g	制大黄 9 g	川牛膝 15 g	桃仁 12 g
丹参 30 g	黄连 6 g	车前子 30 g	蒲公英 15 g
蝉蜕 6 g	蚕茧壳 9 g	薏苡根 30 g	僵蚕 12 g
芡实 30 g	覆盆子 15 g	郁金 15 g	肉苁蓉 30 g
半边莲 15 g	陈皮 9 g	佛手 12 g	火麻仁 15 g
枳实 15 g	苏梗 15 g	藿香 18 g	川断 15 g
杜仲 15 g			

14 剂。每日 1 剂,水煎 2 次,取汁混合,分 2 次早晚温服。并嘱其饮食调理,低脂、低糖、低盐、优质蛋白质饮食,避风寒,调饮食,畅情志。

二诊(2019 年 1 月 19 日):患者肉眼泡沫尿减少,下肢浮肿较前改善,稍伴有鼻塞,畏寒,头面部肿,咳嗽等症状,大便不畅较前改善,舌红,苔黄腻,脉紧。

方药:原方减桃仁、火麻仁、藿香、苏梗,加荆芥9 g,防风9 g,玄参18 g,牛蒡子30 g。

三诊(2019年2月3日):患者鼻塞、畏寒等症状改善,稍有口干,潮热,二便畅。复查血肌酐:205 µmol/L,24 h尿蛋白定量:935 g/L 24 h尿。

方药:原方减牛蒡子、防风、荆芥,加女贞子18 g,墨旱莲18 g。

三诊后,随证加减,每日1剂,随诊至今,目前患者病情稳定。

二、医案分析

1. 中医对该疾病的认识　中医古代文献中没有慢性肾脏病或肾衰这一名称的明确记载,从其病程经过及临床表现特点来看,中医学将慢性肾脏病归属于"水肿""虚劳""肾风""溺毒""呕吐""关格""腰痛""癃闭"等范畴。因为各种肾脏病变迁延日久,病及他脏,而致诸多脏腑功能受损,但此病仍以脾肾亏虚为主,随着病情进展,终致正气虚衰,脾失运化,肾失开阖,湿浊、瘀血壅滞,浊蕴成毒,潴留体内,引发本病。而由于其中关格、癃闭、水肿、呕吐等症状均与三焦水道不畅,膀胱气化失常,水液布散气化功能障碍,体内水液代谢异常密切相关。故可认为,肺脏作为共同通调水道的三脏的源头,其作用至关重要。而临床注重肺与慢性肾脏病的关系,常从肺论治,可在慢性肾脏病的治疗中收获良效。

2. 病机分析　肺主气,司呼吸,又能通调水道,又为水之上源;脾主运化,运化水湿,为水液代谢的枢纽,又为气血生化之源;肾主纳气,为水之下源。肺位于上焦,主宣发肃降,主行水,通调水道;脾位于中焦,主运化水液,为水液升降出入之枢纽。如肺气虚弱,宣降失常,水津不布,水湿停聚,而至湿困中焦,脾胃运化失常,转输不利,可见倦怠身重、腹胀便溏、水肿等湿浊困脾之象,此为"子盗母气"。肺主行水,宣发肃降,通调水道,肾为水脏,主水液代谢。正常情况下,水道通调,水液下输膀胱,在肾的蒸腾气化作用下,清者上升至肺,浊者化尿排出。而若肺气受损,宣发肃降功能失常,水道不通,影响水液的输布和排泄,水液不能下输膀胱,而出现尿少、水肿等。又肺属金、肾属水,肺和肾存在着金水相生关系,肺气固不但能使水道通调,还能助肾发挥其封藏之职,使精微物质不外泄。若卫外不固,易至外邪侵袭,外邪伤肺,母病及子,金不生水,肾失封藏,使精微物质外泄,而产生蛋白尿。肺气亏虚,母病及子,至肾气亏虚,摄血无权,血溢脉外,出现尿血。又因蛋白和血持续流失,损伤肾元,正气耗损,而至卫气更虚,又易遭致外邪侵袭,而反复发生外感病,进而加重慢性肾炎,或使慢性肾炎复发。以上,已从肺脏的生理特性及功能以及其与脾肾两脏的协同作用等各方面,从中医学角度阐述了肺脏在慢性肾脏病病机中的重要地位,及对于病理产物产生的重要影响。然肺为"华盖",外合皮毛,又为娇脏,不耐寒热,外邪袭人,往往首先犯肺。中医学认为"肺主气属卫",卫气的功能依靠肺气宣发的力量,行于脉外,散布全身,进而保卫体表,抵御外邪。突感外邪,如卫气不固,肺气不宣,使得水道不通,又损伤肾气,开合失施,肾失封藏,而致水肿、蛋白尿、血尿等症状。故可以认为,慢性肾脏病的发生往往与外感病的发生密切相关。多数患者起病之前都有外感病史,或在原本慢性肾脏病症情控制平稳的情况下，因外感病而使慢性肾脏病复发。故临床治疗慢性肾脏病时，除了重视脾肾虚弱之本，更应顾及肺卫之源，这也体现了中医学的整体观念。

3. 现代药理学研究　西医学认为，慢性肾脏病病程常迁延十数年难愈，病情演变是一个持续进展的过程，以水肿、蛋白尿、血尿、高血压和肾功能异常等为基本表现，发作常反复，甚至多种症状同时出现，最终导致体内代谢产物潴留、机体内循环失衡，肾功能衰竭的结局。现代临床实践和药理实验研究表明，疏风清热类药物，多具有抗感染作用，能控制细菌炎症，从而防止因反复感染对肾脏所造成的变态反应性炎症，减轻肾脏病理性损伤，延缓慢性肾脏病进展，从而起到保护肾脏的作用。结合该患者，二诊时因外感风邪加用了荆芥、防风此两味药物，此两药为常用的辛温解表药对。现代药理学研究表明，荆芥和防风的药理作用相似，两者均具有解热、镇痛、抗炎、抗菌、抗病毒、抗肿瘤、增强免疫功能、镇静、抗惊厥、抗氧化等作用。研究发现，荆芥穗有明显的抗补体作用，而荆芥水提物也能够通过抑制 T 细胞释放分化为 Th1、Th2 细胞所需的细胞因子，抑制 CD4 细胞分化为 Th1、Th2 细胞调控机体的免疫功能。动物实验表明，防风多糖能提高 NK 细胞的杀伤活性，增加 IL-2 诱导的 LAK 细胞杀伤活性，增强脾淋巴细胞的杀伤活性。防风水提液中得到的酸性杂多糖 XC-2 也具有显著增强机体免疫功能的作用。荆芥水煎剂体外对金黄色葡萄球菌、表皮葡萄球菌、变形杆菌、支气管败血波氏杆菌和白喉杆菌均有较强的抗菌作用，对炭疽杆菌、乙型链球菌、伤寒杆菌、痢疾杆菌和铜绿假单胞菌等也有一定的抗菌作用。而防风对金黄色葡萄球菌、二型溶血性链球菌、肺炎双球菌及产黄青霉菌、杂色曲霉菌等有抑制作用。另外，荆芥炒炭后止血作用明显，动物实验证明，能显著缩短实验小鼠的出血时间和凝血时间，具有体内抗肝素的作用。研究发现，防风超临界 CO_2 萃取物具有止血作用，能明显缩短小鼠出血时间和大鼠凝血酶原时间及凝血激酶时间，表现出促凝血作用；具有剂量依赖性地延长大鼠优球蛋白溶解时间的趋势，提示具有降低纤溶活性的作用；随着剂量的增加，血小板聚集实验中血小板聚集趋势逐渐增强。此两药同时用于慢性肾脏病的治疗，既可于上焦疏散风邪，又可在急慢性肾炎、顽固性泌尿道感染及血尿的治疗中，起到抗炎及止血的作用。方中另用蝉蜕，现代研究表明，蝉蜕含有 17 种水解氨基酸，如甲硫氨酸、天门冬氨酸等，多种微量元素如钙、铝等，近年又提取并分离出大量的甲壳质及其降解产物壳聚糖及盐酸氨基葡萄糖等。其具有解热、免疫抑制、抗过敏、镇静、抗惊厥、红细胞膜保护等作用。蝉蜕及其配伍研究表明，含有蝉蜕的配伍中药方剂，且能通过抗炎抗过敏，调节 T 淋巴细胞功能亚群，改善肺组织中的炎性细胞浸润、黏液的过度分泌、上皮细胞损伤和扩张支气管的多方面发挥作用。

4. 目前该疾病相关文献研究　现代医家对于慢性肾脏病的治疗各有心得及侧重点，从肺施治的亦不在少数。周仲瑛认为，急性肾脏病水肿表现"风水"证，或有上呼吸道感染者，与肺的关系最为密切，但某些慢性肾脏病"阴水"证的急性发作期，及水肿不明显或水肿消退后，有时也可表现肺经证候。实践证明，急、慢性肾脏病，不论有无水肿，凡临床症状涉及到肺的，俱可采取治肺的方法。周仲瑛曾统逾百例阳水患者的治疗，用疏风发汗、宣肺行水之法。临床处方时，疏风宣肺药的用量应比治疗一般外感表证的剂量更大，因肾病"风水"证，风遏水阻，腠理闭塞，肺气不宣，水邪不易从皮毛外达，故必须加强疏风宣肺药的作用，才能使潴留于体内的水分，从汗、尿排出。本法每多与渗湿利尿法合用，配伍茯苓、猪苓、泽泻、薏苡仁、冬瓜皮、车前子等。通过汗、利并施，表里分消，可以使水肿消退更快，但在两法合用时要有主次，如属"风水"证，应以疏风宣肺为主，如属"皮水"水湿浸渍证，则又当以渗湿利水为主。时振声则在多年慢性肾脏病蛋白尿治疗中，总结出了"治肺四法"。益肺法：加强肺气的作用，可用玉屏风散益肺固表。在治疗慢性肾脏病的同时加服玉屏风散，长期服用，既可使肺卫得固，对预防外感有较好作用，更对治疗各种类型的肾小球肾炎效果显著。临床可见免疫指标不良者大多得到纠正和恢复，同时也可见对实验性肾炎的病理有修复作用，肾小球增殖性病理变化消退，随着肾小球功能的改善，蛋白尿也见减少。宣肺法：对已经感受外邪，出现肺失宣降者，则宜宣肺祛邪。如属外感风寒，则宜用辛温解之剂，如荆防败毒散。如属外感风热，则宜用辛凉解表之剂，如银翘散。使表证得解，水肿消退。随着宣肺祛邪法的应用，蛋白尿也可明显减轻。清肺法：外感风寒化热，或外感风热，病情进一步发展，以致痰热蕴肺，急宜清肺化痰以控制感染，方用贝母瓜蒌散或杏仁滑石汤，清肺化痰外，更可宜畅肺气、通利水道，用于慢性肾脏病合并肺部感染，在抗生素无效的情况下，能迅速使病情好转。润肺法：慢性肾脏病属肺肾阴虚者，经常反复咽干、咽痛、咽红，阴虚肺燥比较突出，可养阴润肺，缓解其咽干、咽痛、咽红，有助于蛋白尿的消失。可用竹叶石膏汤，润肺中配以辛凉，既可预防风热外邪侵袭，又对阴虚肺燥者蛋白尿的消失有良好作用。王耀光从肺论治慢性肾病的经验则侧重点在肾性血尿方面。王氏认为从肺论治肾性血尿须首分虚实，实则泄之，虚则补之，虚实夹杂则补泄兼施。实证常用清上撤下法。风为百病之长，常夹杂其他邪气侵袭人体，而风邪袭人，肺首当其冲。王氏认为外感是肾性血尿反复发作、迁延难愈的主要原因。临床上常表现为肾性血尿的患者在反复呼吸道感染后症状加重，使病情进一步发展。故治疗风邪袭肺或风热毒邪客于上焦导致的血尿时，症见发热或恶风寒、咳嗽、咽痛或肿等常用清热利咽解毒法，以达到治疗血尿的目的，所谓"源清则流自洁，故下病上取之"，并可有效减轻蛋白尿，改善肾脏功能，延缓肾病进展。常用方为银翘散加减。虚证则因外邪袭肺，发为疾病，必有不同程度的肺卫亏虚，反之肺气亏虚也易复感外邪。因此，王氏在治疗肾性血尿时认为补益肺气也是治疗本病的关键，遇到容易感冒、少气乏力、恶风的症状，或血尿反复发作、迁延难愈的患者，常在治标的同时补益肺卫之气，增其正气，防患于未然。临床常用玉屏风散、防己黄芪汤、四君子汤加减。有研究表明，玉屏风散可以作用于呼吸道和消化道黏膜，激发促进 IgA 的分泌，对流感起到预防和治疗作用，并可调节自身免疫功能，预防感染，从而减少肾性血尿的复发率，达到间接治疗的目的。

5. 用药特点　该患者，病情延绵数十年，就医时头晕耳鸣，自觉乏力，符合中医学虚劳范畴。其下半身肿，症见泡沫尿则因患者年事已高，久病缠身，脾肾渐虚，脾虚运化无力，水谷生化乏源，脾肾亏虚，脾失运化，无力涵养先天之精，肾失封藏，故使精微物质流出，从而形成蛋白尿。舌红,苔黄腻是为湿热壅遏之象。故治疗当健脾益肾,清热化湿。方中党参、黄芪、赤芍、白芍、当归、制大黄同属"肾病二号方",六味药物合用,补益脾肾气血,兼以泄浊通腑。方中又有川断、杜仲益肾,肉苁蓉温阳利水;陈皮、佛手健脾运气;当归、牛膝、丹参活血化瘀;薏苡根、车前子、半边莲淡渗利湿,通淋消肿;郁金、香附疏肝理气;蒲公英、蝉蜕、蚕茧壳、僵蚕疏风清热;黄连清热除烦;枳实清热通腑;桃仁、火麻仁润肠利气通便;为增强气的固摄作用,加用芡实、覆盆子等收涩之品,协同减轻蛋白尿。二诊时患者下肢浮肿较前好转,湿浊内蕴改善,则去苏梗、藿香;大便通畅,则去桃仁、火麻仁。患者外感风邪,肺卫不固,则加以牛蒡子、玄参、防风、荆芥。三诊时,患者出现稍有口干、潮热等阴虚症状,故加女贞子、墨旱莲;外感已愈,故去牛蒡子、防风、荆芥。

6. 点睛之笔　慢性肾病致病因素复杂,发病常以虚实夹杂为多。临床以水肿、蛋白尿、血尿为主要表现,病机特点以脾肾两虚为本,湿热壅遏为标。诸多医家遇此类患者均从温培脾肾、清热化湿立据治疗,往往忽略了肺的作用。肺、脾、肾三脏共司通调水道。肺失宣降,脾失运化,肾失气化,三焦水道不畅,膀胱气化失常,导致水液布散气化功能障碍,水湿内停,精微物质外泄,发为本病。根据《临证指南医案》曰:"风能流动鼓荡,其用属阳",在外"鼓荡五气而伤人",在内"激扬脏腑之风而损身",故"风百病之长"。而何氏以此为据,经过数十年临床经验后,认为慢性肾脏病,不论虚实,毋忘从风论治。而肾病治风当辨病位,病在卫表,治宜疏风宣散;病入气血,应重顺气理血。治风又应辨虚实,表实当以辛散;表虚则当固卫。治风更应辨明内外风。防风、荆芥、蒲公英、牛蒡子等善治外风,肺卫不固。而僵蚕、蚕茧壳、蝉蜕等善治内风,疏泄失衡。何氏取蝉蜕、僵蚕、蚕茧壳、蚕沙四味药组方四蚕汤,以风药疏肝,通法为要,肝肾同治,此法在上篇已有专篇论述,在此不再赘述。

因慢性肾脏病的病程中,常因外感风邪,而至病情迁延或加重,并最终导致水肿、蛋白尿的产生。故何氏在临床治疗中,注重先"截源"再"治本",故其对外风的治疗,也相当重视。何氏常以防风、荆芥配伍,祛风解表,止痒止血。荆芥味辛,性温,入肺、肝经,芳香气烈,又质轻扬,性温而不燥,以辛为用,以散风为主;防风味辛、甘,性微温,入膀胱、肝、脾经,气味俱升,性温而润,善走上焦,以治上焦之风邪,且能胜湿,为祛风之圣药。荆芥偏入血分,防风偏入气分,两药配伍,相须为用,并走于上,辛散发表散风,祛风胜湿之力增强,多用于外感病表证,因其性微温,故寒热皆可。临床上常用于慢性肾脏病四时感冒、恶寒怕风、发热无汗、全身疼痛之症,对于外感风寒发热恶风、咽痛者,可与牛蒡子、玄参等同用,辛散风热之邪。若将此两药炒炭,可使轻扬疏散之性大减,取色黑能入血而胜赤之意,能宣血中之风,可发散血分郁热,引邪外透,炒炭又可止血,止血而不留瘀,常可用于慢性肾脏病风邪久伏于肾络,而蛋白尿、血尿症状经久不消者。何氏临床常用又有前文四蚕汤中蝉蜕一味,除疏通内风,更因其质清而透,在表善于疏散风热,透疹祛风。配伍荆芥、防风,可治疗咳嗽;如临床配伍浮萍、防己又可消肿;更可缓肝养肺,去血热,除风湿,利小便。何氏在数十年的临床对于慢性肾脏病的治疗中,都非常重视脏腑之间的关系,并多次提及肾脏与肺、肝、脾三脏的关系。对于外感风邪或肺卫不固的患者,治疗中更应分清标本、缓急、轻重、先后的不同阶段,根据五行生克制化,脏腑的整体观念来治病,以求在慢性肾脏病各阶段、各方面的治疗上均取得良好的疗效。

参考文献

［1］杨丽萍,占永立.水肿从肺论治文献探微[J].中国中西医结合肾病杂志,2013,14(3):281-282.

［2］于柳,王哲,武志强,等.药对荆芥-防风的现代研究现状[J].中药药理与临床,2013,29(5):150-155.

［3］周仲瑛.周仲瑛临床经验撷英[M].北京:中国医药科技出版社,1998:119.

［4］时振声.肾炎蛋白尿的治疗[J].中医杂志,1991,5:4-5.

［5］刘蓉,王丽君,王耀光.王耀光从肺论治肾性血尿经验[J].山东中医杂志,2018,37(11):920-921.

第二节　活血化瘀法

一、医案简述

陈某,男,56岁。

初诊时间:2019年9月11日。

主诉:发现蛋白尿4年余。

现病史:患者2015年单位体检时发现蛋白尿,之后中西医结合治疗4年余,具体情况不详,病情时有反复,尿常规示蛋白质(＋～＋＋),肾功能示血肌酐逐渐升高。2019年9月11日肾功能:血肌酐187 μmol/L,尿素氮8.8 μmol/L,24 h尿蛋白定量1.6 g,尿蛋白(＋＋)。为求中医治疗来就诊。

刻诊:乏力,泡沫尿,纳差,大便黏腻不畅,双下肢轻度水肿。舌黯红,苔黄腻,脉弦滑。

西医诊断:慢性肾炎。

中医诊断:慢性肾衰竭。

证型:气虚血瘀,湿浊中阻。

治则:益气活血,清热泻浊。

处方:

党参30 g	黄芪30 g	当归15 g	白芍15 g
赤芍15 g	制大黄9 g	黄连6 g	桃仁12 g
丹参30 g	川断15 g	陈皮9 g	蝉蜕6 g

蚕茧壳 9 g	僵蚕 12 g	薏苡根 30 g	车前子 30 g
藿香梗 15 g	紫苏梗 15 g		

14 剂。每日 1 剂,水煎 2 次,取汁混合,分 2 次早晚温服。并嘱其饮食调理,低脂、低糖、低盐、优质蛋白质饮食,避免劳累和感冒,不要熬夜、按时起卧,适度节制性生活。

二诊(2019 年 9 月 25 日):患者乏力减轻,胃纳好转,下肢水肿基本消退。复查尿蛋白(＋＋),24 h 尿蛋白定量 1.2 g/L,血肌酐 168 μmol/L。续前方。14 剂。

三诊(2019 年 10 月 9 日):患者乏力明显减轻,泡沫尿减少,下肢水肿消退,胃纳尚可,大便畅。复查尿蛋白(＋),24 h 尿蛋白定量 0.8 g/L,血肌酐 151 μmol/L。前方去车前子。14 剂。

三诊后,随证加减,每日 1 剂,随访至今,目前患者病情稳定。

二、医案分析

1. 中医对该疾病的认识 慢性肾衰竭是多种慢性肾脏疾病的终末阶段,临床多表现为腰酸乏力、泡沫尿、双下肢水肿、夜尿增多等症状。根据其临床表现可将其归属于中医学的"虚劳""关格""溺毒""水肿""癃闭"等范畴。虚劳常见于各种慢性消耗性疾病以及各脏器功能衰退性疾病。《诸病源候论》曰:"夫虚劳者,五劳、六极、七伤是也"指出"虚劳"是因五劳、六极、七伤所致。"肾劳"作为五劳中一种,是因劳损伤肾所致的一种病证。《渊源道妙洞真继篇》曰:"人久立则伤骨,劳于肾也,肾劳者,背难以挽仰,小便不利,色赤黄而有余沥,茎内痛阴湿,囊生疮,小腹满急。"《医醇賸义·劳伤》:"肾劳者,真阴久亏,或房室太过,水竭于下,火炎于上,身热腰疼,咽干口燥,甚则咳嗽吐血,来苏汤主之。"形象地描述了肾劳腰痛,小便不利或有余沥,小腹满急等临床表现。关格,是指以脾肾衰败、气化失职、湿浊上范,而致小便不通与呕吐并见为临床特征的危重病证。《伤寒论·平脉法第二》曰:"寸口脉浮而大,浮为虚,大为实。在尺为关,在寸为格,关则不得小便,格则吐逆。"描述了慢性肾衰竭后期出现小便不通、吐逆的危重现象。溺毒作为一个病症名的概念,首见于清代何廉臣《重订广温热论》一书。其曰"溺毒入血,血毒上脑之候,头痛而晕,视力朦胧,耳鸣耳聋,恶心呕吐,呼吸带有溺臭,间或猝发癫痫状,甚或神昏痉厥,不省人事,循衣摸床捏空"此溺毒之描绘,与西医学的慢性肾功能不全、尿毒症后期毒素蓄积引起消化道、尿毒症脑病等症状极为类似。水肿是慢性肾衰竭常见的临床症状。《素问·水热穴论》曰:"肾者,胃之关也,关门不利,故聚水而从其类也。上下溢于皮肤,故为浮肿。浮肿者,聚水而生病也。"此描述了水肿的病机。人体内的水液代谢,来源于胃受纳的饮食水谷,再通过脾的转输,肺的宣发肃降,通调水道和肾的蒸腾气化等多个脏腑共同参与下而完成。肺、脾、肾三脏功能失调,皆可引起水肿。癃闭,以小便量少,点滴而出,甚则闭塞不通为主症的一种疾患。《景岳全书·癃闭》曰:"小水不通,是为癃闭,此最为急证也。水道不通上侵脾胃而为胀,外侵肌肤而为肿,翻及中焦而为呕,再及上焦而为喘。数日不通,则奔迫难堪必致危殆"。描述了慢性肾衰竭后期出现少尿、恶心呕吐等临床症状。

《经》云：肾者主蛰，封藏之本，精之处也。肾者水脏，为阴中之至阴，为先天之本，主水藏精，统摄纳气。慢性肾衰竭以肾虚为主，病久出现脾、肺、肾三脏虚损。脾虚运化无力，肾虚气化失司，肺虚行水无力，水湿的分布和排泄失常，壅滞于三焦，进一步影响脾胃之升清降浊及肾的开阖导致正气虚衰，以致湿浊留于体内，日久化为浊毒、郁热，进而导致肾络血液蕴滞，湿浊淤血尿毒潴留于体内而引发本病。故多认为本病为本虚标实，治疗多采用标本同治，扶正的同时兼顾祛邪，调整脏腑阴阳平衡。

2. **病机分析** 慢性肾衰竭病因多端，病位涉及多个脏腑，病机比较复杂。其病位在肾，又与脾胃密切相关。病机一般认为是以脏腑虚损，尤其是脾肾虚损为主，复为六淫所伤，加上情志、劳累等因素，而致正气虚衰，浊邪塞滞引发诸证。围绕慢性肾衰竭虚实夹杂的病机特点，诸多医家从不同的角度进行了探讨。樊均明提出"肾痿"的概念，认为在慢性肾衰竭的整个病程中，"虚"与"瘀"相互影响，互为因果。肾病日久累及五脏六腑，终至五脏六腑气血阴阳俱虚。肾虚化生精微物质减少，精亏血少，肾络失养，由虚至瘀，瘀又进一步加重虚。肾虚是疾病的本质，而肾络瘀阻贯穿疾病始终。杨洪涛认为慢性肾衰竭病因复杂，病位广泛，病机错综复杂，临床上多表现为正虚邪实，虚实夹杂，正虚为脾肾亏虚，其中以脾肾阳虚最为常见，邪实多为水湿、浊毒、瘀血。脾肾亏虚、水湿浊毒内蕴、瘀阻肾络为其总的病机。张琪认为慢性肾衰竭的病机与肺脾肾功能失调、三焦气化失司有关，而脾肾不足是其病机关键，脾肾两虚贯穿始终。脾胃与肾关系密切，两者相互资助、相互依存。肾之精气赖后天之水谷精微不断充养，而脾胃又需肾阳的温煦作用才能转化水谷精微。慢性肾衰竭虽然病位在肾，但早期临床表现常见乏力、纳差等脾病症状。脾肾功能亏虚是发病之本，脾虚运化失常、肾虚蒸腾汽化失司、湿浊瘀血内生是发病之标。而湿浊、瘀血既是肾衰产生的病理产物，又能使脏腑功能进一步受损，往往使病情进一步加重，形成恶性循环，最后导致正气虚衰，湿浊瘀血壅滞而发病，形成虚、湿、瘀虚实夹杂之证。马晓燕等从"内毒学说"认识慢性肾衰竭，认为慢性肾衰竭病程缠绵，病久五脏六腑脏俱损，变证丛生，水湿痰瘀之邪，日久蕴结成毒，"毒邪"深伏久滞、广泛内损，其病机为内毒深伏，肾络受损。

3. **现代药理学研究** 现代药理研究表明，黄芪、党参、枸杞子、菟丝子、大黄、丹参、冬虫夏草、淫羊藿、川芎等中草药能有效减少尿蛋白、改善肾纤维化，延缓肾脏进展。大黄作为慢性肾衰竭的常用药，其肾保护作用已得到共识。现代药理研究表明大黄鞣质可以通过改善肾脏高滤过的状态减少蛋白尿，抑制肾脏代偿性肥大，减少肾小球硬化，从而延缓肾脏病的进展。冬虫夏草可干预肾间质纤维化大鼠，减少蛋白尿，改善肾小管损伤、肾间质纤维化等。黄芪能够明显改慢性肾衰竭大鼠体内的氧化应激状态，清除氧自由基，减轻氧自由基对肾脏细胞的损伤，同时具有明显的抗氧化作用。活血化瘀药物可促进血液循环、增加肾血流量、改善肾脏微循环、防止血栓形成，从而改善肾缺血、提高肾小球滤过率，并减轻肾间质水肿、抑制肾小管间质炎症及抗纤维化，从而改善肾功能、增加尿量、降低血压，对延缓慢性肾衰有一定作用。比如丹参酮ⅡA作为丹参的有效活性成分，能够抑制肾间质纤维化来源的成纤维细胞的体外增殖,治疗肾间质纤维化,同时丹参酮ⅡA可以降低血液黏滞度,抗血小板聚集,保护血管内皮细胞,具有改善微循环及降血脂的作用,改善高血脂对慢性肾衰竭患者的肾损伤。红景天的有效成分为红景天苷能够有效地抑制大鼠肾小管上皮细胞及间质细胞向肌纤维细胞转化,缓解肾间质的损伤,对肾间质纤维化有较好的防治作用,减轻肾脏病理损伤,延缓肾脏病的进展。

复方治疗是通过合理科学的中药配伍,标本兼顾,体现中医学对慢性肾衰竭的整体认识,具有中医之优势。现代研究同样证实复方可以通过某种机制延缓慢性肾衰的进展。比如肾安冲剂(生黄芪、生大黄、丹参、川芎、冬虫夏草等)能有效降低血肌酐、尿素氮、延缓慢性肾衰竭病变进展效应,其机制可能是降低血浆肿瘤坏死因子-α,减少慢性肾衰竭患者尿蛋白量。保肾片(太子参、何首乌、车前子、泽兰、大黄等)能显著抑制SD大鼠抑制肾间质成纤维细胞增生,而且能诱导细胞发生凋亡,延缓肾脏病的进展。黄连温胆汤(黄连、竹茹、枳实、半夏、陈皮、甘草、生姜、茯苓)可显著下调慢性肾衰竭模型大鼠肾脏组织中转化生长因子β1及血管内皮生长因子基因及蛋白表达,缓解性肾衰竭模型大鼠肾脏组织中肾小球硬化及炎细胞浸润,保护肾功能。

4. 目前该疾病相关文献研究　对于慢性肾衰竭的认识,何氏认为,慢性肾衰竭的发病在于内邪与外邪共同作用的结果,久病入络致瘀血阻滞,因此活血化瘀、理气通络之法应当贯穿肾脏病治疗的始终。早期以活血化瘀为主,常用桃仁、红花等。晚期以益气补虚兼以补血活血为主,常用黄芪、当归等。临床中运用抗纤灵方在治疗早中期慢性肾衰竭效果明显。实验研究表明抗纤灵方可能通过抑制 TGF-β/PI3K/Akt 信号通路,从而有效地降低5/6肾切除大鼠的血肌酐水平,减轻肾组织纤维化,改善肾功能,降低蛋白尿。

聂莉芳认为慢性肾衰竭的病因有主因和诱因之分。主因多系脾肾亏虚,诱因则责之外邪与过劳。临床治疗中主张分期治疗,缓则治本,急则治标。虚损期气阴两虚证为多见,常以益气养阴法为主,临床多运用参芪地黄汤和生脉饮等。急性期以祛邪为首务,浮肿明显者治以五皮饮,血瘀水停者治以当归芍药散,心脉瘀阻者治以血府逐瘀汤等。同时强调治疗祛邪勿过,中病即止,以防损伤正气。治疗中以脾肾为本,兼顾心、肺、肝。常以六味地黄汤、参芪地黄汤等治肾,香砂六君子汤、参苓白术散等治脾,生脉饮、血府逐瘀汤等治心,逍遥散等治肝。

杨霓芝认为慢性肾衰竭病位主要在肾,可累及肺、脾二脏,病因错综复杂,病机为本虚标实、虚实夹杂。本虚虽有肺脾肾气虚,但脾肾气虚最为常见;标实虽有瘀血、湿浊、湿热为患;但以瘀血最为关键。气虚血瘀病机贯穿疾病过程的始终。临床上常应用大黄胶囊、中药复方"尿毒康"治疗早中期慢性肾衰竭。尿毒康(何首乌、大黄、女贞子、泽兰、肉桂、黄芪、丹参、海螵蛸等)益气温阳,健脾益肾,活血通腑降浊,切中慢性肾衰竭脾肾气(阳)虚为本,湿浊瘀血为标的病机,能减轻慢性肾衰阳虚型大鼠肾纤维化,作用机制可能与上调基质金属蛋白酶-2的表达及降低转化生长因子β1表达有关。

5. 用药特点　本病患者有慢性肾炎病史4年余,肾功能不全,尿蛋白在(＋～＋＋)

左右,考虑为早中期慢性肾衰竭。患者有乏力,泡沫尿,纳差,大便黏腻不畅,结合舌脉,辨证为气虚血瘀、湿浊中阻。慢性肾衰竭以脾肾亏虚为主,同时肾络瘀阻贯穿始终。血不利则为水,活血也有利于水湿运化,故全方在益气健脾,清化湿热之外,重用活血药物。全方以党参、黄芪为主,益气健脾补肾,加用当归、赤白芍养血活血祛瘀,制大黄通腑泻浊、祛瘀解毒,并以丹参、桃仁加强活血化瘀功效。

6. 点睛之笔　全方攻补兼施,祛邪兼顾护脾胃之气,重在扶正以安内,同时祛邪以攘外,使邪有出路,又不伤正气。何氏治疗慢性肾衰竭从"活血化瘀,理气补肾通络""祛邪扶正,补调泻兼用"学术思想着手,在临床上注重活血药的使用,补肾通络治本,活血化瘀治标。扶正与祛邪相结合,补气活血,攻补兼施。

参考文献

［1］孟立锋,樊均明.樊均明教授从肾痿论治慢性肾衰竭的经验[J].中国中西医结合肾病杂志,2016,17(03):200-202.

［2］李康,杨洪涛.局灶节段性肾小球硬化相关研究进展[J].中国中西医结合肾病杂志,2018,19(03):263-265.

［3］郑杨,张琪.中医治疗慢性肾衰竭的思路和方法[J].中国中医基础医学杂志,2004,10(8):39-40.

［4］马晓燕,刘月,王艳杰.慢性肾衰竭之"毒邪"[J].吉林中医药,2014,34(10):1038-1040.

［5］杨永超,杨鹏,梁勇,等.大黄鞣质治疗慢性肾功能衰竭的研究近况[J].中华实用中西医杂志,2007,20(1):37-38.

［6］Zhao DA, Yang DS, Bi LY, et al. Bailing capsule in preventing epithelial-mesenchymal transition in rats with tubulointerstitial fibrosis [J]. J Appl Clin Pediatr, 2005, 20(9): 939-942.

［7］戴芹,曲晓璐,唐咏华.黄芪对慢性肾衰竭大鼠 SOD 和 MDA 的影响[J].中国中西医结合肾病杂志,2008,9(12):1083-1084.

［8］孙兴旺,曹灵,于国华,等.丹参酮ⅡA磺酸钠对纤维化人肾间质成纤维细胞体外增殖及 cyclin E 蛋白表达的影响[J].第三军医大学学报,2007,29(7):585-587.

［9］于敏,王姣,史耀勋,等.丹参酮ⅡA磺酸钠注射液治疗慢性肾衰竭的可能机制探讨[J].中国中医急症,2009,18(5):743-744.

［10］王亚平,曹明亮,刘洪涛,等.复方红景天延缓慢性肾衰竭进展的临床研究[J].中国中西医结合肾病杂志,2007,8(9):546-547.

［11］王小琴,邵朝弟,谭大琦,等.肾安颗粒治疗慢性肾衰的临床研究[J].中国中西医结合肾病杂志,2003,4(7):393-395.

［12］朱小雷,刘丽,王刚.保肾片诱导大鼠肾间质成纤维细胞凋亡的实验研究[J].中医药

学刊,2003,21(2)：252-253.

[13] 李玲,刘杨,夏凡,等.黄连温胆汤对慢性肾衰模型大鼠肾脏组织中 TGF-β1 及 VEGF 表达的影响[J].中医学报,2019,34(10)：2169-2174.

[14] 吉晶,何立群.何立群辨治慢性肾脏病策略及用药经验[J].上海中医药杂志,2018,52(11)：27-29.

[15] 王瑞鑫,陈刚,何立群.抗纤灵方抑制肾络病慢性肾衰竭大鼠 TGF-β/P13K/Akt 信号旁路的实验研究[J].中国中西医结合肾病杂志,2016,17(06)：480-483,565.

[16] 欧阳晃平.聂莉芳治疗慢性肾功能衰竭经验[J].北京中医,2005(05)：272-274.

[17] 李赛,聂莉芳,孙红颖.聂莉芳治疗慢性肾功能衰竭经验的关联规则分析[J].中华中医药杂志,2011,26(07)：1602-1606.

[18] 段小军,谈平,侯海晶,等.全国名老中医药专家杨霓芝教授治疗慢性肾衰竭经验[J].时珍国医国药,2019,30(10)：2503-2505.

[19] 卢富华,徐大基,孙景波,等.尿毒康对慢性肾衰竭阳虚大鼠肾组织纤维化的影响[J].新中医,2009,41(05)：97-99,8.

第十章 尿路感染

第一节 健脾补肾止血

一、医案简述

张某,女,71岁。

初诊时间:2019年4月13日。

主诉:反复尿频、血尿3年。

患者反复尿频、尿血3年,服用左氧氟沙星或头孢后症状缓解,停药后复发,曾行妇科检查、双肾、输尿管、膀胱检查未见明显异常。

刻下:尿频、尿痛、血尿,伴有头晕耳鸣,口干口苦,神疲乏力,腰部酸痛,胃纳不馨,易感腹胀、大便易溏,寐可。舌淡苔薄黄腻,脉虚数。

既往有高血压病史。

尿常规:白细胞133/ul,红细胞384.8/ul,管型(尿沉渣):7.07/ul。

西医诊断:尿路感染。

中医诊断:血淋。

证型:脾肾两亏,湿热血瘀。

治则:健脾补肾,凉血止血。

处方:

茯苓 15 g	仙鹤草 30 g	丹参 15 g	党参 30 g
炒白术 15 g	山药 15 g	生地 15 g	麦冬 9 g
黄芪 30 g	知母 12 g	墨旱莲 30 g	荠菜花 15 g
川断 15 g	小蓟 30 g	茜草 15 g	郁金 15 g
杜仲 15 g	菟丝子 15 g	陈皮 9 g	佛手 12 g
枸杞子 15 g	车前子 30 g	女贞子 9 g	山茱萸 15 g
黄柏 12 g			

7剂。每日1剂,水煎2次,取汁混合,分2次早晚温服。并嘱其饮食调理,低脂、低糖、低盐、优质蛋白质饮食,避免劳累和感冒,不要熬夜,按时起卧,适度节制性生活。

二诊(2019年4月20日):药后尿频,尿痛缓解大半,未见血尿,纳食转佳,惟近期头晕、腰酸,纳食可,大便仍溏,寐可。舌淡苔薄腻,脉虚略数。

尿常规：白细胞 10.5/ul,红细胞 176.4/ul。证治同前。

方药：上方去荠菜花 15 g,加天麻 9 g。14 剂。

此后随访,未有发作。

二、医案分析

1. 中医对该疾病的认识　淋证之名,始见于《内经》,《中藏经》首先对淋证进行分类,提出淋证有八种,分别是冷、热、气、劳、膏、砂、虚、实淋。《诸病源候论·淋病诸候》把淋证分为石、劳、气、血、膏、寒、热淋七种。自此以后历代医家论述淋证皆分证治之。血淋是淋证的一种,指小便热涩刺痛,尿色深红,夹有血块,经久不愈的病症,尿血疼痛者为血淋,尿血不痛者为血尿。明代李中梓《医宗必读》对血淋病机与治法进行论述,言："血淋,有血瘀、血虚、血冷、血热之分。"血热者"血淋者,心主血,心遗热于小肠,抟于血脉,血入胞中,与溲俱下"。《证治准绳》亦谓："心主血,气通小肠,热甚则搏于血脉,血得热则流行入胞中,与溲俱下。心与小肠相表里,心火炽盛,移于小肠,热迫膀胱,血热伤络,血与溲俱,血淋乃作。"血冷者"血色黑黯,面色枯白,尺脉沉迟,下元虚冷也",因下元虚冷,失于温运,肾虚不固或脾虚失统,而致血淋。治疗"可用金匮肾气丸,或用汉椒根四五钱,水煎冷服,可愈"。血虚者：张锡纯论述血淋时提到"此证,兼有因劳思过度……其血必不成块,惟溺时牵引作疼"。张景岳亦云"凡忧思郁怒,积劳,及误用攻伐等药,犯损脾阴,以致中气亏陷……或妇人无火崩淋等证",方用寿脾煎治疗脾虚不能摄血之淋证。血瘀者"小腹硬满,茎中作痛欲死,血瘀也""一味牛膝煎膏,酒服大效"。清代李用粹《证治汇补》亦言："血淋腹硬茎痛,诚为死血,法当去瘀。"以化瘀法治疗血淋。

2. 病机分析　患者已逾古稀,反复尿路感染乃肾虚、湿热下注所致,正如隋代巢元方著《诸病源候论·淋病诸候》所言"诸淋者由肾虚而膀胱热故也"。《素问·灵兰秘典论》说："膀胱者,州都之官,津液藏焉,气化则成出矣",气化功能来源于肾,肾为先天之本,主水液。肾与膀胱有经脉互相络属而互为表里。湿秽之邪因肾虚而易于由下阴而入,阻碍膀胱气化,湿邪重浊,蕴久化热,湿热合邪,下趋膀胱,故见小便灼热涩痛;膀胱湿热,灼伤血络,破血妄行,故出现尿血;湿热久羁,煎熬津液,故出现口苦、口干;肾开窍于耳,肾虚故有头晕耳鸣;腰为肾之外府,肾虚故有腰痛;患者在治疗中长期服用抗生素或苦寒清热之中成药,戕伤脾胃,脾虚运化功能减退,影响食物消化及精微物质的转输、传送、布散,故出现胃纳欠佳、腹胀、便溏、倦怠乏力等症;舌、脉均为佐证。

3. 现代药理学研究　许多中药并无抗菌作用,中草药通过扶助正气,达到抑制细菌感染的目的。现代药理学研究指出：黄芪的主要有效成分为黄芪皂苷、黄芪多糖、黄芪黄酮等,可提高机体免疫力,扩张血管,改善微循环,增加尿量,同时黄芪还具有一定的抗菌活性。党参具有增强机体免疫力、抗缺氧、耐疲劳、延缓衰老等多种作用;山茱萸具有调节免疫、利尿、抗菌的作用,尤其对金黄色葡萄球菌和大肠杆菌的抑菌活性最为显著。杜仲、牛膝均可提高机体免疫力,且牛膝还具有抗炎、镇痛等作用。茜草性寒、味苦,归肝经,《本草纲目》等医书中谓其行血凉血，是治血热诸症之要药，现代研究发现：茜草能够显著延长凝血酶原时间，缩短凝血酶时间和活化部分凝血活酶时间，并具有抗炎、抗感染功效。小蓟味微苦、甘、性凉，归肝、脾、膀胱经，具有清热凉血、止血祛瘀的功效。小蓟能收缩血管，升高血小板数目，促进血小板聚集及增高凝血酶活性，抑制纤维蛋白的溶解，从而加速凝血止血。

4. 目前该疾病相关文献研究　本病属于淋证范畴，现代多数医家仍认为本病的病因病机为湿热及肾虚，但也有部分医家对本病有着不同的理解。如张琪等认为湿热、邪毒是淋证发作期的主要病因，湿热、邪毒蕴结膀胱，导致膀胱气化不利而致淋。孙志新等从脾论治淋证：脾胃为后天之本，脾主运化，脾运化失常，三焦水道不通，膀胱气化不利，导致淋证发生。孙志东等从肺论治淋证，认为肺主宣发肃降，通调水道，肺气虚弱或怫郁不宣，肺失通调水道之职，三焦气机不利，气化不及州都，膀胱气化及开合之职受到影响，从而导致淋证发作。蒋健等则认为泌尿道感染本属膀胱湿热证，是假借小肠的名义，并通过经络与心联系在一起。王建康等认为某些反复发作的泌尿道感染，是寒湿致病，或因邪滞膀胱，因反复感染，伤及肾脏阳气者，形成肾阳虚损为本、湿热下注膀胱为标的寒热兼杂证。陈以平从卫气营血分型辨治尿路感染，认为卫分证相当于西医的单纯型膀胱炎，相当于泌尿道感染的初期阶段；气分证相当于西医的急性肾盂肾炎，一般是泌尿道感染的中期阶段；营血证相当于西医的慢性肾盂肾炎，慢性肾衰竭乃泌尿道感染日久或久病体虚，以致脾肾两虚，湿浊留恋不去，遇劳即发。王利秀等用疏肝清湿热法，药用龙胆草、柴胡等药配伍治疗肝气不疏，湿热蕴结膀胱型的慢性泌尿道感染，效果显著。赵敏用逍遥散加味治疗肝郁脾虚之慢泌尿道感染 30 例，总有效率为 93.3%。郭银雪等认为老年泌尿道感染缠绵难愈，久病必瘀，久病入络，血瘀又加重本病的发作，因此采用活血化瘀法，药用丹参注射液治疗绝经后女性慢性泌尿道感染，总有效率达 95%，均无明显不良反应。李明等用六草清利汤与抗生素联合治疗慢性泌尿道感染患者，与单纯使用抗生素相对比，结果显示观察组总有效率高于对照组。李亚娟等认为：慢性泌尿道感染病情缠绵，乃湿热之邪蕴结下焦，久伤及阴血，阴损及阳。故用温补肾阳法，药用桂附地黄丸治疗慢性泌尿道感染，总有效率达到 93.3%。中医在本病的治疗中，不仅使用口服药物，还有灌肠、针灸、坐浴等外用方法。直肠在解剖上与盆腔脏器相近，且直肠组织血管丰富，吸收能力强，通过药物灌肠，可使药物直接经直肠吸收并发挥作用，起效直接而迅速，且可避免苦寒药物败胃之忧。费赛源采用自拟三黄五草汤对 8 例难愈性尿路感染患者行保留灌肠治疗，治愈 4 例，总有效率为 87.5%。姚丽君等认为超短波治疗（骶腹部）联合清通淋法方药可加强治疗效果，具有协同性，是一种不良反应小而行之有效的治疗方法。蔡雪映用中药苍柏洗液坐浴治疗难治性尿路感染 43 例，治疗期间患者停用抗生素治疗，总有效率达 97.67%。姜曼等用温针灸治疗慢性泌尿道感染 32 例，总有效率可高达 93.75%。

5. 用药特点　何氏辨证为脾肾两亏，湿热血瘀，以健脾补肾、凉血止血为治疗大法。明代张景岳曾指出："热者宜清，涩者宜利，下陷宜升提，虚者宜补，阳气不固者宜温补命门。"何氏在治疗时考虑到患者肾精亏虚,正气不固,易感邪气,因此补肾益精,顾护正气,采用平补肾气法,故用菟丝子平补,强阴益精气;枸杞子滋补肝肾;杜仲、川断补肝肾,强筋骨;山茱萸益肾补精,考虑肾中阴阳之平衡,且湿热易伤津生热,故用黄柏清下焦湿热,生地养阴清热凉血,麦冬养阴生津,女贞子、墨旱莲滋阴清热相权衡。《黄帝内经》云:"中气不足,溲便为之变",《医宗金鉴》言:"一有此身,必资谷气,谷入于胃,洒陈于六腑而气至,和调于五脏而血生,而人资之以为生者也,故曰后天之本在脾。"脾胃为后天之本,气血生化之源,故补中益气,培土补肾,故方中用党参、黄芪益气,仙鹤草益气止血,炒白术健脾燥湿利水,茯苓健脾、利水渗湿,山药补脾益肾。湿热灼伤血络,破血妄行,故用荠菜花、茜草、小蓟凉血止血。湿性黏滞,病势多缠绵,易阻滞气机,故采用郁金行气开郁,陈皮理气,佛手疏肝理气,丹参活血。

6. 点睛之笔　何氏认为在治疗淋证的过程中,消除尿路感染症状不难,难的是彻底治愈,不再复发。《黄帝内经》云:"正气存内,邪不可干,邪气所凑,其气必虚。"说明人体正气盛衰决定了疾病的发展转归。《诸病源候论·淋病诸候》所言"诸淋者由肾虚而膀胱热故也"。老年人肾气虚损,湿热蕴结下焦,以致膀胱气化不利而致本病的发生,因此何氏在尿路感染急性期重用清热解毒之剂,以清气分热毒;缓解期宜扶正固本、补肾益气,辅以清解之剂。方中:小蓟凉血止血,解毒消痈,既能清热解毒、散瘀消痈,又能凉血止血,是一味针对病机治疗湿热瘀阻型血淋的良药;茜草既能活血化瘀又能凉血、止血、通瘀,对既有瘀血又有出血的病症效果良好。

参考文献

[1] 王永海,邢建群,寇立春.黄芪多糖对非小细胞肺癌放疗患者免疫功能的影响[J].长春中医药大学学报,2015,31(3):554-555.

[2] 赵淑艳,呼世斌,吴焕利.山茱萸提取物抑菌活性成分稳定性的研究[J].食品科学,2008,29(1):98.

[3] Jiang H, Meng YH, Yang L, et al. A new megastigmane glycoside from the aerial parts of Cirsium setosum[J]. Chin J Nat Med, 2013, 11(5):534-537.

[4] 李宝琪,蒙毅.应用名老中医张琪治疗淋证经验的体会[J].黑龙江中医药,1990(5):1.

[5] 孙志新,马艳春,张瑞.浅析从脾论治肾病[J].中医药学报,2007,35(3):2.

[6] 孙志东,毕旭位,孙志新.从肺论治淋证之浅析[J].中医药信息,2010,27(3):93.

[7] 蒋健.从尿路感染个案治疗反思中医临床若干问题[J].中西医结合学报,2008(12):1217.

[8] 王朝阳,陈好远,冯新玲,等.周安方辨证论治腺性膀胱炎经验[J].中华中医药杂志,2016(9):3577.

[9] 董兴刚.陈以平教授从卫气营血分型辨治尿路感染的临床经验[J].时珍国医国

药,2002,13(8)：510.

[10] 王利秀,米杰.疏肝清湿热法治疗尿路感染验案[J].河南中医,2013,33(7)：1124.

[11] 赵敏.逍遥散加减治疗慢性泌尿系感染 30 例报告[J].实用中西医结合临床,
2011,11(1)：5.

[12] 李明,邓跃毅,张春裕.六草清利汤治疗慢性尿路感染 39 例[J].辽宁中医药大学学
报,2007,9(4)：108.

[13] 李亚娟,李红.温补肾阳法治疗慢性尿路感染 30 例临床观察[J].云南中医中药杂
志,2011(8)：33.

[14] 费赛源.中药保留灌肠治疗难愈性尿路感染[J].浙江中西医结合杂志,2003(9)：68.

[15] 姚丽君,吴宗辉.超短波联合温清通淋法治疗慢性尿路感染临床观察[J].中国现代医
学杂志,2013(02)：83-85.

[16] 蔡雪映,刘瑛.苍柏洗液坐浴治疗难治性尿路感染 43 例临床观察[J].北京中医
药,2007,26(5)：299.

[17] 姜曼,刘颖,谭奇纹.温针灸治疗尿路感染临床疗效观察[J].山东中医杂志,2014
(4)：287.

第二节　疏肝理气祛湿法

一、医案简述

陈某,女,69 岁。

初诊时间：2019 年 8 月 5 日。

主诉：反复尿路感染数年,加重 2 周。

现病史：患者反复尿路感染,曾至何氏门诊口服中药后好转,近来家中诸事烦杂,情
志不畅,尿感复来,自觉尿频,尿急,尿痛,纳谷不馨,大便调,寐可,舌淡苔薄白腻,脉细弦。

临床检查：尿白细胞(++),三酰甘油高,肌酐 60 μmol/L。

西医诊断：尿路感染。

中医诊断：淋证。

证型：湿热内蕴,肝郁脾虚。

治法：疏肝理气,利湿通淋。

处方：党参 30 g　　黄芪 30 g　　生地 15 g　　山茱萸 15 g

山药 15 g　　茯苓 15 g　　枸杞子 15 g　　知母 12 g

黄柏 6 g　　杜仲 15 g　　川断 15 g　　川牛膝 15 g

玄参 15 g　　陈皮 9 g　　佛手 12 g　　藿香 15 g

苏梗 15 g	丹参 15 g	郁金 15 g	香附 15 g
车前子 30 g	萹蓄 15 g	瞿麦 15 g	炒稻芽 15 g
炒麦芽 15 g	红藤 15 g	牛蒡子 12 g	

14 剂。每日 1 剂，水煎 2 次，取汁混合，分 2 次早晚温服。并嘱其饮食调理，低脂、低糖、低盐、优质蛋白质饮食，避免劳累和感冒，不要熬夜，按时起卧，适度节制性生活。

2 周后、1 月后随访，未有复发。

二、医案分析

1. 中医对该疾病的认识　淋证是指以小便频数短涩、淋沥刺痛、小腹拘急为主症的疾病。淋之名始见于《素问·六元正纪大论》"阳明司天初之气，小便黄赤，甚则淋"。关于本病的发生《诸病源候论·淋病诸候》曾有"诸淋者，由肾虚而膀胱热故也。肾虚则小便数，膀胱热则水下涩，数且涩，且淋漓不宣，故为之为淋"的记载。然《中藏经·论诸淋及小便不利》亦云："淋与小便不利者，皆有五脏不通，六腑不和，三焦痞涩，营卫耗失。"认为淋证的发生与五脏功能失调有关。如《血证论》云："肺之令主行治节，以其居高，清肃下行，天道下际而光明，故五脏六腑皆润利而不亢，莫不受其治结者。"《辨证录》言："人有春夏之间，或遭风雨之侵肤，或遇暑气迫体，上热下湿，交蒸郁闷，遂至成淋。"肺主一身之气，主清肃，通调水道，当外感风、湿、热邪，肺失宣降，水道阻塞，上源不清，下源成淋。心与淋证的关系见于宋代严用和在《重订严氏济生方·白浊赤浊遗精论治》曰："思虑伤心，疲劳伤肾，心肾不交，精元不固，面少颜色，惊悸健忘，梦寐不安，小便赤涩，遗精白浊。"心为君主之官、为火脏，小肠主液，心与小肠相表里，其经脉相互络属，心火炽盛，热移小肠，肠热结则液燥，发为淋证。肝与淋证的关系见于《黄帝内经素问集注》，谓"肝主疏泄水液，如癃非癃，而小便频数不利者，厥阴之气不化也"。《临证指南医案》也言"厥阴内患，其症最急，少腹绕前阴如刺，小水点滴难通，环阴之脉络皆痹，气化机关已息"。足厥阴肝脉循股阴、入毛中、环阴器、抵小腹、属肝络胆，肝气不疏，气机不畅，或湿热合邪循经下注，影响下焦之气机，故见膀胱气化不利，小便淋漓刺痛等症。因脾致淋见于《医学正传·淋闭》："原其为病之由，皆膏粱之味……郁遏成痰，以致脾土受害乏力，不能运化精微，清浊相混……渐成淋闭之候。"脾胃者，仓廪之官，气血生化之源，脾主运化，散精上归于肺，通调水道，下输膀胱。若脾气虚弱，运化失常，中气下陷，膀胱气化失司，蓄水内停则小便滞涩不利而致淋，此亦《灵枢·口问》谓之"中不足，溲便为之变"。《灵枢·经脉》云："肝足厥阴之脉……循股阴，入毛中，环阴器，抵小腹，挟胃，属肝，络胆。"

2. 病机分析　本案老年女性，尿频、尿急、尿痛，诸事繁忙后易反复发作，此次情志不畅后再次发作，何氏认为病位在膀胱，主张从肝论治。患者年近古稀，肾虚天癸竭，肝为肾之子，肾虚则肝血失于濡养，肝体阴而用阳，肝血不足，遇事繁杂，恼怒怫郁，肝失条达，气郁化火，疏泄不利，足厥阴肝经"环阴器，抵少腹"，导致膀胱气化失司，发为淋证；肝郁克脾，脾失健运，则纳谷欠佳，舌苔白腻。

3. **现代药理学研究**　现代药理学研究指出：萹蓄有显著的利尿作用,能增加尿中钠的排放,连续给药也不会产生耐药性,对福氏痢疾杆菌、葡萄球菌、铜绿假单胞菌以及须疮癣菌、羊毛状小芽孢菌、皮肤真菌等均有抑制作用;瞿麦对葡萄球菌和杆菌存在一定的抑制作用;茯苓中有能够抑制急慢性炎症反应的茯苓多糖。车前子含车前子碱、车前烯醇等,除有明显的利尿作用外,对多种杆菌和葡萄球菌均呈抑制作用;杜仲、牛膝均可提高机体免疫力,且牛膝还具有抗炎、镇痛等作用。黄柏对多种致病细菌均有抑制作用,具有较强的抗病原微生物作用,曾有报道黄柏对大肠杆菌、奇异变形杆菌、表皮葡萄球菌、铜绿假单胞菌与金黄色葡萄球菌有抑菌作用。牛蒡子的有效成分为牛蒡苷,有抗肾病变作用,对实验性肾病大鼠可抑制尿蛋白排泄增加,改善血清生化指标。

4. **目前该疾病相关文献研究**　关于治淋之法《景岳全书·治淋之法》提出："凡热者宜清,涩者宜利,下陷者宜升提,虚者宜补,阳气不固者宜温补命门。"王小琴从肾虚、肝郁、湿热论治老年女性慢性淋证,认为本病乃肾虚为本,卫外不固,易被外邪侵袭,感邪后难以彻底驱邪外出,以致余邪潜伏体内,遇劳或感邪后反复发作所致,以补肾、调阴阳为基本治则大法,清热利湿与疏肝解郁并用。赵刚认为:淋病日久可损及各脏腑功能,导致肾、肝、脾三脏亏损,正气不足,湿热毒邪留恋,以致淋证反复发作。孔敏等用益肾清热通淋法治疗 90 例中老年女性慢性尿路感染,结果显示:益肾清热通淋法能显著提高患者外周血 $CD4^+$ 和 $CD4^+/CD8^+$ 值水平,改善细胞免疫功能,增强抗邪能力,能控制病情进展及减少复发率。李强等治以补益脾肾、清热利湿,兼以活血理气,条畅气机,扶正祛邪。毛建川等认为湿热蕴结下焦是该病的主要病机,采用清热利湿汤加减治疗反复发作性泌尿道感染患者 45 例,结果显示:该方在杀菌、抑菌,提高机体免疫力功能等方面具有明显的作用。杨远华使用三黄健脾益肾汤治疗慢性泌尿系感染 30 例,治疗组疗效优于对照组。杨霓芝认为:肺脾气虚,卫外不固是该病的主要病机,故治宜益卫固表,扶正祛邪,方选补中益气汤合四物汤加减。宋乐永等认为该病病机为阴虚湿热,故采用滋水清肺饮加减进行治疗,连续服药 2 周后,治疗前后疗效具有统计学意义。张红武等认为尿感反复发作,乃湿热之邪,耗气伤阴,导致气阴两虚,治疗上除用补中益气丸和六味地黄丸补肾健脾外,还可固摄先后天之本,益气养阴。冯继伟等认为:该病主要病机为阴虚湿热,故采用滋阴疏肝通淋方进行治疗,结果显示:服药后可明显提高患者免疫力,改善整体状态。陈继红等总结孙伟治疗慢性泌尿系感染经验,认为肾虚为本,但又分为气虚、阳虚和阴虚,根据其分证不同,用药各异,并重视脾胃。姜曼等运用温针灸治疗尿路感染 32 例,取穴中极、关元、脾俞、肾俞等,疗效显著。姜元吉等通过口服肾气丸配合穴位贴敷治疗 30 例肾阳虚型再发性尿路感染,发现疗效优于西医对照组。朱遵贤采用益肾通气法治疗中老年复发性尿路感染,发现可增强免疫功能,防止再感染及提高膀胱、输尿管的蠕动功能。高志才采用单纯针刺治疗尿路感染,证明针刺具有消炎功效,并可避免因为药物所引起的副作用。治疗急性尿路感染以清热利湿、疏导气化,治疗慢性尿路感染以清热利湿、益肾助化为法,并以提插、捻转、补泻手法行针。张毅对于 33 例行骨科术后的淋证患者进行了针灸和中药的联合治疗,结果发现优良率达97%。盛龚运用芒针疗法治疗湿热下注之热淋,临床亦有较好疗效。费赛源采用自拟方药"三黄五草汤"保留灌肠治疗难愈性尿路感染患者,有效率达87.5%。

5. 用药特点　此例患者因情志导致尿感反复发作,乃肝失条达,气郁化火,疏泄不利所致,治以疏肝理气,利湿通淋。何氏常言肝气当以条达为顺,正如《内经》云:"木郁达之",治肝当以"疏"为要,故用香附疏肝解郁,郁金疏肝行气,佛手疏肝理气;《血证论》谓:"以肝属木,木气充和条达,不致遏郁,则血脉通畅",久病入络,气郁化火,故用丹参活血化瘀、红藤清热活血;湿热内蕴故用黄柏清热燥湿,萹蓄、车前子、瞿麦利尿通淋;牛蒡子于《食疗本草》记载可利腰膝,通利小便,诸药合用,导湿热从小便而走;肝郁克脾,脾失健运,故用陈皮理气健脾、藿香芳香醒脾、苏梗理气宽中、炒稻芽、炒麦芽健脾行气,消食和中。肝失疏泄,乃老年肝肾精血亏虚而致,故用山茱萸补益肝肾,山药健脾益肾,枸杞滋补肝肾,杜仲、川续断、牛膝补肝肾、强筋骨、调血脉。《金匮要略》云:"见肝之病,知肝传脾,当先实脾",故于方中党参、黄芪、山药、茯苓健脾益气。

6. 点睛之笔　"膀胱者,州都之官,津液藏焉,气化则水能出焉""三焦者,中渎之府也,水道出焉",尿液的正常排泄有赖于全身气机通畅。足厥阴肝脉循股阴、入毛中、环阴器、抵小腹、属肝络胆。肝为将军之官,主疏泄,主藏血,肝气条达,疏泄有度,则气血津液运行有序。若肝气郁结,疏泄失常,气血失调则气机紊乱,津液代谢失常,可直接影响膀胱气化和肾主代谢水液的功能。正如《冯氏锦囊秘录·杂证大小合参》中说:"《内经》言淋,无非湿与热而已;然而有因忿怒,气动生火者。"因此何氏在治疗中注重条畅气机,理气之法是中医的传统治法之一,包括多种形式:如行气、降气、补气、破气、化气、纳气、宣气等。临床上应用比较广泛是行气、降气、补气三法。细而言之:行气包括疏肝解郁、行气化湿、行气化瘀;降气有肃降肺气、和降胃气、沉纳肾气;补气包括宣补肺气、补气健脾、调补肾气。行气之中何氏在方中采用香附、郁金疏肝解郁;佛手、陈皮、藿香、苏梗等行气化湿;用丹参、郁金行气活血。补气中党参、黄芪、茯苓、山药等补气健脾,山茱萸、山药、枸杞、杜仲、川断调补肾气。

参考文献

[1] 中国国家药典委员会.中华人民共和国药典(2005年版二部)[M].北京:化学工业出版社,2005.

[2] 张娜,凌河,王小琴.王小琴辨治更年期女性反复泌尿系感染经验浅析[J].湖北中医杂志:2017,39(1):28-30.

[3] 冯微婷,赵刚.从脾论治老年难治性尿路感染[J].实用中医内科杂志,2015,29(7):73-74.

[4] 孔敏,程皖,金华,等.益肾清热通淋法治疗中老年女性尿路感染的疗效分析[J].安徽中医药大学学报,2016,35(6):33-36.

［5］李强,邓丽娥,何世东.何世东教授中西医结合治疗慢性尿路感染的临证经验［J］.中国中西医结合肾病杂志,2015,16(8)：668－669.

［6］毛建川,冯蓉.清热利湿汤治疗慢性尿路感染 45 例临床观察［J］.山东中医杂志,2009,28(8)：539－540.

［7］杨远华.三黄健脾益肾汤配合西药治疗慢性泌尿系感染 30 例［J］.陕西中医,2009,030(008)：979－980.

［8］韦芳宁,劳丽陶.杨霓芝教授治疗老年尿路感染经验临证拾零［J］.中国中西医结合肾病杂志,2010(1)：5－6.

［9］宋乐永.滋水清肺饮加减治疗尿路感染 62 例临床观察［J］.中医药导报,2014,(13)：89－90.

［10］张红武.气阴双补预防慢性泌尿系感染复发的临床观察［J］.青海医药杂志,2000,30(11)：19.

［11］冯继伟,高继宁.滋阴疏肝通淋方对慢性尿路感染患者 TNF－α、MCP－1 的影响［J］.北京中医药,2007,26(9)：591－593.

［12］陈继红,周栋.孙伟治疗慢性泌尿系感染经验举隅［J］.中国中医药信息杂志,2007,014(005)：82－83.

［13］姜曼,刘颖,谭奇纹.温针灸治疗尿路感染临床疗效观察［J］.山东中医杂志,2014,33(4)：287－288.

［14］姜元吉,王庆美,孙晓红.肾气丸配合穴位贴敷治疗再发性尿路染 30 例［J］.中国中医药现代远程教育,2015,13(11)：47－48.

［15］朱遵贤.益肾通气法治疗中老年复发性尿路感染 68 例临床报道［J］.陕西中医学院学报,2002,25(2)：34.

［16］高志才,杜爱民.针刺治疗尿路感染 58 例［J］.针灸临床杂志,2004,20(1)：14.

［17］张毅.针刺并中药治疗骨科术后淋证 33 例［J］中国性科学,2006,15(7)：30.

［18］盛巽.芒针治验举隅［J］.湖北中医杂志,1999(6)：279.

［19］费赛源.中药保留灌肠治疗难愈性尿路感染［J］.浙江中西医结合杂志,2003,013(009)：593－594.

第十一章 虚 劳

第一节 健脾温肾固精法

一、医案简述

朱某,女,72岁。

初诊时间:2019年12月4日。

主诉:反复泡沫尿15年余,加重半月。

15年前患者无明显诱因下出现泡沫尿,遇劳加重,遂至当地医院就诊,诊断为慢性肾炎,口服肾炎康复片、百苓胶囊后症状时有反复。半月前患者因受凉感冒后出现大量泡沫尿,伴双眼睑及下肢浮肿,逐渐加重,遂至何立群主任门诊。查肾功能:尿素氮11.56 mmol/L,血肌酐374.2 μmol/L;尿常规:蛋白(+++);24 h蛋白定量3.36 g。有高血压病史10年余,目前口服氯沙坦钾片,血压控制可。

刻诊:患者双眼睑及下肢浮肿、时有头晕,遇劳加重,受凉后易感冒,面色晦暗,畏寒怕冷,四肢不温,腰酸乏力,夜尿每日4~5次,大便两日一行,夜寐欠佳,舌胖大,苔白腻,脉沉细无力。

西医诊断:慢性肾炎。

中医诊断:虚劳病。

证型:脾肾两虚。

治则:健脾化湿,温肾固精。

处方:党参300 g   太子参300 g   生炙黄芪450 g   知母120 g

党参 300 g	太子参 300 g	生炙黄芪 450 g	知母 120 g
黄柏 120 g	生地 250 g	熟地 250 g	山茱萸 250 g
枸杞子 250 g	山药 250 g	茯苓 250 g	陈皮 90 g
佛手 120 g	鲜石斛 200 g	砂仁 60 g	羌活 120 g
川芎 250 g	防风 120 g	白术 250 g	桑叶 120 g
桑白皮 120 g	菟丝子 250 g	淫羊藿 250 g	补骨脂 250 g
肉苁蓉 300 g	女贞子 250 g	墨旱莲 300 g	牛蒡子 120 g
玄参 250 g	川断 250 g	杜仲 250 g	潼蒺藜 250 g
刺蒺藜 250 g	芡实 300 g	覆盆子 250 g	酸枣仁 250 g

远志 90 g	益智仁 250 g	薏苡根 300 g	冰糖 250 g
阿胶 300 g	怀牛膝 250 g	桃仁 120 g	丹参 300 g
天麻 150 g			

黄酒为引。

上药煎制成膏,每日早晚一汤匙,开水冲服。并嘱其饮食调理,低盐、低蛋白质清淡饮食,忌食萝卜、浓茶、咖啡及辛辣之品;生活作息规律,劳逸适度。如遇伤风停滞等症,暂缓服用。

二诊(2019 年 12 月 23 日):患者服用膏方半月余,夜尿次数较前明显减轻,夜寐有所改善,四肢不温较前明显减轻,仍时有头晕,大便有所改善,余无不是主诉。嘱患者继续每日早晚一汤匙,开水冲服。

三诊(2020 年 1 月 6 日):患者服用膏方月余,自觉小便泡沫减少,水肿症状明显减轻,大便日行,便溏,夜寐可,夜尿 2～3 次,头晕症状缓解。尿常规:蛋白(＋＋),24 h 蛋白定量 2.12 g,肾功能:尿素氮 9.12 mmol/L,血肌酐 251.2 μmol/L;舌胖大,苔白,脉沉细。

二、医案分析

1. 中医对该疾病的认识　中医学中并无"肾炎"病名,根据本病患者临床表现及发展,将本病例归属中医"虚劳""肾劳"范畴。

肾劳属五劳之一,因各种致病因素长期、持久侵犯肾脏所致,临床症状为腰痛、屈伸困难、下肢痿弱不能久立、少腹拘急、遗精、盗汗、骨蒸痨热、阴囊潮湿,病情迁延日久,出现以阴阳两虚、水湿瘀毒内伏为特征的病症。《黄帝内经》中无肾劳之名,但《素问》中有劳风一证,"帝曰:劳风为病何如? 岐伯曰:劳风法在肺下,其为病也",王冰注云:"劳,谓肾劳也。肾脉者,从肾上贯膈,入肺中。故肾劳风生,上居肺下也",指出劳风意即肾劳,肾虚是导致劳风的主要病因。有关肾劳的临床症状描述各有侧重,如《大方脉》云:"骨痿不能久立,午后发热,盗汗骨蒸,肾劳也。"《日经大成》云:"肾劳则皆难俯仰,小水不行。"《内伤集要》云:"小便赤涩,兼有余沥,腰痛耳鸣,夜多异梦,此为肾劳。"《望诊遵经》云:"耳鸣面黑,尿赤阴疮者,肾劳也。"后世医家对肾劳发病机制的认识各有侧重,如《诸病源候论》云:"肾劳者,背难以俯仰,小便不利,色赤黄而有余沥,茎内痛,阴湿囊生疮,小腹满急",指出其病理变化主要为肾虚湿热。《本经疏证》云:"肾劳者,明肾因劳而阳不伸,阳不伸而浊气遏之",认为肾劳是因久劳耗伤阳气,浊阴阻遏所致,《医醇賸义》云:"肾劳者,真阴久亏,或房事太过,水竭于下,火炎于上",《病机沙篆》云:"纵情房室则肾劳,而为骨蒸遗泄",《寿世保元》云:"若人强力入房,以竭其精,久久则成肾劳",提出不惜养生,房事过度,肾阴亏虚,引起肾劳。精神情志、思维活动异常也会诱发肾劳,如《三因极一病症方论》云:"五劳者,皆用意施为,过伤五脏,使五神不宁而为病,故曰五劳也……矜持志节则肾劳",《先哲医话》云:"人多思虑,火易动,火动则津液涸,加之恣欲,则为肾劳""五脏所藏,肾藏志""肾藏精,精舍志"，人的记忆力、思维、意志等精神活动与肾关系密切，若情志异常，或思虑日久，心火妄动，下扰精室，导致肾失封藏，肾精不固，日久则会发展为肾劳虚证。有关肾劳的治疗方法宜分阴阳虚实，偏肾阳亏虚者，治疗以温阳为主，如《病症方论》记载五加皮汤，"治肾劳虚寒"，《医宗必读》记载温肾丸"治肾劳虚寒，腰痛足软，遗浊"，《奇效良方》中的玉霜丸，"治男子元阳虚损，五脏气衰……变成肾劳"；肾精不足者，治以填补肾精，如《金匮翼》记载菟丝子丸"治肾劳虚损，溲便不利"；明代王肯堂认为邪热犯肾是引发肾劳的病理因素之一，在《类方证治准绳》中记载运用地黄汤，"治肾劳实热，腹胀耳聋，常梦大水"，《备急千金要方》记载麻黄根粉"治肾劳热，阴囊生疮"，《济阳纲目》记载千金散"治肾劳热，蛲虫生于肾中，令四肢肿急"；单味中药治疗肾劳的记载，如《东垣试效方》记载"小香（辛平），补命门不足，并肾劳疝气"；肾劳的后期调理可选用食疗的方法，关于食用动物内脏治疗相应疾病的记载见于药王孙思邈首用羊靥治疗甲状腺肿，受此启发，后世的医家著作中亦有关于使用动物肾脏作为食疗的方法来治疗肾劳，《卫生易简方》云："羊肾作羹食，治肾劳损，精竭。"《本草纲目》记载妇女妊娠后出现肾劳，根据体质的寒热分别选用不同的动物肾脏治疗；"肾，主治妇人产后肾劳如疟者。体热用猪肾，体冷用犬肾。"《治法汇》记载羊肾丸治疗肾劳，方中以雄羊肾为主药："治肾劳虚寒，面肿垢黑。"可见中医学中以脏补脏的治疗思想值得深层次的发掘研究。肾劳经久不治，可发展成痿证，甚至不能言语，如《医学碎金》云："肾劳髓稀，髓稀骨痿。"《东皋草堂医案》云："肾劳则脉不上循咽喉，挟舌本，故舌强不能言。"肾藏精生髓、主骨，肾精亏虚，髓不充骨，舌失所养，久之可出现肢体萎软、不能言语等症。

膏方（膏滋药）是中药传统剂型之一，既能滋补强身、抗衰延年，又能治病纠偏，具有补虚和疗疾两方面作用，对于治疗虚劳具有独特优势。《黄帝内经》讲"春生、夏长、秋收、冬藏"，提出"秋冬养阴""藏于精者，春不病温"，这些理论对膏方的产生有着启发性意义。在江南及和江南连成一片的新安地区，肾命学派有很大的影响力，朱丹溪、薛己、赵献可、李中梓、张介宾等肾命学派的代表人物发挥演绎了冬令进补思想，在"以形补形"思维的影响下，又提出了"血肉有情之品"的概念。叶天士指出："草木药饵，总属无情，不能治精血之惫……"膏方所喜用的阿胶、龟甲等都属于这一范畴。

膏方之优点在于药物的有效成分能充分利用，名医秦伯未在《膏方大全》中指出："膏方者，盖煎熬药汁成脂溢而所以营养五脏六腑之枯燥虚弱者，故俗亦称膏滋药。"何氏认为膏方治疗慢性疾病具有诸多优势，其一，膏方原料系经过煎煮浓缩加工而成，所耗药量仅为汤剂用药之十分有一，故有效成分含量较高，有益于药材资源之节约；其二，膏方体积小，便于携带，服用方便，作用缓和稳定而持久，适合现代快节奏人群之长期调摄。

膏方集中了药物之精华，量少而质纯，服用方便，一直是中医临床遣方用药的重要剂型和手段。然而，由于膏方组方繁复，制作工序复杂，不易被临床医师掌握，因而，膏方的价值有被弱化的趋势。鉴于以上原因，何氏特别强调膏方能够滋补强身、抗衰延年、治病纠偏，对于慢性虚劳疾病的治疗具有突出的优势和价值。慢性肾病稳定期患者大多病程长,久病耗损,气血阴阳均有所不足,非一针一药能短时调治,此时选择膏方尤为适宜。

2. 病机分析 肾为先天之本,藏真阴而寓真阳,只藏不泄,所以肾病证候特征以虚损为主。其病因有年老肾气衰弱,或为年幼肾气不充,外邪、久病、劳损伤肾等数端,其病机则多为一致,总以肾虚为本。肾为先天之本,脾为后天之本。本病为肾虚日久导致;脾气亏虚,脾肾两虚,脾失健运,湿浊内蕴,肾失摄纳,精微物质下泄所致。故何氏认为,脾肾气虚、湿浊内蕴是慢性肾脏疾病的主要病机,益气补肾、健脾祛湿是慢性肾脏疾病的治疗大法。尽管肾脏疾病种类繁多,病情复杂,但究其病因不外本虚标实,因此,抓住病机主次,辨明本虚标实,孰重孰轻,为辨证之关键。

3. 现代药理学研究 现代药理显示健脾补肾类药物具有一定的抗氧化、清除自由基、减轻尿蛋白、缓解平滑肌张力、保护肾脏功能等作用。

生黄芪:现代药理研究发现,黄芪含有黄芪皂苷、黄芪多糖(APS)、氨基酸、蛋白质等多种有效成分,具有降低血糖,改善脂质代谢,抗氧化、清除自由基,减少尿蛋白、保护肾功能等作用。临床资料显示,黄芪对于 DKD 早期或是 DKD 晚期都具有减少尿蛋白、改善肾功能、延缓 DKD 进展的功效,其可促进清蛋白和肌肉蛋白的合成,提高糖原合成所需酶活性,具有调节蛋白质代谢和糖代谢紊乱的作用,可有效对抗糖尿病。陈凌等实验显示,黄芪可降低糖尿病大鼠血糖水平,并有改善蛋白糖基化的作用。李志杰等应用 APS 干预糖尿病肾脏大鼠能明显降低大鼠血糖、24 h 尿蛋白总量、尿素氮和血肌酐,减轻病理改变,提示 APS 可能通过降低血糖、维持 DKD 状态下足细胞特异性标志蛋白表达量以保护肾脏。

山药:现代药理实验表明,山药具有显著的降血糖、降血脂、降低尿蛋白、抗氧化、延缓衰老、调节脾胃护肝、调节免疫等诸多作用。动物和临床研究均证实,山药多糖具有降低血糖、血脂的作用,可能通过改善胰岛素敏感性、有效清除氧自由基等机制,发挥调节糖脂代谢紊乱,延缓糖尿病及其并发症发展。唐群等通过观察山药多糖对肾缺血再灌注损伤(RIRI)模型大鼠肾功能的影响,结果显示山药多糖对 RIRI 的肾脏损伤有显著的保护作用,机制可能与其抗氧化作用有关。李树英等通过灌胃山药提取液的方式,观察其对小鼠脾胃的影响,结果表明山药对脾虚小鼠模型胃肠推进运动亢进行为有拮抗作用,提示山药可能通过调整胃肠功能紊乱,缓解胃肠平滑肌张力,从而改善脾虚症状以达到健脾胃的目的。

淫羊藿:又名仙灵脾,其主要有效成分为淫羊藿总黄酮(TFE)和淫羊藿多糖(EPS),其中淫羊藿总黄酮又主要包含淫羊藿苷(icariine,ICA)和淫羊藿次苷。现代药理研究显示:淫羊藿总黄酮具有降血糖、降血脂、抗氧化作用。钱虹等通过链脲佐菌素(streptozocin,STZ)建立糖尿病大鼠肾病模型,实验观察到 TFE 明显降低糖尿病大鼠血清尿素氮和肌酐水平,减少糖尿病大鼠肾组织中脂质过氧化物的含量,显著提高抗氧化酶 SOD 活性,同时上调转化生长因子-β(TGF-β)蛋白表达水平,提示 TFE 能够提高糖尿病肾病大鼠肾组织抗氧化能力,减轻肾组织纤维化。王健等经体外实验初步显示淫羊藿可直接抑制体外非酶糖化产物,提示淫羊藿可能通过抑制非酶糖化这一途径来实现延缓肾脏病进展。

山茱萸:现代药理研究表明,山茱萸主要活性成分为环烯醚萜和鞣质,具有降血糖、降脂、抗氧化应激、免疫调节强心及延缓衰老等多重药理作用。近年来的研究显示,山茱萸对糖尿病及其血管并发症均有良好保护作用。山茱萸环烯醚萜总苷能减少 AGEs 在肾皮质的产生和堆积,并能通过抑制氧化应激来对抗 AGEs 诱导的肾系膜损伤作用,具有较好的抗非酶糖化作用,能延缓糖尿病肾病的发生、发展。郭洁等研究发现,山茱萸环烯醚萜总苷具有与 RAGE 类似的作用,能显著抑制 AGEs 诱导的巨噬细胞迁移能力及炎症因子的释放,减轻炎症反应,对糖尿病肾病具有一定的保护作用,机制可能与其干预 AGEs - RAGE 途径有关。黄平等用山茱萸颗粒治疗 DKD 大鼠发现,其能减少 24 h 尿蛋白,改善肾功能,并能检测到 TGF - β1、Smad7 蛋白在肾组织的表达,提示山茱萸颗粒可能通过抑制 TGF - β1/Smad 信号传导通路的激活产生肾脏保护作用,可用于早期糖尿病肾病的治疗。

4. 目前该疾病相关文献研究 现代医家运用膏方治疗肾脏疾病,各有侧重。周恩超膏方治疗肾病治法特点,周氏认为慢性肾病,膏滋调理当以补为主,补虚乃是治本之途,唯正损得纠方能却邪,故补不在速效,意在缓图。但不唯补肾,补脾同样重要。临床慢性肾病患者多见脾运化功能受损,症见脘胀、纳差、乏力、便溏或者便秘等。张志坚运用膏方治疗肾病,张氏强调膏方治病并非一味腻补。由于患者的体质有差异,感受病邪后,同化、异化不同,其证寒热阴阳侧重不同,需根据不同证型,或寒热并用,或攻补兼施,随证处方,权衡虚实,灵活变化。处方时既要理、法、方、药前后一致,君、臣、佐、使亦需配伍得当,还要做到虚实兼顾、气血同治、寒温得宜、升降并调、动静结合,从而达到阴阳平衡,"以平为期""以和为贵"。膏方主体要以患者平日所服效方为基础,通过辨体质、辨疾病、辨证候来确定以补为主或攻补兼施,借助膏方调补之力,以匡扶正气而祛其邪,祛除病邪以安其正。扶正补虚要根据脏腑、气血、阴阳等不同虚证入手,祛邪攻实则主要责之于湿热、痰瘀、浊毒。同时根据具体情况选择药性,分别给予平补、温补、峻补、缓补等。张镜人运用膏方调治肾病经验,张氏以膏方调治慢性肾病,每从脾胃着手,常以参苓白术散为基础,所拟处方配伍严密,药性平和,常用黄芪、太子参、白术、山药等配合他药,补中益气,健旺脾土。同时重视祛湿化痰泄浊的运用,药用苍术、茯苓皮、泽泻、薏苡仁等,以解脾土之困,升肾水之气,宣清导泄,标本兼顾,故患者普遍反映服用膏方之后,胃口开,精神振,所患肾病的其他症状也常随之轻减。张氏认为,膏方比较适合慢性病或急性病恢复期的调治,只可缓缓图功,切不可急功近利。且膏方用药,定要以脾胃接受为度,老年或体质娇弱者更应慎之又慎,否则胃气一败,百药难进。对肾精亏损的虚证患者,也以此为原则。王晓光在制定膏方时,尤其重视调和肾之阴阳,根据患者不同的辨证,选方灵活,在六味地黄丸、左归丸、右归丸、金匮肾气丸等方剂中挑选合适的基础方加减。王氏认为在调补肾脏的基础上,同时也需要加入健脾药物。一方面,可以达到补后天以充养先天的目的;另一方面,因膏方中的补益药物多为药性黏腻之物,在原有脾虚的情况下,更加难以运化,故加入健脾醒胃的药物,不但能补益脾胃,更能有效促进补肾药的吸收。黄春林运用膏方治疗慢性肾病经验,黄氏指出膏方虽以补为主,但其性平和缓,调补气血阴阳,补而不涩,且可加入清化余邪之品,补中有泻,泻不伤正。对于病情相对稳定者,只要临床辨证以正虚为主、邪气渐微者,也可予以膏方攻补兼施。而对于病起初发,湿瘀内阻,症见口干、水肿、血尿、舌苔厚腻,或病至终末期肾病,正气虽虚而邪毒内盛者,则不宜服用膏方,以免助邪留寇。"万物皆生于春,长于夏,收于秋,藏于冬,人亦应之。"故黄氏认为,冬令闭藏之季,最宜服用补益之膏方。黄氏主张,膏方补虚当以血肉有情之品为上,擅用龟鹿二胶相配,龟板胶补肾阴而通任脉,鹿角胶益肾阳而补督脉,阴静阳动、阴阳相配又互相制约,利于吸收。另外,还多用调和药,如甘草、莲子、大枣以调味且补脾养心、通十二经。

5. 用药特点　慢性肾病是一个复杂发展过程,但是总体而言,发病在于内外邪共同作用的结果,是一个"本虚标实"的疾病,因此在治疗疾病中何教授注重以下几点。

(1) 固肾为本,辨证为基:何氏主张但凡肾病或老年病、虚弱病证,其肾元不足乃其根本,肾元亏虚,则无以充养和温煦其他脏腑,从而失去动力或物质基础,而诸病丛生。故治疗虚弱病证当以补肾为主,所处方药,均有大量补肾之品,或补其阳,或补其阴,或阴阳双补,以冀填精补元,固其根本。补肾气习用黄芪、续断、桑寄生、狗脊、杜仲、怀牛膝;补肾阴常用生地、熟地、山茱萸、女贞子、制首乌、制黄精、枸杞子、百合;补肾阳每遣淫羊藿、仙茅、菟丝子、巴戟天、鹿角片、紫河车、肉苁蓉、锁阳、潼蒺藜等。辨证是用药治病的根本,切不可一味蛮补,必须在辨证基础上补肾,如无辨证,则方失其意也。

(2) 以平为要,兼顾阴阳气血:《黄帝内经》曰"阴平阳秘,精神乃治",阴阳平衡是人体正常生理功能的必然要求和体现,水火既济,清气上升则水精四布,浊气下降则水道通调,达到内外环境的平衡。因此,阴阳一旦出现失衡,人体即发生各种疾病或虚弱证候,或所谓之亚健康也,防治之目的在于"以平为期"。气血是阴阳的主要物质基础,《素问·调经论》谓:"人之所有者,血与气耳""血气未并,五脏安定",若血气失和则百病变化而生,表明气血不和是导致阴阳失调,产生疾病的主要原因。因此当兼顾气血阴阳之间平衡,使气血调和,阴阳协调。补气之中常合行气之品,以防气滞气壅;补血养阴之剂中每参活血行瘀之物,如桃仁、红花、川芎、丹参、赤芍之类,以达祛瘀生新之功。补阴者常伍补阳之品,以达阳中求阴之功,补阳者屡配滋阴之属,以冀阴中求阳之德。

(3) 注重后天之本,因人而异:如脾胃虚寒者,治宜温胃散寒,可选黄芪、党参;脾胃气虚挟有湿热者,益气清化,配合生薏苡仁、茯苓;兼有胃失通降和降者,佐以通降,如决明子、莱菔子、旋覆花、法半夏、陈皮、姜竹茹等;兼有脾失健运者,辅以助运,如怀山药、焦谷麦芽、焦楂曲等;兼有夜寐不安者,合以安神,如百合、夜交藤、茯神、合欢皮、酸枣仁、牡蛎等。

何氏对该患者的治则,立法于"健脾化湿,温肾固精",药用黄芪、炒白术、党参、太子参、茯苓补中益气,健脾化湿;生地甘而寒凉,性润滋阴,凉血生津;菟丝子、覆盆子、怀山药、续断,皆为补肾要品,以益肾助阳,固摄精血;杜仲、续断尚有壮筋骨,调血脉,兼治腰膝酸痛的作用;怀牛膝、桃仁、丹参为理血药,用此以凉血活血,散瘀止血,芡实、覆盆子等收涩之品,协同减轻蛋白尿;酸枣仁、远志、益智仁养心安神;陈皮、佛手健脾运气;薏苡根淡渗利湿,通淋消肿茯苓甘淡性平,甘以益脾培土,淡以利水渗湿,补而不滞,利而不峻,治生湿之源。诸药合用,共奏脾肾健、湿瘀化、气血和、阳通浊消之功效。

6. 点睛之笔　何氏常教导我们膏方病案兼具文学性、艺术性,是技术和文学艺术的结晶,最能体现中医师的综合素养。何氏常说,膏方的疗效,不在于近期取效,应以胃肠能接受为第一要务,有些患者服用膏方没有立刻见效,但是如连续二三年服用膏方,定见疗效。临证时,何氏用药轻灵,慎用过寒过热过苦过辛等品以防损伤胃气。何氏的膏方在遣方用药时比较温和,即较少使用攻伐之猛药,如大黄、芒硝等,而补气、补血、补阴、补阳等性情温和的补虚之品则很常见,如人参、熟地、龟甲、阿胶等。膏方优势可以选择较多的药物对人体进行全面的调整,充分考虑药物的攻补、寒热、升降等特点以及药物使用中的不利因素,通过药物的合理监制,达到疗效的最大化,负面影响的最小化。

参考文献

[1] 王军.黄芪颗粒联合缬沙坦治疗早期糖尿病肾病的临床效果研究[J].内蒙古中医药,2017,36(17):56-57.

[2] 陈腾,简桂花,汪年松.黄芪治疗糖尿病肾病的研究进展[J].中国中西医结合肾病杂志,2017,18(05):462-464.

[3] 周承.中药黄芪药理作用及临床应用研究[J].亚太传统医药,2014,10(22):100-101.

[4] 亓文波,陈凌,王兰芳,等.黄芪对糖尿病鼠肾脏氧化糖基化影响的实验研究[J].泰山医学院学报,2001(03):190-192.

[5] 李志杰,张悦,刘煜敏,等.黄芪多糖对早期糖尿病肾病大鼠足细胞 nephrin 和 podocin 表达的影响[J].中国病理生理杂志,2011,27(09):1772-1776.

[6] 李新萍,周书琦,徐丽丽,等.山药多糖的提取及其对糖尿病小鼠的影响研究[J].黑龙江医药,2018,31(01):20-22.

[7] 王淑静.山药多糖对 2 型糖尿病患者降糖脂作用的实验研究[J].山东工业技术,2016(24):236-237.

[8] 唐群,吴华,雷久士.山药多糖预处理对大鼠肾缺血再灌注损伤的抗氧化保护作用[J].中国医药导报,2013,10(09):21-24.

[9] 李树英,陈家畅,苗利军,等.山药健脾胃作用的研究[J].中药药理与临床,1994(01):16-19.

[10] 钱虹,杨钧杰,潘定一,等.淫羊藿总黄酮对实验性糖尿病大鼠肾脏保护作用[J].中国应用生理学杂志,2014,30(04):314-317.

［11］工健,李恩,工悦芬.补肾中药对体外蛋白非酶糖化产物的抑制作用［J］.河北中医,2009,31(7)：1068－1070.

［12］靳庆霞,常香云.茱萸化学成分和药理作用的研究［J］.中医临床研究,2015,7(11)：27－28.

［13］许惠琴,朱荃.山茱萸环烯醚萜总苷对实验性糖尿病肾病变保护作用［J］.南京中医药大学学报,2003(06)：342－344.

［14］许惠琴,郝海平,皮文霞,等.山茱萸环烯醚萜总苷对糖尿病大鼠肾皮质糖化终产物及其受体 mRNA 表达的影响［J］.中药药理与临床,2003(04)：9－12.

［15］张中朝,栗华,王超,等.环烯醚萜总苷对糖尿病大鼠肾小球硬化影响的 SEM 观察［J］.现代科学仪器,2008(01)：49－50.

［16］郭洁,张晓双,刘继平.山茱萸环烯醚萜总苷对晚期糖基化终末产物诱导的肾系膜炎症反应的调节［J］.中成药,2013,35(10)：2067－2072.

［17］黄平,陈丹,华健,等.山茱萸颗粒对糖尿病肾病大鼠 TGF－β－1/Smad7 通路的影响［J］.中国中西医结合肾病杂志,2012,13(09)：762－764.

［18］王欣然,周恩超.周恩超教授膏方治疗慢性肾病经验［J］.四川中医,2013,31(08)：8－9.

［19］朱美凤,陈岱,王身菊,等.张志坚运用膏方治疗肾病的经验［J］.江苏中医药,2010,42(12)：9－10.

［20］陈嘉文,王晓光.王晓光运用膏方治疗难治性肾病综合征经验［J］.中国民族民间医药,2018,27(17)：79－82.

［21］王磊,邹川,郭力恒,等.黄春林教授运用膏方治疗慢性肾病经验总结［J］.新中医,2013,45(04)：200－202.